临床护理一本通

妇产科临床护理

主　编　丁淑贞　王起兰

副主编　戴　红　高　彬　孙雪洁　贾　平
编　者（按姓氏笔画排序）：
丁淑贞　于欣洋　王　涛　王庆华　王红旗
王丽丽　王起兰　付馨瑶　关　欣　刘　敏
孙雪洁　张　军　张　彤　张端凤　李世搏
杨　晶　谷　艳　陈爱军　贾　平　高　彬
戴　红

中国协和医科大学出版社

图书在版编目（CIP）数据

妇产科临床护理 / 丁淑贞，王起兰主编. —北京：中国协和医科大学出版社，2016. 3

（临床护理一本通）

ISBN 978-7-5679-0362-3

Ⅰ. ①妇… Ⅱ. ①丁… ②王… Ⅲ. ①妇产科学-护理学 Ⅳ. ①R473. 71

中国版本图书馆 CIP 数据核字（2015）第 120531 号

临床护理一本通

——妇产科临床护理

主　　编：丁淑贞　王起兰
责任编辑：吴桂梅

出版发行：**中国协和医科大学出版社**
（北京东单三条九号　邮编 100730　电话 65260431）
网　　址：www. pumcp. com
经　　销：新华书店总店北京发行所
印　　刷：北京玺诚印务有限公司

开　　本：710×1000　1/16 开
印　　张：23. 5
字　　数：340 千字
版　　次：2016 年 7 月第 1 版
印　　次：2017 年 12 月第 3 次印刷
定　　价：48. 00 元

ISBN 978-7-5679-0362-3

前　言

护理学是将自然科学与社会科学紧密联系起来的为人类健康服务的综合性应用学科。随着医学科学的迅速发展和医学模式的转变，医学理论和诊疗护理不断进行更新，护理学科领域发生了很大的变化。“临床护理一本通”旨在为临床护理人员提供最新的专业理论和专业指导，帮助护理人员熟练掌握基本理论知识和临床护理技能，提高护理质量，是对各专科临床护理实践及技能给予指导的专业参考书。

近年来，妇产科医学技术飞速发展，护理服务模式明显转变，其护理知识与要求也应随之相应地提高和完善。为了促进广大妇产科专业人员在临床工作中更好地认识、了解妇科、产科的疾病，普及和更新妇产科的临床护理知识，从而满足妇产科专业人员以及广大基层医务工作者的临床需要，结合临床经验，我们编写了这本《妇产科临床护理》。

本书基本包括了妇产科专业的常见疾病和多发疾病，具体讲述相关疾病概述、临床表现、辅助检查、治疗原则、护理评估、护理诊断、护理措施及健康教育等内容，语言简洁，内容丰富，侧重实用性和可操作性，力求详尽准确。

本书适合妇产科及相关专业广大医生及护理人员使用。

由于时间仓促，编者经验水平有限，不足之处在所难免，恳请读者批评指正。

编　者

2016年2月

目　录

第一章　女性生殖系统解剖及生理

第一节　女性生殖系统解剖

女性生殖系统以骨盆为中心，包括外生殖器、内生殖器及相关组织和邻近器官。外生殖器显露于骨盆外，内生殖器位于骨盆腔中，周围由韧带及骨盆底组织支托，与血管、神经及淋巴有密切的关系。

【骨盆与骨盆底组织】

1. 骨盆的组成

骨盆由骨骼、关节和韧带构成，是左右对称性结构。

(1) 骨骼

骨盆的骨骼包括1块骶骨、1块尾骨及左右2块髋骨。骶骨形似三角，前面凹陷成骨窝，底中部前缘突出形成骶岬。骶岬是妇科腹腔镜手术的重要标志及产科骨盆内测量对角径的重要依据点。每块髋骨又由髂骨、耻骨和坐骨融合而成（图1-1）。

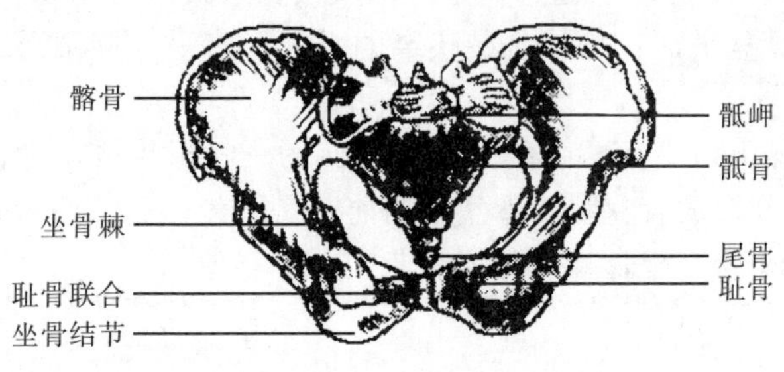

图1-1　正常女性骨盆（前上观）

(2) 关节

1）耻骨联合：为两耻骨之间的纤维软骨，长约4.2cm。

2）骶髂关节：骶骨与髂骨之间的连接处。

3）骶尾关节：连接骶骨与尾骨，有一定的活动度。

(3) 韧带

1）骶结节韧带：是骶骨、尾骨与坐骨结节之间的韧带。

2）骶棘韧带：为骶骨、尾骨与坐骨棘之间的韧带。

(4) 坐骨切迹

即骶骨、尾骨与坐骨棘之间的骶棘韧带宽度，是判断中骨盆是否狭窄的重要指标。

2. 骨盆的分界及平面

以髂耻线（即耻骨联合上缘、髂耻缘、骶岬上缘的连线）作为骨盆的分界线将骨盆分为上、下两部分。

(1) 假骨盆

指髂耻线以上部分，又称大骨盆。假骨盆的前方为腹壁下组织，两侧为髂骨翼，后方为第5腰椎。与正常分娩没有直接关系，但是临床上可以通过直接测量假骨盆的某些径线间接了解真骨盆的大小。

(2) 真骨盆

指髂耻线以下部分，又称小骨盆或骨产道，分为骨盆上口、骨盆腔及骨盆下口，是阴道分娩中胎儿必经的通道，其各径线的大小决定胎儿是否能经阴道分娩。

(3) 骨盆的平面

1）骨盆上口平面：近似圆形，一般横径略大。

2）中骨盆平面：是骨盆最狭窄的平面，多呈纵椭圆形，一般前后径较大。

3）骨盆下口平面：由两个不同平面的三角形组成。骨盆的上口和下口平面之间形成骨盆腔。骨盆腔的前壁是耻骨联合，后壁是骶骨与尾骨，两侧为坐骨、坐骨棘及骶棘韧带。

3. 骨盆的标记点

(1) 骶岬

由第一骶椎向前突出形成，它是测量真骨盆前后径的重要骨点。

(2) 坐骨棘

为坐骨后缘中点突出的部分，临床上可以经肛诊或阴道检查触摸到，是分娩时判断胎先露下降程度的重要标志，左右两个坐骨棘之间的距离称为坐骨棘间径，为中骨盆平面的横径。

(3) 耻骨弓

由耻骨两降支的前部相连构成，正常角度 90°～100°，耻骨弓角度大小影响骨盆的出口。

4. 骨盆的类型

骨盆在临床上多为混合型骨盆，理论上归纳为以下 4 种类型。

(1) 女性型

骨盆上口呈横椭圆形，上口径较前后径稍长，是女性正常骨盆，占女性骨盆的 52%～58.9%。

(2) 扁平型

骨盆上口呈明显扁椭圆形，前后径短，横径长，占女性骨盆的 23.2%～29%。

(3) 类人猿型

骨盆上口呈纵椭圆形，骨盆腔较深，骨盆上口、中骨盆及骨盆下口的横径均缩短，前后径稍长，占我国女性骨盆的 14.2%～18%。

(4) 男性型

极少见，骨盆上口略呈三角形，占我国女性骨盆的 1%～3.7%，因状似漏斗，容易造成难产。

【外生殖器】

女性外生殖器又称外阴，指生殖器官外露的部分，包括耻骨联合至会阴及两股内侧之间的组织。

1. 阴阜

为耻骨联合前隆起的脂肪垫。青春期开始生长阴毛，其疏密因人而异，形态分布呈倒置的三角形。

2. 大阴唇

为两股内侧一对隆起的皮肤皱襞，起自阴阜，止于会阴。外侧面与皮肤相同，有阴毛、汗腺、皮脂腺，内侧面湿润似黏膜。大阴唇皮下脂肪、弹力纤维及静脉丛丰富，受伤后易形成血肿。未婚女性两侧大阴唇自然合拢，遮盖阴道口及尿道口；分娩后，两侧大阴唇分开；绝经后萎缩，阴毛稀少。

3. 小阴唇

为位于大阴唇内侧的一对薄皱襞，表面湿润，富含神经末梢，较为敏感。

4. 阴蒂

两侧小阴唇顶端的联合处，为海绵体组织，有勃起性。富含神经末梢，极敏感。

5. 阴道前庭

为两侧小阴唇之间的菱形区，前为阴蒂，后为阴唇系带。在此区域内，前方有尿道口，后方有阴道口，阴道口覆盖有一层处女膜，膜中央有一小孔，其形状、大小及厚薄因人而异。处女膜多在初次性交时破裂有少量出血，产后仅留痕迹为处女膜痕。在大阴唇后部下方有一对腺体，如黄豆大小，为前庭大腺，又称巴氏腺，性兴奋时分泌黏液起润滑作用。正常情况下不能触及此腺，但感染时可形成囊肿或脓肿。

【内生殖器】

女性内生殖器包括阴道、子宫、输卵管及卵巢。后两者合称为子宫附件。

1. 阴道

(1) 功能

系性交器官，也是月经血排出和胎儿娩出的通道。

(2) 解剖结构

阴道位于真骨盆下方中央，膀胱、尿道和直肠之间，上宽下窄。下端开口于阴道前庭，上端环绕子宫颈形成前、后、左、右穹隆，后穹隆最深，其顶端为子宫直肠陷凹，是腹腔的最低部。若有腹腔积液或积血时，可经此处穿刺或引流协助临床诊断与治疗。

(3) 组织结构

阴道壁由黏膜、肌层和弹力纤维组成，多横纹皱襞及弹力纤维，伸展性大。阴道黏膜由复层扁平上皮覆盖，无腺体，受性激素影响而有周期性变化。富有静脉丛，受伤后易出血而形成血肿。

2. 子宫

（1）功能

产生月经；孕育胎儿的场所；分娩时迫使胎儿及附属物娩出。

（2）解剖结构

子宫位于盆腔中央，膀胱与直肠之间，呈前倾前屈位。成人子宫长7~8cm，宽4~5cm，厚2~3cm，重约50g，宫腔容积约5ml。子宫上部较宽称子宫体，其顶端隆突部分称子宫底，两侧为子宫角，与输卵管相通。子宫下部较窄呈圆柱状称子宫颈。子宫体与子宫颈之间最狭窄部分为子宫峡部，非孕时长约1cm，子宫峡部的上端为解剖学内口，下端为组织学内口。子宫体内腔呈上宽下窄的三角形，称子宫体腔。子宫颈内腔呈梭形，称子宫颈管，成年女性长约3cm，其下端称子宫颈外口，伸入阴道内。未产妇宫颈外口呈圆形，经产妇为横裂状。宫体与宫颈的比例因年龄而异，婴儿期为1:2，成年人为2:1，老年人为1:1。

（3）组织结构

1）子宫体：由3层组织构成，由外向内分为浆膜层、肌层、黏膜层（内膜层）。浆膜层为覆盖子宫底及子宫体前后面的腹膜。肌层最厚，由平滑肌束及弹力纤维组成。子宫收缩可压迫肌层中血管，能有效制止出血。子宫内膜表面2/3层，从青春期开始受卵巢激素影响发生周期性变化，称功能层，余下1/3无周期性变化，称基底层。

2）子宫颈：主要由结缔组织构成，含少量平滑肌和弹力纤维。颈管黏膜为单层高柱状上皮，有腺体，能分泌碱性黏液，形成子宫颈黏液栓。宫颈阴道部为复层扁平上皮，宫颈外口柱状上皮与鳞状上皮交界处，是子宫颈癌好发部位。

（4）子宫韧带

共4对，维持子宫于正常位置。

1）圆韧带：起自两侧子宫角前面，向前下方行走，穿过腹股沟管终止于大阴唇上端。维持子宫前倾。

2）阔韧带：为子宫两侧达骨盆壁的腹膜皱襞，维持子宫于盆腔正中位置。阔韧带内有丰富的血管、淋巴管和神经。

3）主韧带：位于子宫颈两侧与骨盆侧壁之间，有固定子宫颈作用。

4）子宫骶骨韧带：起自子宫颈后面的上侧方，绕过直肠止于第2、3骶椎前面的筋膜，将宫颈向后上牵引间接保持子宫前倾位。

3. 输卵管

为一对细长而弯曲的管道，长 8~14cm。内侧与子宫角相连，外侧端游离，开口于腹腔。由内向外可分成间质部、峡部、壶腹部、伞部四部分。管壁由上向内分为浆膜层、肌层、黏膜层。输卵管壶腹部是精子与卵子相遇并结合成受精卵的场所，输卵管肌肉收缩与纤毛摆动有输送受精卵到达子宫腔的功能。

4. 卵巢

为一对扁椭圆形的性腺，是产生卵子和分泌性激素的器官。位于子宫两侧，输卵管的下方，附着于阔韧带的后叶。成年女性卵巢体积约为 4cm×3cm×1cm，重 5~6g，呈灰白色；绝经后萎缩变小、变硬。分为皮质和髓质两部分。皮质在外层，内含有数以万计的原始卵泡及不同发育阶段的卵泡；髓质在中央，无卵泡，内含丰富的血管、淋巴管、神经和疏松结缔组织。

【内生殖器的邻近器官】

1. 尿道

位于阴道前面，耻骨联合后面，长约 4cm。因女性尿道短而直，又开口于阴道前庭，较容易引起泌尿系统感染。

2. 膀胱

为一空腔器官，位于子宫与耻骨联合之间，下方与尿道相连。空虚时完全位于骨盆腔内，充盈时可凸向腹腔，影响子宫的位置，故妇科检查及手术前应排空膀胱。

3. 输尿管

为一对肌性圆索状长管，长约 30cm，在腹膜后从肾盂开始沿腰大肌下行，跨过髂外动脉起点的前方入盆腔，继续下行达阔韧带底部向前、向内，在距离子宫颈外侧约 2cm 处，从子宫动脉后方与之交叉进入膀胱。妇产科手术时应高度警惕避免损伤输尿管。

4. 直肠

位于盆腔后部，上接乙状结肠，下连肛管，全长 15~18cm。直肠前壁与阴道后壁相贴，因此阴道后壁损伤可累及直肠，易发生直肠阴道瘘。肛门距阴道外口很近，易引起上行感染。肛管长 2~3cm，周围有肛门内、外括约肌及肛提肌，妇科手术及分娩处理时均应避免损伤。

5. 阑尾

位于右髂窝内，长 7~9cm，与右侧附件相邻，因此，女性患阑尾炎时可能累及到输卵管和卵巢。妊娠期阑尾的位置可随子宫的增大而逐渐向外上方移位。

第二节　女性生殖系统生理

女性一生各阶段均具有不同的生理特征，其中以生殖系统的变化最为显著。熟悉其生理变化，是诊治及护理女性生殖内分泌疾病的基础。

【女性一生各阶段的生理特点】

女性从出生以后，各系统在不同时期具有不同的生理特点，胎儿从形成到衰老是一个逐渐进展的生理过程，也是下丘脑-垂体-卵巢轴功能发育、成熟、衰退的过程，此过程要经历 7 个时期。

1. 胎儿期

由卵子和精子结合后形成的受精卵发育而来，父系和母系的两条性染色体 XX 的合子发育为女性，在出生前女性胎儿的各器官都已具雏形，16 周以后的胎儿可以辨别出男女。

2. 新生儿期

出生后 4 周内的时期。此期女婴受胎盘及母体卵巢分泌的女性激素影响，可有乳房略隆起或少许泌乳、少量阴道出血等生理特点，短期内可自然消退。

3. 儿童期

从出生后 4 周到 12 岁的时期。此期在 8 岁以前主要表现为女童的身体发育，而生殖器官为幼稚型，抗感染的能力较弱，8 岁以后在卵巢激素的刺激下生殖器官开始逐渐发育。

4. 青春期

指第一次月经来潮至生殖器官发育成熟的阶段，一般为 10~19 岁。主要的生理特点有：

（1）身体发育：全身各部位迅速发育，尤其身高增长明显。

（2）第一性征：即生殖器官的发育。在下丘脑及垂体促性腺激素的作用下，卵巢逐渐发育并分泌性激素，使女性的内、外生殖器官进一步发育，表现为阴阜隆起，大小阴唇变厚、变大，子宫增大。

（3）第二性征：除生殖器以外其他女性的特征为第二性征。主要有音调变高、乳房隆起、出现腋毛及阴毛，出现女性体态。

（4）月经来潮：随着卵巢的发育，性激素水平逐渐上升，当达到一定高度而下降时，引起子宫出血，即称之为月经来潮。女性的第一次月经称为初潮，是青春期开始的一个重要标志。初潮后月经有一段时间无规律，正常的月经周期的建立需要经过2~4年。

5. 性成熟期（生育期）

从18岁开始持续约30年。建立了周期性的排卵功能，整个生殖期卵巢约排出400个成熟卵子。此期是卵巢的生殖和内分泌功能最旺盛的阶段，生殖器官以及乳房在卵巢分泌的性激素作用下发生周期性变化。女性一般要经历妊娠、分娩、哺乳期等。

6. 围绝经期

指卵巢功能从开始衰退到绝经后1年的时期，围绝经期可从40~60岁。此期由于卵巢功能逐渐衰退，出现月经不规律，最终月经永久性停止称之为绝经。因性激素水平降低，女性可出现潮热、出汗、失眠、烦躁以及情绪不稳定等症状，称为围绝经期综合征。

7. 绝经后期及老年期

指绝经1年之后的整个生命时期。卵巢进一步萎缩，功能消失，主要表现为雌激素水平低落，不足以维持女性第二性征，阴道、子宫和输卵管也进一步萎缩。一般60岁后女性机体逐渐老化，进入老年期。此期卵巢功能已经衰竭，体内的雌激素明显下降，特别是雌二醇，易出现雌激素相关的疾病，如心血管疾病、骨矿丢失等。但是由于雌酮升高，此期内膜癌的发病率增高。

【卵巢功能及周期性变化】

1. 卵巢的功能

卵巢功能包括：①产生并排出卵子。②分泌女性激素和产生多肽激素局部调节因子。

2. 卵巢的周期性变化

女性从青春期开始到绝经前，卵巢在形态和功能上都发生规律性变化，称为卵巢周期，其主要变化为：

（1）卵泡的发育和成熟

人类卵巢中卵泡的发育始于胚胎时期；到新生儿出生时，卵泡总数100万~200万个；由于卵泡的发育与闭锁，儿童至青春期卵泡下降到30万~50万个；临近青春期，原始卵泡逐渐成熟，生育期只有400~500个成熟卵子；每个月经周期一般只有一个发育成熟的卵泡；卵泡经过始基卵泡、窦前卵泡、窦腔卵泡到成熟卵泡；每个卵巢周期有10多个卵泡在促性腺激素的作用下继续发育，但最后一般只有一个卵泡发育成熟，其余发育卵泡均闭锁。

（2）排卵

指卵母细胞及包绕它的卵丘颗粒细胞一起自卵泡中排出。排卵一般发生在下次月经来潮前的14天左右，一般两侧卵巢轮流排卵，排出后的卵子由输卵管伞部捡拾进入输卵管。

（3）黄体形成及萎缩

排卵后残留的卵泡壁塌陷，血液流入腔内，卵泡壁细胞继续发育变黄形成黄体，黄体的寿命平均14天。排卵后7~8天黄体的体积最大，直径为1~2cm。若卵子未受精，9~10天黄体萎缩变白色，称为白体。黄体衰退后月经来潮，卵巢中又有卵泡发育，开始新的周期性变化。

（4）卵泡闭锁

1）女性一生中仅有400~500个原始卵泡能够发育成熟到排卵，其余均自行退化闭锁，成为闭锁卵泡。

2）卵泡开始发育时，雌激素分泌较少，到月经第7天，卵泡分泌雌激素迅速增高，于排卵前达到高峰。

3）排卵后由于雌激素释放到腹腔，血中雌激素暂时下降，约在排卵后的7~8天黄体成熟时，雌激素又形成一个高峰。

4）月经周期中雌激素的后一个高峰值低于前一个高峰。

5）黄体萎缩时，雌激素水平急剧下降，月经期为最低。

3. 卵巢分泌的性激素及其生理功能

卵巢分泌的性激素主要包括雌激素、孕激素以及少量的雄激素。

(1) 雌激素

包括雌酮（E_1）、雌二醇（E_2）和雌三醇（E_3）。主要生理功能有：

1）子宫：促进子宫肌细胞增生与肥大，使肌肉增厚；增进血液循环，促进和维持子宫发育。

2）子宫内膜：使腺体、间质和血管生长。

3）子宫颈：使宫颈口松弛、扩张，黏液分泌增加，拉丝度增长。

4）输卵管：促进输卵管管壁肌层发育及上皮的分泌活动，使输卵管节律性收缩。

5）阴道上皮：使细胞增生与角化，黏膜变厚形成皱褶，增加细胞内糖原含量，维持阴道的酸性环境，使阴道的局部抵抗力增加。

6）外生殖器：使阴唇发育、丰富，色素加深。

7）第二性征：促进乳腺腺管增生，乳头、乳晕着色及其他第二性征的发育。

8）卵巢：协同促卵泡素（FSH）对卵泡发育的促进作用。

9）下丘脑：对生殖调节激素的合成具有促进作用；对中枢生殖调节激素释放的抑制（负反馈）和促进（正反馈）则取决于循环中雌激素的浓度。

10）代谢作用：促进水钠潴留；促进肝高密度脂蛋白的合成，抑制低密度脂蛋白的合成，减少胆固醇在动脉管壁的沉积；维持和促进骨基质代谢，使骨钙沉着。

11）心血管系统：增加心脏血管血流的灌注，扩张血管，预防血管动脉硬化。

12）神经系统：促进神经元的修复和增进突触联系，对脑记忆和认识功能有重要作用。

(2) 孕激素

由孕酮和孕二醇构成。孕激素的主要生理功能有：

1）子宫：使子宫肌肉松弛，降低妊娠子宫对缩宫素的敏感性，有利于胚胎和胎儿在子宫内生长发育。

2）子宫内膜：使子宫内膜由增生期转化为分泌期。

3）子宫颈：使子宫颈黏液减少，拉丝度变短。

4）输卵管：抑制输卵管蠕动。

5）阴道：促进阴道上皮细胞脱落。

6）乳房：促进乳腺腺泡发育。

7）代谢作用：促进体内水钠排泄。

8）体温：兴奋体温调节中枢，升高体温，正常女性排卵后基础体温可升高 0.3~0.5℃，此特点可作为排卵日期的重要标志。

（3）雄激素

主要为睾酮，在女性体内量较少。雄激素既可以促进女性青春期的生长发育，又是合成雌激素的前体。

【子宫内膜的周期性变化】

子宫内膜在结构上分为基底层和功能层。基底层直接与子宫肌层相连，此层不受月经周期中激素变化的影响，在月经期不发生脱落。功能层靠近宫腔，它受卵巢激素的影响呈周期性变化。正常一个月经周期以 28 日为例，其组织形态的周期性改变可分为三期。

1. 增生期

在月经周期第 5~14 日。在雌激素作用下，子宫内膜上皮与间质细胞呈增生状态称为增生期，内膜的增生与修复在月经期即已开始，此期特征是间质水肿明显；腺体数增多、增长，呈弯曲形；腺上皮细胞表现增生活跃，细胞呈柱状，且有分裂象；小动脉略呈弯曲状，管腔增大。

2. 分泌期

在月经周期第 15~28 日。黄体形成后，在孕激素作用下，使子宫内膜在增生的基础上出现分泌期变化。此期内膜腺体更长，屈曲更明显，细胞内的糖原排入腺腔内。间质更加水肿、疏松，螺旋小动脉迅速增长超出内膜厚度，也更弯曲，血管管腔也扩张，有利于受精卵着床。

3. 月经期

在月经周期第 1~4 日。此时雌、孕激素水平下降，子宫肌层收缩而引起内膜功能层的螺旋小动脉持续痉挛，内膜血流减少，使血管破裂导致内膜底部血肿形成，促使组织坏死剥脱。变性、坏死的内膜与血液相混而排出，形成月经。

【月经及其临床表现】

1. 月经

指女性随着卵巢周期性分泌雌、孕激素排卵，子宫内膜出现有规律的脱落及出血的一种现象。

（1）规律月经的建立是生殖功能成熟的一个重要标志。

（2）月经第一次来潮，称为初潮，多在10~14岁。女性初潮发生的早晚受遗传、营养、气候和环境等因素的影响。

（3）月经血的75%来自动脉，25%来自静脉。

2. 月经周期

随着卵巢的周期性变化，月经具有周期性。

（1）月经周期：指两次月经第1天的间隔时间。一般为21~35天（平均28天）。

（2）月经期：指一次月经持续的时间。一般为2~8天，平均3~5天。正常的月经量为30~50ml。每个女性的月经周期都有自己的规律性，其规律也受到精神和神经因素的影响。

3. 月经血的特征

月经血呈暗红色、不凝固，其中除血液外，还有脱落的子宫内膜碎片、宫颈黏液以及脱落的阴道上皮细胞等。

4. 月经期表现

因盆腔充血，可引起腰骶部酸胀等不适，但一般不影响日常生活和工作。

【月经周期的调节激素】

月经周期的调节主要通过下丘脑、垂体和卵巢之间的相互作用完成，称为下丘脑-垂体-卵巢轴。

1. 下丘脑

主要通过产生促性腺激素释放激素（GnRH）调节月经周期，包括卵泡刺激素释放激素和黄体生成素释放激素。二者通过下丘脑与脑垂体之间的门静脉系统进入脑垂体。

2. 脑垂体

当下丘脑分泌的激素刺激脑垂体后，脑垂体主要分泌：

（1）促卵泡素（FSH）：促进卵泡发育。

（2）黄体生成素（LH）：促进卵泡发育及排卵，促进黄体形成。

（3）催乳激素（PRL）：促进乳汁生成，对产后哺乳起主要作用。

3. 卵巢

在促性腺激素的作用下主要分泌雌激素和孕激素入血，保证女性的正常生理和生殖功能。同时卵巢分泌的性激素对于下丘脑和垂体激素的合成和分泌具有反馈调节作用，使下丘脑-垂体-卵巢轴之间形成平衡。该平衡的任何环节异常都会引起女性内分泌功能紊乱。

第二章　正常妊娠期的护理

第一节　妊 娠 生 理

妊娠是胚胎和胎儿在母体内发育成长的过程，从卵子受精开始，至胎儿及其附属物自母体排出，全过程约需 40 周。因受精的日期不易确定，临床上以末次月经第 1 天作为计算妊娠的开始，第 4 周为一个妊娠月，全过程共 40 个孕周。

【受精与着床】

1. 受精

精子与卵子的结合过程称为受精。通常发生在排卵后 12 小时内。当精子和卵子在输卵管内相遇后，精子释放出顶体酶，在酶的作用下，精子穿过放射冠、透明带，与卵子表面接触，精原核与卵原核逐渐地融合，完成受精。

2. 受精卵的输送与发育

受精卵进行有丝分裂的同时，在输卵管肌肉的蠕动和纤毛推动下，向宫腔方向移动，在受精后第 4 日进入宫腔，在宫腔内继续发育成晚期囊胚。

3. 着床

晚期囊胚侵入到子宫内膜的过程，称为受精卵植入，也称着床。在受精后第 6~7 日开始，11~12 日结束。着床需经过定位、黏着和穿透 3 个阶段。完成着床的条件是：

（1）透明带消失。

（2）囊胚滋养层分出合体滋养层细胞。

（3）囊胚和子宫内膜同步发育并相互配合。

（4）孕妇体内有足够的孕酮，子宫有一个极短的敏感期允许受精卵着床。

4. 蜕膜形成

受精卵着床后，子宫内膜迅速发生蜕膜样改变，此时致密层蜕膜样细胞增大变成蜕膜细胞。依其与受精卵的关系分为 3 部分：

（1）底蜕膜：与囊胚极滋养层接触的蜕膜，将来发育成胎盘的母体部分。

（2）包蜕膜：覆盖在胚泡上面的蜕膜。包蜕膜逐渐与真蜕膜融合，至分娩时两层已无法分开。

（3）真蜕膜：除底蜕膜、包蜕膜外，覆盖在子宫腔表面的蜕膜。

【胎儿发育特点】

受精后8周的人胚称为胚胎；从受精后第9周起称为胎儿。

胎儿各个时期的大小及特点见表2-1。

表2-1　胎儿发育及生理特点

孕周	胎儿大小	胎儿特点
8周末	头的大小约占整个胎体一半	可分辨眼、耳、口、鼻，四肢已具雏形，超声显像可见早期心脏已形成且有搏动
12周末	身长约9cm，体重约20g	外生殖器已发育，部分可辨男、女性别
16周末	身长约16cm，体重约100g	可确定性别，头发生长、孕妇可感知胎动
20周末	身长约25cm，体重约300g	皮肤表面可见胎脂及毳毛，在孕妇腹部可听到胎心音，出生后有心跳、呼吸、排尿、吞咽功能
24周末	身长约30cm，体重约700g	各脏器已发育，皮下脂肪增加，皮肤仍呈皱缩状
28周末	身长约35cm，体重约1000g	头发、指甲已长出，皮肤发红，皮下脂肪仍少，面部皱纹多，出生后能啼哭及吞咽
32周末	身长约40cm，体重约1700g	面部毳毛已脱，眼睑已分开，出生后注意护理，可以存活
36周末	身长约45cm，体重约2500g	皮下脂肪发育良好，毳毛明显减少，出生后能啼哭及吸吮，生活力良好
40周末	身长约50cm，体重约3000g或以上	胎儿已成熟。皮下脂肪丰满，皮肤粉红色，指（趾）甲超过指（趾）端。出生后哭声响亮、吸吮力强，男性睾丸已下降，女性大小阴唇发育良好，能很好地存活

【胎儿附属物的形成及其功能】

1. 胎盘

胎盘是母体与胎儿之间进行物质交换的重要器官，由底蜕膜、叶状绒毛膜和羊膜构成。

（1）胎盘的形成

胎盘于妊娠 6~7 周开始形成，至妊娠 12~16 周完全形成。

1）蜕膜：受精卵植入后，子宫内膜进一步增厚，称蜕膜。根据蜕膜与受精卵及子宫壁的关系，分为底蜕膜、包蜕膜、真蜕膜（壁蜕膜）三部分：①底蜕膜是受精卵植入底部的蜕膜，位于受精卵与子宫肌层之间，以后发育成胎盘的母体部分；②包蜕膜是覆盖在孕卵表面的蜕膜，随受精卵发育逐渐凸向宫腔，约在妊娠 12 周时与真蜕膜贴近而融合，形成胎膜的一部分；③真蜕膜是除底蜕膜与包蜕膜外，覆盖子宫腔表面的蜕膜，又称壁蜕膜。

2）绒毛膜：受精后 12 天左右可在滋养层表面看到许多毛状突起称绒毛。与底蜕膜相接触的绒毛，因血液供应丰富，绒毛呈树枝样反复分枝，称为叶状绒毛膜，是构成胎盘的主要部分。与包蜕膜接触的绒毛，因血液供应不足，绒毛逐渐退化变光滑，称平滑绒毛膜，是构成胎膜的一部分。

3）羊膜：来源于羊膜囊的壁，附着于绒毛膜板表面，与胎膜及脐带的羊膜相连。羊膜光滑，无血管、神经及淋巴，具有一定的弹性。

（2）胎盘的结构

足月胎盘呈圆形或椭圆形，重 500~600g，约为新生儿体重的 1/6，直径 16~20cm，厚 1~3cm，中间厚，边缘薄。胎盘分为胎儿面与母体面。母体面与宫壁紧贴，表面呈暗红色、粗糙，由 18~20 个胎盘小叶构成。胎儿面光滑，由羊膜覆盖，表面有血管分布，脐带附着在中央或稍偏。

（3）胎盘的功能

1）气体交换：母体动脉血中氧分压高，胎儿脐动脉的二氧化碳分压高。在母体和胎儿之间，氧气与二氧化碳经简单扩散进行交换，保证胎儿氧气的需要及二氧化碳的排出。当胎盘血循环受阻时，临床上即可出现胎儿宫内窘迫。

2）供给营养：胎儿生长发育所需的营养物质，如葡萄糖、氨基酸、脂肪酸、水、电解质和水溶性维生素等，都由母体经胎盘供给。

3）排泄废物：胎儿代谢产物，如尿素、尿酸、肌酐、肌酸等，经胎盘送入母血，由母体排出体外。

4）防御功能：母血中免疫球蛋白 IgG 能通过胎盘，故新生儿出生后短期内有一定的免疫力。胎盘能阻止一般细菌及较大的病原体通过胎盘，但结核分枝杆菌、弓形虫、衣原体、螺旋体可在胎盘部位形成病灶，破坏绒毛结构进入胎体感染胎儿。此外，各种病毒（如风疹病毒、巨细胞病毒等）、分子量小对胎儿有害的药物，可通过胎盘影响胎儿，致畸甚至死亡。因此，孕期用药应考虑对胎儿的影响。

5）合成功能：胎盘能合成多种激素和酶，主要有绒毛膜促性腺激素、胎盘生乳素、雌激素和孕激素。绒毛膜促性腺激素（hCG）于妊娠 8 ~10 周血清浓度达最高峰，12 周以后逐渐下降。停经 35 天左右即可从孕妇血与尿中检出，是诊断早孕的主要方法。雌、孕激素共同参与妊娠期母体各系统的生理变化。

2. 胎膜

由绒毛膜和羊膜组成，具有保护胎儿，防止细菌进入宫腔引起感染的作用。胎膜中含有较多的酶参与类固醇激素的代谢，含有合成前列腺素的前身物质——花生四烯酸，在分娩发动上也有一定作用。

3. 脐带

脐带是连于胎儿脐部与胎盘间的条索状结构。脐带外覆羊膜，内含一条脐静脉和两条脐动脉。妊娠足月胎儿的脐带长 30 ~ 70cm，平均 50cm，血管周围为华尔通胶，有保护脐血管的作用。胎儿通过脐带血循环与母体进行营养和代谢物质的交换。一旦血运受阻，可致胎儿缺氧危及生命。

4. 羊水

充满羊膜腔的液体称羊水。妊娠早期，羊水来自于母体血浆的漏出液；妊娠中期以后，胎儿尿液成为羊水的主要来源。羊水通过胎儿的呼吸道、消化道、泌尿道和胎膜进行交换而保持动态平衡。

(1) 羊水量、性状及成分

羊水呈弱碱性，pH 约为 7.2。妊娠 38 周时约 1000ml，此后羊水量逐渐减少，妊娠足月时羊水量约 800ml。早期羊水为无色透明液体；后半期，因羊水中含有胎脂、胎儿脱落上皮细胞、毳毛等则略显混浊。羊水中含有大量酶和激素。

(2) 羊水的功能

①保护胎儿：胎儿在羊水中自由活动，防止挤压、粘连；羊水保持羊膜腔内恒温；临产时，分散宫缩时压力，避免胎儿受压导致胎儿窘迫。

②保护母体：减少胎动所致的不适感；临产后，前羊水囊扩张子宫颈口及阴道；破膜后羊水冲洗阴道减少感染。

③宫内诊断：孕期进行羊水检查，可以监测胎儿成熟度、性别及某些先天性疾病和遗传性疾病。

【妊娠期母体的生理变化】

1. 生殖系统

(1) 子宫：是生殖系统变化最大的部分。

1) 子宫体：妊娠后，子宫增大变软；妊娠晚期，子宫略右旋，与左侧乙状结肠占据有关。足月时，子宫长约 35cm，重量约 1000g，宫腔内容积增至 5000ml，为非孕期的 1000 倍。

2) 子宫峡部：非孕期长约 1cm，妊娠后逐渐伸长，形成子宫下段，临产时可伸展到 7~10cm，成为软产道的一部分。

3) 子宫颈：充血肥大、柔软，呈紫蓝色。黏液变稠，形成“黏液栓”，可防止感染。

(2) 输卵管、卵巢：输卵管伸长，黏膜可呈蜕膜样变。卵巢略增大，一侧卵巢可见妊娠黄体，于 12 周后，其功能由胎盘替代。妊娠期卵巢不排卵。

(3) 外阴及阴道：外阴色素沉着，组织松软，伸展度增加。阴道黏膜增厚，皱襞增多，充血呈紫蓝色，伸展性增强，分泌物增多，阴道酸度增高。

2. 血液循环系统

孕 6~8 周起血容量开始增加，孕 32~34 周达高峰，增加 30%~45%，平均约 1500ml。其中，血浆增加多于红细胞增加，红细胞被相对稀释，出现生理性贫血。血液中的白细胞、纤维蛋白原、凝血因子也增加，血液黏稠处于高凝状态。血沉加快。

妊娠期，心排血量增加，心率增快，于妊娠20~28周达高峰，心率可增快10~15次/分。妊娠晚期，增大的子宫使膈肌上抬，心脏向左前上方移位，大血管扭曲，故心尖部和肺动脉瓣区可听到柔和的吹风样收缩期杂音。

妊娠期收缩压不变，舒张压因外周血管扩张而降低，脉压稍增大。随妊娠进展，增大的子宫压迫下腔静脉使血液回流受阻，孕妇易发生下肢和外阴静脉曲张、痔。若孕妇长时间仰卧，子宫压迫下腔静脉，使回心血量和心排血量减少，血压下降，称为仰卧位低血压综合征。

3. 乳房

受雌激素、孕激素、胎盘生乳素的影响，乳房发育，腺管及腺泡增生，乳房逐渐增大。乳头和乳晕色素沉积明显，乳晕周围皮脂腺呈结节状隆起，称蒙氏结节。妊娠晚期可挤出少量黄色液体，称初乳。

4. 呼吸系统

妊娠期因气体交换量增加，呼吸稍快。上呼吸道黏膜增厚，轻度充血水肿，使局部抵抗力降低，易发生感染。

5. 消化系统

妊娠早期常出现恶心、呕吐、食欲缺乏、择食等表现。受孕激素影响，胃肠平滑肌张力降低，肠蠕动减弱，易发生肠胀气和便秘。

6. 泌尿系统

妊娠期，肾血流量增加，尿量尤其夜尿增多；肾小球滤过率增加，肾小管对葡萄糖再吸收能力不能相应增加而出现生理性糖尿。受孕激素影响，自妊娠中期肾盂及输尿管轻度扩张，蠕动减弱，且右旋子宫压迫右侧输尿管，易发生肾盂肾炎。

7. 皮肤

受激素影响，孕妇面颊部、乳头、乳晕、腹白线、外阴常有色素沉着加深。汗腺分泌旺盛。随妊娠子宫逐渐增大，腹壁皮肤因弹力纤维膨胀伸展而断裂，呈紫红色或淡红色裂纹，称妊娠纹。产后呈银白色，经久不退。

8. 内分泌系统及新陈代谢

妊娠期垂体、甲状腺、肾上腺等内分泌都是增加的，但无功能亢进的表现。妊娠中期后，基础代谢率加快，蛋白质和脂肪合成增加，血糖偏低，钙、铁需要量增加，如不足可发生肌肉痉挛、缺铁性贫血。故孕中期开始应注意补充维生素D、钙及铁剂。

第二节 妊娠诊断

根据妊娠不同时期的特点，妊娠的全过程划分为3个阶段：妊娠12周末以前称为早期妊娠；第13~27周末称为中期妊娠；第28周及以后称为晚期妊娠。

【早期妊娠临床表现】

1. 停经

妊娠最早、最主要的症状。育龄女性，平素月经规律，一旦月经过期10天以上，应首先考虑妊娠。

2. 早孕反应

半数以上孕妇在妊娠6周左右出现恶心、呕吐、择食、头晕、乏力、嗜睡等症状，称为早孕反应，一般于妊娠12周后自然消失。

3. 尿频

妊娠早期，增大的子宫压迫膀胱，可引起尿频。妊娠12周后，子宫超出盆腔，尿频自然消失。

4. 乳房变化

妊娠8周起，乳房逐渐增大、胀痛。初孕妇尤为明显：乳头、乳晕着色，乳晕周围有蒙氏结节出现。若为哺乳期妊娠，则表现乳汁减少。

5. 妇科检查

阴道和宫颈变软，充血呈紫蓝色。子宫变软，尤其子宫峡部变软极为明显，双合诊时感觉宫颈和宫体似不相连，称黑加征。子宫随妊娠月份而增大：6周子宫呈球形；8周约为非孕期2倍；12周约非孕期3倍，宫底超出盆腔，在耻骨联合上可触及。

【早期妊娠实验室检查】

1. 妊娠试验

孕妇血清和尿液中含有绒毛膜促性腺激素(hCG)，利用免疫学方法，测定受检者体内的hCG水平，可协助诊断早期妊娠。临床多用试纸法，在白色显示区呈现上下2条红线为阳性。

2. B超检查

最早在妊娠5周可见妊娠囊，孕8周可见有规律的胎心搏动。

3. 基础体温（BBT）测定

基础体温（BBT）具有双相型的女性，若高温相持续18日不降，妊娠可能性大。

4. 宫颈黏液结晶检查

可见宫颈黏液黏稠、量少、不能拉丝，涂片干燥后镜检可见排列成串的椭圆体。

5. 黄体酮试验

利用孕激素在体内突然撤退可引起子宫出血的原理，用黄体酮10~20mg，肌内注射，每日一次，连用3~5天。如停药后3~7天内有阴道出血，可以排除妊娠；如停药7日仍未见阴道出血，则早期妊娠可能性大。

【中、晚期妊娠临床表现】

1. 子宫增大

子宫底随妊娠周数逐渐增高。测量耻骨联合上缘中点到子宫底的高度，可以推测孕周，见表2-2。

表2-2　不同孕周子宫底高度和长度

孕周	尺测耻上宫高（cm）	手测宫高横指
12周末		耻上2~3指
16周末		脐耻之间
20周末	18（15.3~21.4）	脐下1指
24周末	24（22.0~25.1）	脐上1指
28周末	26（22.4~29.0）	脐上3指
32周末	29（25.3~32.0）	脐剑间
36周末	32（29.8~34.5）	剑下2指
40周末	33（30.0~35.3）	同8月或略高

2. 胎动

胎儿在子宫内的活动称胎动。孕妇于妊娠18~20周时开始自觉胎动，每小时3~5次，随妊娠周数增加，胎动逐渐活跃。

3. 胎心音

妊娠 18~20 周，用听诊器可在孕妇腹壁听到胎心音，正常胎心率为 120~160 次/分。一般在胎儿背侧听得最清楚。胎心音应与子宫杂音、腹主动脉音、胎动音及脐带杂音相鉴别。

4. 胎体

妊娠 20 周后，可经腹部扪及胎体，24 周后触诊能区分胎头、胎臀、胎背及肢体。

【中、晚期妊娠辅助检查】

1. B 超

可显示胎儿数目，了解胎儿发育、胎产式、胎先露、胎方位、胎心、胎动，可用于胎盘定位、羊水量检查以及观察胎儿有无体表畸形。

2. 胎儿心电图

多用间接法，妊娠 12 周后，可经孕妇腹壁显示胎儿心电图图形。

【胎产式、胎先露、胎方位】

胎儿在子宫内的姿势，称为胎势。正常为：胎头俯屈，颏部贴近胸壁，脊柱略前弯，四肢屈曲交叉于胸腹部前方。由于胎儿在子宫内位置和姿势的不同，因此有不同的胎产式、胎先露和胎方位。

1. 胎产式

胎儿身体纵轴与母体纵轴之间的关系称胎产式。两轴平行者称纵产式，占妊娠足月分娩总数的 99.75%。两轴垂直者称横产式，占妊娠足月分娩总数的 0.25%。两轴交叉者称斜产式，属暂时的，在分娩过程中多转为纵产式，偶尔转为横产式。

2. 胎先露

最先进入骨盆上口的胎儿部分称为胎先露。纵产式有头先露、臀先露，横产式有肩先露。头先露可因胎头屈伸程度不同分为枕先露、前囟先露、额先露、面先露。臀先露又可因入盆先露不同分为混合臀先露、单臀先露和足先露。偶尔见头先露或臀先露与胎手或胎臂同时入盆，称为复合先露。

3. 胎方位

胎儿先露部指示点与母体骨盆的关系称胎方位，简称胎位。枕先露以枕骨、面先露以颏骨、臀先露以骶骨、肩先露以肩胛骨为指示点。

4. 胎产式、胎先露和胎方位的关系及种类

根据指示点与母体骨盆左、右、前、后、横的关系，有不同的胎位，如表 2-3。

表 2-3　胎产式、胎先露和胎方位的关系及种类

纵产式（99.75%）

头先露（95.75%~97.75%）

枕先露（95.55%~97.55%）

枕左前（LOA）	枕左横（LOT）	枕左后（LOP）
枕右前（ROA）	枕右横（ROT）	枕右后（ROP）

面先露（0.2%）

颏左前（LMA）	颏左横（LMT）	颏左后（LMP）
颏右前（RMA）	颏右横（RMT）	颏右后（RMP）

臀先露（2%~4%）

骶左前（LSA）	骶左横（LST）	骶左后（LSP）

横产式（0.25%）

肩先露（0.25%）

肩左前（LScA）	肩左后（LScP）
肩右前（RScA）	肩右后（RScP）

第三节　正常妊娠期的护理

产前检查从确诊早孕开始，妊娠 28 周前每 4 周产检 1 次，妊娠 28 周以后每 2 周产检 1 次，妊娠 36 周后每周产检 1 次。属高危妊娠者，应酌情增加产检的次数。

【护理评估——一般情况】

1. 健康史

（1）一般项目

1）年龄：年龄过小者容易发生难产；年龄过大，尤其是35岁以上的高龄初产妇，易并发妊娠期高血压疾病、产力及产道异常，应予以重视。

2）职业：放射线可诱发基因突变，造成染色体异常，因此妊娠早期接触放射线者，可造成流产、胎儿畸形。妊娠早期接触有毒化学物质如铅、汞、苯及有机磷农药等，可引起胎儿畸形。

3）其他：包括孕妇受教育程度、宗教信仰、婚姻状况、经济状况等。

（2）既往史：重点了解有无高血压、心脏病、糖尿病、肝肾疾病、血液病、传染病等，了解其发病时间和治疗情况，有无手术史及手术名称。

（3）月经史：了解月经初潮的年龄、月经周期和月经持续时间。月经周期的长短因人而异，了解月经周期有助于推算预产期。

（4）家族史：询问家族中有无高血压、糖尿病、双胎、结核等病史。

（5）丈夫健康状况：了解其丈夫有无烟酒嗜好及遗传性疾病等。

2. 孕产史

（1）既往孕产史：了解既往孕产史及其分娩方式，有无流产、早产、难产、死胎、死产及产后出血等。

（2）本次妊娠经过：了解本次妊娠的经过，包括早孕反应出现的时间、严重程度，有无病毒感染史及用药情况；胎动开始时间，妊娠过程中有无阴道出血、头痛、心悸、气短、下肢水肿等症状。

3. 推算预产期

通过孕妇末次月经的日期，推算预产期。计算方法为：末次月经第1日起，月份减3或加9，日期加7。如为阴历，月份仍减3或加9，但日期加15。实际分娩日期与推算的预产期可以相差1~2周。如孕妇记不清末次月经的日期，则可根据早孕反应出现的时间、胎动开始时间以及子宫高度等加以估计。

【护理评估——体格检查】

1. 全身检查

观察发育、营养、精神状态、身高及步态，身材矮小者（140cm以下）常伴有骨盆狭窄。检查心、肺有无异常，乳房发育情况，脊柱及下肢有无畸形。测量血压，正常孕妇不应超过140/90mmHg，或与基础血压相比，升高不超过30/15mmHg，超过者属病理状态。妊娠晚期体重每周增加不超过500g，超过者应注意有无水肿或隐性水肿的发生。

2. 产科检查

包括腹部检查、骨盆测量、阴道检查、肛诊和绘制妊娠图。检查前先告知孕妇检查的目的、步骤，检查时动作尽可能轻柔，以取得合作。检查者如为男医生，则应有护士陪同，注意保护被检查者的隐私。

（1）腹部检查

排尿后，孕妇仰卧于检查床上，头部稍微抬高，露出腹部，双腿略屈曲分开，放松腹肌。检查者站在孕妇右侧。

1）视诊：注意腹形及大小，腹部有无妊娠纹、手术瘢痕。对腹部过大者，应考虑双胎、羊水过多、巨大儿的可能；对腹部过小、子宫底过低者，应考虑胎儿生长受限、孕周推算错误等；如孕妇腹部向前突出（尖腹，多见于初产妇）或向下悬垂（悬垂腹，多见于经产妇）应考虑有骨盆狭窄的可能。

2）触诊：注意腹壁肌肉的紧张度，注意羊水量的多少及子宫肌的敏感度。用手测量宫底高度，用软尺测耻骨上方至子宫底的弧形长度及腹围值。用四步触诊法检查子宫大小、胎产式、胎先露、胎方位及先露是否衔接。在做前3步手法时，检查者面向孕妇，做第4步手法时，检查者应面向孕妇足端。

第1步手法：检查者双手置于子宫底部，了解子宫外形并摸清子宫底高度，估计胎儿大小与妊娠月份是否相符。然后以双手指腹相对轻推，判断子宫底部的胎儿部分，如为胎头，则硬而圆且有浮球感，如为胎臀，则软而宽且形状不规则。

第2步手法：检查者两手分别置于腹部左右两侧，一手固定，另一手轻轻深按检查，两手交替，分辨胎背及胎儿四肢的位置。平坦饱满者为胎背，确定胎背是向前、侧方或向后；可变形的高低不平部分是胎儿的肢体，有时可以感觉到胎儿肢体活动。

第3步手法：检查者右手置于耻骨联合上方，拇指与其余4指分开，握住胎先露部，进一步查清是胎头或胎臀，并左右推动以确定是否衔接。

如先露部仍高浮，表示尚未入盆；如已衔接，则胎先露部不能推动。

第4步手法：检查者两手分别置于胎先露部的两侧，向骨盆上口方向往下深压，再次判断先露部的诊断是否正确，并确定先露部入盆的程度。当胎先露是胎头或胎臀难以确定时，可进行肛诊以协助诊断。

3）听诊：胎心音在靠近胎背侧上方的孕妇腹壁上听得最清楚。当腹壁紧、子宫较敏感、确定胎背方向有困难时，可借助胎心音及胎先露综合分析判断胎位。比如枕先露时，胎心音在脐下方左或右侧；臀先露时，胎心音在脐上方左或右侧；肩先露时，胎心音在脐部下方听得最清楚。

（2）骨盆测量

通过骨盆测量，可以了解骨产道的情况，以判断胎儿能否经阴道分娩。骨盆测量分为外测量和内测量。骨盆内测量适用于骨盆外测量有狭窄者。测量时，孕妇取膀胱截石位，外阴消毒，检查者必须戴消毒手套并涂以润滑油。

（3）阴道检查

妊娠最后1个月以及临产后，应避免不必要的检查。如确实需要，则需外阴消毒及戴消毒手套，以防感染。

（4）肛诊

通过肛诊，可以了解胎先露部、骶骨前面弯曲度、坐骨棘、坐骨切迹宽度以及骶尾关节活动度。

（5）绘制妊娠图

将各项检查结果如体重、宫高、腹围、血压、胎位、胎心率等填于妊娠图中，绘成曲线图，观察动态变化，及早发现并处理孕妇或胎儿的异常情况。

【护理评估——心理-社会状况】

1. 早期妊娠

评估孕妇对妊娠的反应及接受程度，对妊娠的态度是积极的还是消极的。大部分孕妇感到惊讶和惊喜，部分计划外妊娠的孕妇，觉得尚未做好充分准备，出现矛盾心理。当出现早孕反应或反应较重时，有些孕妇感到焦虑不安。孕妇接受妊娠的程度，可以从孕妇能否主动谈论妊娠的不适、遵循产前指导的能力来评估。

2. 中晚期妊娠

评估孕妇对妊娠有无不良的情绪反应。妊娠中期后，孕妇自感胎动，真实感受到胎儿的存在，开始关爱胎儿；妊娠晚期子宫明显增大，孕妇的体力负担加重，行动不便，出现腰背痛、水肿、睡眠障碍等症状，此时大多数孕妇都盼望分娩日期尽快到来，当小孩即将降生时，孕妇一方面感到高兴，同时，又因对分娩将产生的痛苦而焦虑、恐惧，担心能否顺利分娩、害怕出现危险或胎儿畸形等。

要注意评估丈夫对此次妊娠的态度，准父亲可能因为即将为人父而喜悦，可能因为自己有生育能力而骄傲，可能也因面临的责任与生活型态的改变而焦虑，可能因为妻子妊娠后情绪多变而不知所措。因此，了解准父亲的感受并针对性帮助与指导，协助其积极承担父亲角色，从而成为孕妇的有力支持者。另外，也要评估孕妇的居住环境、宗教信仰、家庭经济情况等。

【护理评估——高危评估】

产前检查的重要任务就是筛查高危妊娠并加强监护，因此护士在护理评估时关注高危因素至为重要。

高危因素：孕妇年龄<18 岁或≥35 岁；异常孕育史，如自然流产、异位妊娠、早产、死胎、死产、难产、畸胎史；异常妊娠，如妊娠期高血压疾病、前置胎盘、胎盘早期剥离、羊水异常、胎儿生长受限；妊娠并发症，如心脏病、高血压、糖尿病、肝炎；异常分娩史；残疾；遗传性疾病史；妊娠早期接触大量放射线、化学性毒物等。

【辅助检查】

常规检查红细胞计数、血红蛋白值、血细胞比容、血小板数、血型、HBsAg、肝功能、肾功能、阴道分泌物、尿蛋白、尿糖等。

必要时行 B 超检查、葡萄糖复查、唐氏筛查、HIV 筛查等。

【护理诊断】

1. 孕妇

（1）体液过多、水肿：与妊娠子宫压迫下腔静脉或水、钠潴留有关。

（2）便秘：与妊娠引起肠蠕动减弱有关。

（3）知识缺乏：缺乏妊娠期保健知识。

（4）身体形象改变：与妊娠引起的体形改变有关。

2. 胎儿

有受伤的风险：与遗传、感染、中毒、胎盘功能障碍等有关。

【护理措施】

1. 一般护理

告知孕产妇产前检查的意义和重要性，预约下次产前检查的时间和内容。

2. 对症护理

（1）恶心、呕吐

约半数女性在妊娠6周左右出现早孕反应，12周左右消失。

（2）尿频、尿急

常发生在妊娠前3月和后3月，有尿意可排空，不可强忍。产后即可消失。

（3）白带增多

以妊娠前3月和后3月明显，是妊娠期正常的生理变化。指导孕妇穿透气性好的棉质内裤，并注意经常更换。

（4）水肿

妊娠后期易发生下肢水肿，经休息后可消退，属正常。应让其采取左侧卧位，避免子宫对下腔静脉的压迫，抬高下肢以利静脉回流，避免长站或久坐。适当限制对盐的摄入，不限制水分。

（5）下肢及外阴静脉曲张

应避免两腿交叉或长时间站立、行走，注意时常抬高下肢，指导穿弹力裤袜；会阴静脉曲张者，可指导臀下垫枕，抬高髋部休息。

（6）便秘

嘱每日养成排便习惯，多吃水果、蔬菜等含纤维素多的食物，同时增加饮水量。适当活动。

(7) 腰背痛

指导穿低跟鞋，在俯拾或抬举物品时，保持上身直立，避免长时间弯腰，可局部热敷缓解腰背痛。

(8) 下肢肌肉痉挛

指导孕妇饮食中增加钙的摄入，如钙磷不平衡，应限制牛奶摄入；如受凉可热敷，伸腿时避免足趾往前伸，行走时足跟先着地。

(9) 仰卧位低血压综合征

妊娠末期，孕妇若较长时间取仰卧姿势，由于增大的妊娠子宫压迫下腔静脉，使回心血量及心排出量减少，血压下降，称仰卧位低血压综合征。嘱左侧卧位后可消失，不必紧张。

(10) 失眠

每日坚持户外活动，如散步。睡前用梳子梳头；温水泡脚；饮用牛奶等均有助于睡眠。

(11) 贫血

孕妇可增加含铁食物的摄入，如动物肝脏、瘦肉、蛋黄等，必要时可给予铁剂，用温水或果汁送服，以促进铁吸收，且应在餐后20分钟服用以减轻对胃肠道刺激。

3. 心理护理

告知孕妇母体是胎儿生活的小环境，孕妇的生理和心理活动都会波及胎儿。

【健康教育】

1. 异常症状的判断

孕妇出现下列症状应立即就诊：阴道出血、妊娠3个月后仍持续呕吐、寒战发热、腹部疼痛、头痛、视物模糊、气短、液体突然自阴道流出，胎动突然减少等。

2. 清洁和舒适

养成良好的卫生习惯，用软毛牙刷刷牙，衣着宽松、柔软、舒适，勤沐浴、勤换衣。避免穿高跟鞋，以防腰背痛及身体失衡。

3. 活动与休息

一般孕妇的工作可坚持到28周，28周以后适当减轻工作量，避免久站久坐，经常活动下肢。职业接触放射线或毒物的孕妇，妊娠期应调岗。每日保证 8 小时睡眠，午间 1～2 小时休息。避免去人群拥挤，空气不佳的公共场所。

4. 营养指导

注意营养，合理搭配，平衡饮食。

5. 胎教

是有目的、有计划地为胎儿的生长发育实施胎教，如抚摸训练和音乐训练。

第三章　正常分娩期的护理

第一节　决定分娩的因素

影响分娩的四因素是产力、产道、胎儿及产妇的精神心理因素。若各因素均正常并能相互适应，胎儿顺利经阴道自然娩出，为正常分娩。否则为异常分娩。

【产力】

产力是指将胎儿及其附属物从子宫内逼出的力量。产力包括子宫收缩力（简称宫缩）、腹肌及膈肌收缩力（统称腹压）、肛提肌收缩力。

1. 子宫收缩力

分娩时子宫产生规律性收缩称为宫缩，是临产后的主要产力，贯穿于整个分娩过程。临产后宫缩能迫使宫颈管变短直至消失、宫口扩张、胎先露部下降和胎盘、胎膜娩出。正常宫缩具有以下特点。

（1）节律性

宫缩的节律性是临产的重要标志。正常宫缩是宫体部有规律的阵发性收缩并伴有疼痛，故有阵痛之称。每次宫缩总是由弱渐强（进行期），维持一定时间（极期），随后由强渐弱（退行期），直至消失进入间歇期。间歇期时，子宫肌肉松弛。如此反复交替，直至分娩结束。

临产开始时，宫缩持续约30秒，间歇期为5~6分钟。宫缩随产程进展持续时间逐渐延长，间歇期逐渐缩短。当宫口开全（10cm）后，宫缩持续时间长达60秒，间歇期缩短至1~2分钟。宫缩强度也随产程进展逐渐增加。子宫腔内压力在宫缩时增加，子宫肌壁血管及胎盘受压，致使子宫血流量减少；间歇期时，子宫血流量又恢复到原来水平，胎心率也恢复正常。故听胎心音应选择在宫缩间歇期。宫缩节律性对胎儿适应分娩非常有利。

（2）对称性

正常宫缩起自两侧宫角部，左右对称，以微波形式均匀协调地向宫底中部集中；然后向子宫下段扩散，遍及整个子宫，此为宫缩的对称性。

（3）极性

宫缩以宫底部最强、最持久，向下逐渐减弱，此为宫缩的极性。

（4）缩复作用

宫缩时，宫体肌纤维缩短变宽；间歇期，肌纤维虽又松弛，但不能完全恢复到原来长度而较前略短，经过反复收缩，肌纤维越来越短越宽，这种现象称缩复作用。缩复作用随产程进展使宫腔内容积逐渐缩小，迫使胎先露部不断下降及宫颈管逐渐短缩直至消失。

2. 腹肌及膈肌收缩力

腹肌及膈肌收缩力（腹压）是第二产程时娩出胎儿的重要辅助力量。宫口开全后，宫缩时，胎先露压迫盆底组织及直肠，反射性地引起排便动作，产妇主动屏气，向下用力，腹肌及膈肌强有力的收缩使腹内压增高，协同宫缩促使胎儿娩出。腹压在第三产程还可促使已剥离的胎盘娩出。

3. 肛提肌收缩力

肛提肌收缩力有协助胎先露部在骨盆腔进行内旋转的作用。当胎头枕部露于耻骨弓下缘时，能协助胎头仰伸及娩出。胎儿娩出后，胎盘降至阴道时，肛提肌收缩力有助于胎盘娩出。

【产道】

产道是胎儿娩出的通道，分骨产道与软产道两部分。

1. 骨产道

骨产道指真骨盆，其大小、形态与分娩有密切关系。骨盆腔分 3 个平面。

（1）骨盆上口平面

为骨盆腔上口，前方为耻骨联合上缘，两侧为髂耻缘，后方为骶岬前缘。有4条径线：

1）上口前后径：即真结合径。为耻骨联合上缘中点至骶岬前缘正中间的距离，平均长约11cm，其长短与分娩机制关系密切。

2）上口横径：两髂耻缘间的最大距离，平均长约13cm。

3）上口斜径：左右各一。左侧骶髂关节至右侧髂耻隆突间的距离为左斜径；右侧骶髂关节至左侧髂耻隆突间的距离为右斜径，平均长约12.75cm。

（2）中骨盆平面

其前方为耻骨联合下缘，两侧为坐骨棘，后方为骶骨下端。此平面是骨盆最小平面，具有产科临床重要性，有2条径线：

1）中骨盆前后径：耻骨联合下缘中点通过两侧坐骨棘连线中点至骶骨下端间的距离，平均长约11.5cm。

2）中骨盆横径：也称坐骨棘间径。为两坐骨棘间的距离，平均长约10cm。此径线与分娩机制有重要关系。

（3）骨盆下口平面

为骨盆腔下口，由2个在不同平面的三角形所组成。坐骨结节间径为两个三角形共同的底，前三角的顶端为耻骨联合下缘，两侧为耻骨降支；后三角的顶端为骶尾关节，两侧为骶结节韧带。有4条径线：

1）下口前后径：耻骨联合下缘至骶尾关节间的距离，平均长约11.5cm。

2）下口横径：两坐骨结节间的距离，也称坐骨结节间径，平均长约9cm。此径线与分娩机制关系密切。

3）下口前矢状径：耻骨联合下缘中点至坐骨结节间径中点间的距离，平均长约6cm。

4）下口后矢状径：骶尾关节至坐骨结节间径中点间的距离，平均长约8.5cm。下口横径与后矢状径之和大于15cm时，一般正常大小胎儿可以通过后三角区经阴道娩出。

（4）骨盆轴与骨盆倾斜度

1）骨盆轴：为连接骨盆各假想平面中点的曲线。此轴上段向下向后，中段向下，下段向下、向前。分娩时，胎儿即沿此轴娩出。

2）骨盆倾斜度：指女性直立时，骨盆上口平面与地平面所形成的角度，一般为60°。若角度过大，影响胎头衔接。

2. 软产道

软产道是由子宫下段、宫颈、阴道及骨盆底软组织构成的管道。

（1）子宫下段的形成

由非妊娠时约1cm的子宫峡部伸展形成。在妊娠12周后子宫峡部已扩展成宫腔的一部分，至妊娠末期被拉长形成子宫下段。临产后规律宫缩进一步使其拉长至7～10cm，肌壁变薄成为软产道的一部分。

（2）宫颈的变化

1）宫颈管消失：临产前宫颈管长2～3cm，初产妇较经产妇稍长。临产后的规律宫缩牵拉宫颈内口的子宫肌纤维及周围韧带，加之胎先露部支撑前羊水囊呈楔状，致使宫颈内口水平的肌纤维向上牵拉，使宫颈管形成漏斗形，此时宫颈外口变化不大，随后宫颈管逐渐短缩直至消失。

2）宫口扩张：临产前，初产妇的宫颈外口仅容一指尖，经产妇能容一指。临产后，宫口扩张主要是子宫收缩及缩复向上牵拉的结果。

（3）骨盆底、阴道及会阴的变化

前羊水囊及胎先露部将阴道上部撑开，破膜后胎先露部下降直接压迫骨盆底，使软产道下段形成一个向前弯的长筒，前壁短后壁长，阴道外口开向前上方，阴道黏膜皱襞展平使阴道扩张。肛提肌向下及两侧扩展，肌束分开，肌纤维拉长，使5cm厚的会阴体变成2～4mm，以利胎儿通过。

【胎儿】

胎儿的大小、胎位、胎儿发育有无异常均与分娩能否正常进行有关。

1. 胎儿大小

（1）胎头颅骨：由顶骨、额骨、颞骨各2块及枕骨1块构成。两顶骨间为矢状缝，顶骨与额骨间为冠状缝，枕骨与顶骨间为人字缝，颞骨与顶骨间为颞缝，两额骨间为额缝。两颅缝交界处空隙较大处称囟门，位于胎头前方的菱形囟门称为前囟，位于胎头后方呈三角形的称后囟。胎头是胎儿最大、可塑性最小、最难通过骨盆的部分。胎儿过大导致头径线过大，分娩时不易通过产道；胎儿过熟致颅骨过硬，胎头不易变形，也可引起相对头盆不称，造成难产。

（2）胎头径线

1）双顶径：为两顶骨隆突间的距离，足月胎儿平均值约为 9.3cm，是胎头的最大横径，可通过 B 超测量此径来估计胎儿大小。

2）枕额径（前后径）：为鼻根至枕骨隆突的距离，足月胎儿平均值约为 11.3cm，胎头常以此径衔接。

3）枕下前囟（小斜径）：前囟中点至枕骨隆突下方的距离，足月胎儿的平均值约为 9.5cm，胎头俯屈后以此径通过产道。

4）枕颏径（大斜径）：颏骨下方中央至后囟顶部间的距离，足月胎儿平均值约为 13.3cm。

2. 胎位

产道为一纵行管道。纵产式，胎体纵轴与骨盆轴相一致，容易通过产道。头先露时，在分娩过程中颅骨重叠，使胎头变形，周径变小，有利于胎头娩出。臀先露时，胎臀较胎头周径小且软，阴道不会被充分扩张，当胎头娩出时无变形机会，致胎头娩出困难。肩先露时，胎体纵轴与骨盆轴垂直，妊娠足月活胎不能通过产道，对母儿威胁极大。

3. 胎儿畸形

胎儿某一部分发育异常，如脑积水、无脑儿、联体儿等，由于胎头或胎体过大，通过产道时常发生困难。

【精神心理因素】

产妇精神心理因素能够影响机体内部的平衡、适应力和健康。临产时，在环境改变、阵痛刺激及对分娩安全性的担心等各方面影响下，产妇情绪易紧张，常常处于焦虑、不安和恐惧的精神心理状态。产妇的这种情绪改变会使机体产生一系列变化，如心率加快、呼吸急促、肺内气体交换不足，致使子宫缺氧收缩乏力、宫口扩张缓慢。胎先露部下降受阻，产程延长，致使产妇体力消耗过多，同时也促使产妇神经内分泌发生变化，交感神经兴奋，释放儿茶酚胺，血压升高，导致胎儿缺血缺氧，出现胎儿窘迫。若能从精神和心理上安慰产妇，生活上关心和照顾产妇，帮助产妇掌握分娩时的呼吸方法和躯体放松方法，开展家庭式分娩室，消除产妇心理障碍，使之对分娩有正确的认识和理解，则有利于分娩顺利进行。

第二节　先兆临产及临产诊断

【先兆临产】

出现预示不久将临产的症状，称为先兆临产。

1. 假临产

在分娩即将发动之前，孕妇常有“假临产”症状出现。假临产的特点是宫缩持续时间短（<30 秒）且不恒定，间歇时间长且不规律，宫缩强度不增加；经常在夜间出现清晨消失；宫缩时宫颈管不缩短，宫口也不扩张；强镇静剂可抑制这种不规律的宫缩。

2. 胎儿下降感

胎儿下降感又称轻松感。随着胎先露部下降进入骨盆上口，子宫底也随之下降。孕妇感到上腹部较前舒适，进食量较前增多，呼吸较前轻快，同时可伴有尿频症状。

3. 见红

大多数孕妇在临产前 24~48 小时内（少数 1 周内），因宫颈内口附近的胎膜与该处的子宫壁剥离，毛细血管破裂致少量出血并与宫颈管内的黏液栓混合，经阴道排出，称为见红。它是分娩即将开始比较可靠的征象。若阴道出血量较多，超出平时月经量，不应认为是见红，而应考虑妊娠晚期出血，如前置胎盘、胎盘早剥。

【临产的诊断】

临产开始的标志为有规律且逐渐增强的子宫收缩，持续约 30 秒，间歇 5~6 分钟，同时伴有进行性宫颈管消失、宫口扩张和胎先露下降。用强镇静药物不能抑制宫缩。

【总产程及产程分期】

总产程即分娩全过程，是指从开始出现规律宫缩至胎儿胎盘娩出的全过程。分为三个产程。

1. 第一产程

又称宫颈扩张期。从临产开始到宫口完全扩张即宫口开全（10cm）为止。初产妇宫颈较紧，宫口扩张较慢，需 11~12 小时；经产妇宫颈较松，宫口扩张较快，需 6~8 小时。

2. 第二产程

又称胎儿娩出期。从宫口开全到胎儿娩出的过程。初产妇约需 1~2 小时，不超过 2 小时；经产妇常数分钟即可完成，一般不超过 1 小时。

3. 第三产程

又称胎盘娩出期。从胎儿娩出到胎盘胎膜娩出，即胎盘剥离和娩出的全过程。需 5~15 分钟，不超过 30 分钟。

第三节　正常分娩期的护理

一、第一产程

【临床表现】

1. 规律宫缩

初起时宫缩持续时间较短（约 30 秒）且弱，间歇期较长（5~6 分钟）。随着产程进展，持续时间渐长（50~60 秒）且强度增加，间歇期渐短（2~3 分钟）。当宫口接近开全时，宫缩持续时间可达 1 分钟或更长，间歇期仅 1~2 分钟。

2. 宫口扩张

当宫缩渐频并增强时，宫颈管逐渐短缩直至消失，宫口逐渐扩张。宫口扩张于潜伏期速度较慢，进入活跃期后速度加快，当宫口开全时，宫颈边缘消失，子宫下段及阴道形成宽阔筒腔，有利于胎儿通过。

3. 胎头下降

通过阴道检查能明确胎头颅骨最低点的位置，并能协助判断胎位。

4. 胎膜破裂

简称破膜。当羊膜腔内压力增加到一定程度时胎膜自然破裂。正常破膜多发生在宫口接近开全时。

第一产程初产妇需 11~12 小时，经产妇需 6~8 小时。

【辅助检查】

（1）潜伏期每2~4小时用多普勒听取胎心音。

（2）通过胎儿监护仪持续监测了解胎心音及宫缩、胎动情况。

【护理评估】

1. 健康史

（1）一般情况：包括姓名、年龄、孕次、产次、末次月经和预产期。

（2）孕期检查：包括产前检查、实验室检查及特殊检查项目及其结果、妊娠期并发症及相应处理方法。

（3）既往妊娠史：包括妊娠的次数、是否有并发症、分娩方式、胎儿出生体重及新生儿出生状况（正常、足月或早产、有无先天畸形及其他并发症）。

（4）家族史：是否有药物过敏史（如有，为何种药物）；是否患内外科疾病；家族中是否有慢性疾病（心脏病、糖尿病、肾脏病）、血液病、先天缺陷等。

2. 身体状况

评估产妇的生命体征、胎心率、胎产式、胎方位、胎膜的完整性、羊水的性质、胎先露的下降程度、子宫颈管扩张程度、阴道出血量、会阴情况、子宫收缩力、宫底高度、骨盆大小、乳房、皮肤、胎儿出生体重，并与正常值比较。

3. 心理-社会状况

进入第一产程的产妇，特别是初产妇，由于产程较长，容易产生焦虑、紧张和急躁情绪，新入院的产妇会产生陌生和孤独感。护士和助产士应通过产妇的语言、姿势、感知水平及不适程度来评估其心理状态，正确评估产妇对疼痛的敏感度，利于下一部护理方案的选择和实施，如无痛性分娩技术的实施。

【护理诊断】

（1）疼痛

与子宫收缩有关。

(2) 舒适改变

与子宫收缩、膀胱充盈、胎膜破裂、环境嘈杂有关。

(3) 焦虑

与分娩知识缺乏、未参加产前宣教课有关。

【护理措施】

1. 提供优质护理，促进有效适应

向产妇及家属做自我介绍，介绍产房环境，包括工作人员、产房常规、待产室及产房的设备、浴厕位置、可以提供的物品，如热水瓶、妇婴包（毛巾、盥洗用品、拖鞋、卫生巾）等，以及待产过程可能会碰到的事情。护士应以语言及非语言沟通，让产妇了解到护士所扮演的是支持者、照顾者及信息提供者的角色，对产妇的行为表示尊重和赞同，为产妇提供信息支持（包括分娩的过程、产程进展情况、治疗和护理措施的目的等），扮演产妇和医生间联络的桥梁。

2. 观察产程进展

（1）子宫收缩：最简单的办法是助产人员将手掌放于产妇腹壁上，宫缩时宫体部隆起变硬，间歇期松弛变软。定时连续观察宫缩持续时间、强度、规律性以及间歇期时间，并及时记录。

（2）胎心：一般用听诊器或多普勒胎心仪听，于潜伏期在宫缩间歇时，应每隔1~2小时听胎心1次。进入活跃期后，宫缩频繁时应每15~30分钟听胎心1次，每次听诊1分钟。使用胎儿监护仪可观察胎心率变异及其与宫缩、胎动的关系，判断胎儿在宫内的状态。

（3）宫口扩张及胎头下降：常用产程图描记宫口扩张曲线及胎头下降曲线，表明产程进展情况，并能指导产程处理。

（4）胎膜破裂：一旦胎膜破裂，应立即听胎心，并观察羊水性状、颜色和流出量，有无宫缩，记录破膜时间。

（5）血压：于第一产程期间宫缩时血压常升高5~10mmHg（0.67~1.33kPa），间歇期复原。产程中应每隔4~6小时测量1次。发现血压升高应增加测量次数并给予相应处理。

3. 促进舒适

（1）提供休息与放松的环境：护理人员应尽量保持镇静、温和的态度，低而平静的声音，安排一个可以休息和放松的环境，如除了检查需要，待产室的光线尽量采用自然光或使用台灯，护理人员在需要检查或处理前务必告知产妇所需的时间，让其有心理准备。

（2）补充液体和热量：鼓励产妇在两次宫缩间歇少量多次进食，吃高热量易消化食物（如米粥等），并注意摄入足够水分，以保证精力和体力充沛。

（3）活动和休息：宫缩不强且未破膜，产妇可在休养室内走动，有助于加速产程进展。初产妇宫口接近开全或经产妇宫口扩张 4cm 时，应卧床取左侧卧位。

（4）更换床单，维持身体舒适：应帮助产妇擦汗，经常更换产垫和床单，大小便后行会阴冲洗。

（5）排尿与排便：应鼓励产妇每 2~4 小时排尿 1 次，以免膀胱充盈影响宫缩及胎头下降。因胎头压迫引起排尿困难者，必要时导尿。初产妇宫颈扩张<4cm、经产妇<2cm 时应行温肥皂水灌肠，注意灌肠的禁忌证。灌肠前要顾及产妇的隐私，并解释过程。灌肠后产妇在有便意时上厕所，并需陪伴。

（6）肛门检查：应适时在宫缩时进行，次数不宜过多。临产初期，每隔 4 小时查 1 次。

（7）阴道检查：适用于肛查不清、宫口扩张及胎头下降程度不明、疑有脐带先露或脐带脱垂、轻度头盆不称经试产 4 小时产程进展缓慢者。

（8）精神安慰：产妇的精神状态影响宫缩和产程进展。应安慰产妇并耐心讲解分娩是生理过程，让产妇与助产人员合作，以便顺利分娩。应指导产妇在宫缩时做深呼吸，或用双手轻揉下腹部减轻不适感。

（9）其他：外阴部应剃除阴毛，并用肥皂水和温开水清洗；初产妇、有难产史的经产妇，应再行骨盆外测量。

【健康教育】

解除产妇不良临产心理，鼓励产妇自然分娩；指导产妇深呼吸并自行按摩腹部，减轻疼痛。指导产妇进食高热量、高蛋白、易消化食物，防止产妇体力不支。

二、第二产程

【临床表现】

胎膜多已自然破裂。若仍未破膜，影响胎头下降，应行人工破膜。破膜后，宫缩常会暂时停止，随后重现宫缩且较前增强，每次持续 1 分钟或更长，间歇 1~2 分钟。

当胎头降至骨盆下口压迫骨盆底组织时，产妇有排便感，不自主地向下屏气。随着产程进展，胎头拨露，继而胎头着冠。此时会阴极度扩张，产程继续进展，胎头仰伸娩出，接着胎头复位及向外旋转，随之前肩和后肩相继娩出。胎体娩出，后羊水随之涌出。初产妇第 2 产程需 1~2 小时，但不应超过 2 小时；经产妇不应超过 1 小时。

【辅助检查】

可用胎心监护仪持续监测胎心音及宫缩变化，发现异常情况及时处理。

【护理评估】

1. 健康史

了解产妇第一产程经过及处理情况，评估胎儿宫内安危。

2. 身体状况

评估子宫收缩的持续时间、间歇时间及强度；密切关注胎心变化；观察产妇是否能正确使用腹压，观察胎先露下降、胎头拨露和着冠情况；评估会阴部条件，结合胎儿大小，判断是否需要行会阴切开术。

3. 心理-社会状况

进入第二产程，产妇的体力消耗更大，宫缩持续时间更长、腰骶部酸痛和会阴部胀痛加剧，大多表现为焦躁不安、精疲力竭；产妇家属也因产妇疼痛喊叫而焦虑不安；护士应给予安慰和鼓励，并密切关注生命体征的变化。

【护理诊断】

1. 有受伤的风险：会阴撕裂、新生儿产伤

与宫缩过强、产妇不配合、会阴保护不当、接生手法不当有关。

2. 焦虑

与缺乏顺利分娩的信心和担心胎儿健康有关。

【护理措施】

1. 密切监测胎心

此期宫缩频而强，应勤听胎心，每5~10分钟听1次，最好用胎儿监护仪监测。若发现胎心减慢，应立即行阴道检查，尽快结束分娩。

2. 指导产妇屏气

指导产妇运用腹压，方法是产妇足蹬在产床，两手握产床把手，宫缩时深吸气屏住，然后如排便样向下屏气用力以增加腹压。于宫缩间歇时，产妇呼气并使全身肌肉放松。宫缩时再做屏气动作。

3. 接产准备

初产妇宫口开全、经产妇宫口扩张4cm且宫缩规律有力时，应将产妇送至产室做好接产准备。让产妇仰卧于产床，两腿屈曲分开，在臀下放塑料布和便盆，用消毒纱球蘸肥皂水擦洗外阴部，顺序是大阴唇、小阴唇、阴阜、股内上1/3、会阴及肛门周围，然后用温开水冲掉肥皂水，用消毒干棉球盖住阴道口，防止冲洗液流入阴道。最后以0.1%苯扎溴铵液冲洗或用聚维酮碘消毒，取下阴道口纱球和臀下塑料布和便盆，铺无菌巾于臀下。接产者准备接产。

4. 接产

①会阴撕裂的诱因：会阴水肿、会阴过紧缺乏弹力、耻骨弓过低、胎儿过大、胎儿娩出过快等均易造成会阴撕裂。接产者在接产前应做出正确判断。

②接产要领：保护会阴并协助胎头俯屈，让胎头最小径线在宫缩间歇时缓慢通过阴道口，是预防会阴撕裂的关键，产妇屏气必须与接产者配合。胎肩娩出时也要注意保护好会阴。

③接产步骤：接产者站在产妇右侧，胎头拨露时开始保护会阴。方法是：在会阴部盖无菌巾，接产者右肘支在产床上，右手拇指与其余四指分开，利用手掌大鱼际肌顶住会阴部。每当宫缩时应向上内方托压，

同时左手下压胎头枕部，协助胎头俯屈和使胎头缓慢下降。宫缩间歇时，保护会阴的右手稍放松，以免压迫过久引起会阴水肿。当胎头枕部在耻骨弓下露出时，左手应按分娩机制协助胎头仰伸。此时若宫缩强，应嘱产妇哈气消除腹压，让产妇在宫缩间歇时稍向下屏气，使胎头缓慢娩出。胎头娩出后，右手仍应注意保护会阴，不要急于娩出胎肩，而应先以左手自鼻根向下颏挤压，挤出口鼻内的黏液和羊水，然后协助胎头复位及向外旋转，使胎儿双肩径与骨盆下口前后径相一致。接产者左手向下轻压胎儿颈部，使前肩从耻骨弓下先娩出，再托胎颈向上使后肩从会阴前缘缓慢娩出。双肩娩出后，右手方可放松，然后双手协助胎体及下肢相继以侧位娩出。记录胎儿娩出时间。胎儿娩出后 1 ~2 分钟断扎脐带。在产妇臀下放一弯盘以计算出血量。

【健康教育】

分娩过程中，指导产妇正确屏气；胎头就要娩出时，嘱产妇缓慢张口“哈气”，使胎头缓慢娩出。

三、第三产程

【临床表现】

胎儿娩出后，宫底降至脐平，宫缩暂停数分钟后再现。子宫继续收缩，胎盘剥离面积增加，直至完全剥离而排出。第 3 产程需 5 ~ 15 分钟，不应超过 30 分钟。

1. 胎盘剥离征象

（1）宫体变硬呈球形，下段被扩张，宫体呈狭长形被推向上，宫底升高达脐上。

（2）剥离的胎盘降至子宫下段，阴道口外露的一段脐带自行延长。

（3）阴道少量出血。

（4）接产者用手掌尺侧在产妇耻骨联合上方轻压子宫下段时，宫体上升而外露的脐带不再回缩。

2. 胎盘剥离和排出方式

（1）胎儿面娩出式：胎盘胎儿面先排出，随后见少量阴道出血，临床多见。

（2）母体面娩出式：胎盘母体面先排出，胎盘排出前先有较多阴道出血，临床少见。

【辅助检查】

1．检查胎盘胎膜

将胎盘铺平，先检查胎盘母体面胎盘小叶有无缺损。然后将胎盘提起，检查胎膜是否完整，再检查胎盘胎儿面边缘有无血管断裂，能及时发现副胎盘。

2．检查软产道

胎盘娩出后，应仔细检查会阴、小阴唇内侧、尿道口周围、阴道、阴道穹隆及宫颈有无裂伤。如有裂伤，应立即缝合。

【护理评估】

1．健康史

了解第一、第二产程分娩经过，及产妇、新生儿情况。

2．身体状况

①评估新生儿的生理状况：进行Apgar评分和身体外观评估。②评估产妇生理状况：监测产妇的血压、胎盘剥离和排出的过程以及出血量。

3．心理-社会状况

评估产妇的心理状态，观察产妇对新生儿的第一反应，能否接受新生儿性别，评估亲子间的互动。

【护理诊断】

1．组织灌注量不足

与产后出血有关。

2．有亲子依恋改变的风险

与产后疲惫、会阴伤口疼痛或新生儿性别不符合期望有关。

3．潜在并发症

产后出血、尿潴留。

【护理措施】

1. 新生儿的护理

（1）清理呼吸道

断脐后继续清除新生儿呼吸道黏液和羊水，用新生儿吸痰管或导管轻轻吸除咽部及鼻腔的黏液和羊水，以免发生吸入性肺炎。当确认呼吸道通畅而仍未啼哭时，可用手轻拍新生儿足底，新生儿大声啼哭后即可处理脐带。

（2）处理脐带

用两把血管钳钳夹脐带，两钳相隔2~3cm，在其中间剪断。用75%乙醇消毒脐带根部及周围，在距脐根0.5cm处用无菌粗丝线结扎，再在结扎线外0.5cm结扎第二道，在第二道结扎线外0.5cm处剪断脐带，挤出残余血液，用20%高锰酸钾液或5%聚维酮碘溶液消毒脐带断面，待脐带断面干后，以无菌纱布覆盖，再用脐带布包扎。

（3）保暖

护理人员在产妇进入第二产程时，预先将新生儿保暖处理台打开预热，并可在保暖处理台上进行所有的常规处理。新生儿娩出后，应先以无菌巾擦干其全身的羊水与血迹，并在完成常规处理时包裹保暖。

（4）新生儿阿普加评分（Apgar）

是以出生后一分钟内的心率、呼吸、肌张力、喉反射及皮肤颜色5项体征为依据，判断有无新生儿窒息及窒息严重程度。每项为0~2分，满分为10分。缺氧较严重和严重的新生儿，应在出生后5分钟、10分钟时再次评分，直至连续两次评分均≥8分。

（5）身体外观的评估

测量新生儿的身长和体重，并同时检查其身体外观各部位是否正常，确定新生儿是否有唇裂、腭裂、尿道下裂、有无肛门、手（足）多指（趾）症或脑脊膜膨出等，如发现异常情况需记录在新生儿出生记录表上。

（6）处理新生儿

擦净新生儿足底胎脂，将足印及母亲的拇指印于新生儿病历上，经详细体格检查后，将标明新生儿性别、体重、出生时间、母亲姓名和床号的手腕带系于新生儿右手腕。让母亲将新生儿抱在怀中进行首次吸吮。

2. 母亲护理

（1）协助胎盘娩出

当确认胎盘已完全剥离时，于宫缩时以左手握住宫底并按压，同时右手轻拉脐带，协助娩出胎盘。当胎盘娩出至阴道口时，接产者双手捧住胎盘，向一个方向旋转并缓慢向外牵拉，协助胎盘胎膜完整剥离排出。胎盘胎膜排出后，按摩子宫刺激其收缩以减少出血，同时注意观察并测量出血量。

（2）检查胎盘胎膜

将胎盘铺平，先检查胎盘母体面胎盘小叶有无缺损。然后将胎盘提起，检查胎膜是否完整，再检查胎盘胎儿面边缘有无血管断裂，能及时发现副胎盘。

（3）检查软产道

胎盘娩出后，应仔细检查会阴、小阴唇内侧、尿道口周围、阴道、阴道穹隆及宫颈有无裂伤。如有裂伤，应立即缝合。

（4）预防产后出血

正常分娩出血量多不超过 300ml。遇有产后出血史或易发生宫缩乏力的产妇（如分娩次数≥5 次的多产妇、双胎妊娠、羊水过多、滞产等），可在胎儿前肩娩出时使用麦角新碱或缩宫素 10U 加于 25%葡萄糖溶液 20ml 内静注，若胎盘未完全剥离而出血多时，应行手取胎盘术。

（5）观察产后一般情况

应在产房观察 2 小时，注意子宫收缩、子宫底高度、膀胱充盈、阴道出血量，会阴、阴道有无血肿等，并测量血压、脉搏。产后 2 小时后，将产妇连同新生儿送至母婴同室。

（6）促进亲子间的互动

如新生儿情况稳定，护理人员应协助产妇与新生儿尽早开始互动，鼓励亲子间皮肤与皮肤的接触、目光交流，鼓励触摸和拥抱新生儿，帮助产妇和新生儿在产后 30 分钟内进行早吸吮。

3. 一般护理

分娩结束后为产妇擦浴、更换衣服及床单、垫好会阴垫，保暖，提供易消化、营养丰富的饮料及食物，以帮助其恢复体力。观察 2 小时无异常者，送休养室休息。

4. 心理护理

胎儿娩出后，产妇感到轻松，心情比较平静，如果新生儿有异常或产妇不能接纳自己的孩子则会产生焦虑、烦躁，甚至憎恨的情绪，应给予积极的心理支持。

【健康教育】

指导产妇按摩子宫，增进子宫收缩，减少阴道出血；产后 2 小时排尿，以防产后尿潴留。婴儿娩出 30 分钟内即指导新生儿早接触、早吸吮，并宣传母乳喂养及母婴同室的好处。分娩后出汗量多，应勤擦身，勤换内衣，注意温度适宜，预防感冒。

第四章 正常产褥期的护理

第一节 产褥期女性的生理变化

产妇全身各器官除乳腺外，从胎盘娩出至恢复或接近正常未孕状态所需的时间称产褥期，一般为6周。在此期间产妇进入了一个新的身心变化时期，这些变化包括子宫复旧、子宫颈和阴道变化，乳房、血液循环、消化系统、泌尿系统、体重及皮肤变化等。熟悉这些变化的规律，给予合理科学的护理，能促进产妇身体的康复。

【生殖系统的变化】

1. 子宫

子宫是产褥期变化最大的器官。子宫在胎盘娩出后逐渐恢复至未孕状态的全过程，称为子宫复旧，需6~8周，包括宫体肌纤维缩复和子宫内膜修复。

（1）子宫体肌纤维缩复：在子宫收缩的过程中，子宫肌细胞数目大致不变，但肌细胞长度和体积缩小，多余的胞质变性自溶，通过溶酶体的酶系统，最后转化成氨基酸，由血液和淋巴带至肾脏排出。随着肌纤维不断缩复，宫体逐渐缩小，于产后1周，子宫缩小至约妊娠12周大小，在耻骨联合上方可扪及；于产后10日至2周，子宫降至骨盆腔内，腹部检查扪不到宫底；直至产后6~8周，子宫恢复到未孕时大小。由于妊娠期子宫潴留的大部分水分和电解质逐渐消失，子宫重量也逐渐减少，由分娩时的1000g至产后1周时的500g、产后2周时的300g以及产后6~8周时的50~60g，较非孕期稍大。

（2）子宫内膜修复：胎盘、胎膜从子宫内膜（底蜕膜）海绵层分离娩出后，蜕膜分为2层，表层发生变性、坏死直至脱落，形成恶露自阴道排出；深层子宫内膜腺体逐渐再生形成新的子宫内膜，约需3周，胎盘附着部位外宫腔表面均由新生内膜修复，产后6~8周胎盘附着部位内膜全部修复。

（3）宫颈变化：产后子宫下段逐渐缩复恢复为非孕时的子宫峡部。产后子宫颈松软，外口如袖管状，紫红色，水肿，厚约1cm。次日，宫口张力开始恢复，产后2~3日，宫口仍可容2指；而产后1周，宫颈内口关闭，宫颈管形成；至产后4周时宫颈完全恢复至正常状态。仅因宫颈外口于分娩时发生轻度裂伤，又因裂伤多在3点及9点处，使初产妇的宫颈外口由产前圆形（未产型），变为产后“一”字形横裂（已产型）。

（4）子宫血管变化：胎盘娩出后，由于子宫收缩，胎盘附着面立即缩小，开放的螺旋动脉和静脉窦被压缩变窄，使胎盘附着面得以有效止血，加之产妇的血液处于高凝状态，数小时后血管内形成血栓，出血量逐渐减少直至出血停止。若在新生内膜修复期间，出现血栓脱落，可导致晚期产后出血。

2. 阴道

分娩后阴道黏膜及周围组织水肿、淤血，阴道呈紫红色，黏膜皱襞减少甚至消失，阴道壁松弛及肌张力低。阴道壁肌张力于产褥期间逐渐恢复，使阴道逐渐缩小，但在产褥期结束时阴道仍不能完全恢复至未孕时的紧张度。阴道黏膜皱襞约在产后3周时重新恢复。

3. 外阴

分娩后外阴轻度水肿，于产后2~3日内水肿逐渐消退。处女膜因分娩而成为残缺不全的痕迹，称处女膜痕，是经产的重要标志。阴道后联合多有不同程度的损伤，并使会阴体缩短，大阴唇不再覆盖阴道口，而致阴道口裸露于外阴部。阴道口周围有海绵体包绕。由于阴蒂部有丰富的血管网，如发生裂伤，易形成血肿。会阴部的裂伤或切开，由于血液循环丰富，愈合较快，一般于产后3~5日即可拆线。

4. 盆底

在分娩过程中，胎头长时间的压迫，使盆底肌肉和筋膜因过度伸展而弹性降低，并可有部分肌纤维断裂。如无严重损伤，产后1周内，水肿和淤血迅速消失，盆底组织的张力逐渐恢复；如盆底肌肉和筋膜发生严重损伤、撕裂，而又未能及时修补，可造成盆底松弛，是造成以后阴道前后壁膨出和子宫脱垂的基本原因。因此，接生时正确保护会阴，产后对裂伤部位及时、正确地进行修补至关重要。

【乳房的变化】

乳房的主要变化是泌乳。产后，产妇体内胎盘生乳素、雌激素、孕激素水平急剧下降，解除对垂体催乳激素的抑制作用，乳汁开始分泌。尽管垂体催乳激素是泌乳的基础，但以后乳汁分泌很大程度依赖哺乳时的吸吮刺激。新生儿在生后30分钟内吸吮乳头，可使垂体催乳激素呈脉冲式释放，促进乳汁分泌。此外，乳汁分泌还与产妇营养、睡眠、情绪和健康状况密切相关。

初乳是指产后7日内分泌的乳汁，呈淡黄色，质稠量少。初乳中含蛋白质和矿物质较多，脂肪和乳糖含量较少，极易消化，是新生儿早期理想的天然食物。产后7~14日分泌的乳汁为过渡乳。产后14日以后分泌的乳汁为成熟乳，呈白色。初乳及成熟乳均含有大量免疫抗体，故母乳喂养的新生儿患肠道感染者甚少。由于多数药物可经母血渗入乳汁中，故产妇于哺乳期用药时，应考虑药物对新生儿有无不良影响。

【血液及循环系统的变化】

1. 循环血量的变化

子宫胎盘血循环结束后，子宫缩复，大量血液从子宫进入体循环，但由于腹压骤减，大量的血液又进入腹腔脏器，加之妊娠期潴留的组织间液的回吸收，产后的循环血量的变化复杂。总的来说产后72小时内，产妇循环血量增加，尤其是最初24小时。因此产后72小时特别是产后24小时内应注意预防心衰的发生。

2. 心脏功能的变化

与产前相比产后平均动脉压及外周阻力明显增加，心脏的射血分数、每搏输出量、心排出量等均显著下降。说明产后心脏功能逐渐恢复，但心功能的恢复较慢，产后12周心脏的输出量只恢复至孕前水平的80%左右。

【血液系统的变化】

妊娠期血容量增加，于产后2~3周恢复至未孕状态。但在产褥早期（产后72小时内）由于子宫-胎盘循环停止和子宫的缩复，使大量血液从子宫进入体循环，同时由于妊娠子宫的压迫解除，下肢静脉血流增加，以及妊娠期过多的组织间液回吸收，使血容量增加15%~25%，血液进一步稀释，此期间心脏负担加重，心搏出量可增加35%。正常产妇可以耐受，但对于有心脏病的患者，容易诱发心力衰竭。

产褥早期，血液仍处于高凝状态，血小板数迅速回升，纤维蛋白原、凝血酶原和凝血活酶仍处于较高水平，这些对防止产后出血是有利的。但是，产褥期高凝状态和下腔静脉血流缓慢也可成为形成血栓的因素。这种高凝状态需在产后4周才可恢复正常。分娩以后，红细胞数及血红蛋白值逐渐回升，白细胞总数，仍较高，可达20×10^9/L，中性粒细胞增多，淋巴细胞稍减少，红细胞沉降率于产后6~12周才能完全恢复。

【消化系统的变化】

妊娠期胃酸分泌减少，胃动素水平较低，胃肠道平滑肌收缩力下降，使胃肠道肌张力和蠕动力均减退。产后由于孕酮水平下降，胃动素水平上升，促使消化功能逐渐恢复。胃肠道肌张力和蠕动力以及胃酸分泌需1~2周才能恢复正常。因此，产后数日内产妇仍然食欲欠佳，喜食汤食。此外，由于产后腹壁及盆底肌肉松弛，活动少，故容易发生便秘。

【呼吸系统的变化】

产后子宫逐渐缩小，腹压逐渐恢复，产妇由胸式呼吸变为腹式呼吸，产褥早期呼吸深而慢，以后逐渐恢复。

【泌尿系统的变化】

由于产后子宫复旧及妊娠期潴留的水分进入体循环，故在产后1周内血容量明显增加，肾脏利尿作用加强，尿量增多，而妊娠期发生的肾盂及输尿管扩张，约需4周恢复正常。在分娩过程中，膀胱受压致使黏膜水肿、充血及肌张力降低，以及产后会阴切口疼痛，不习惯卧床排尿等原因，容易发生尿潴留。

【内分泌系统的变化】

产后，雌激素及孕激素水平急剧下降，至产后1周时已降至未孕时水平。胎盘生乳素于产后6小时已不能测出。垂体催乳激素的分泌，受是否哺乳影响，哺乳者产后数日降低，但仍高于未孕水平；不哺乳者则在产后2周降至未孕水平。卵巢功能的恢复，不哺乳者一般6~10周月经复潮。哺乳期产妇月经复潮延迟，在产后4~6个月恢复排卵。

【腹壁的变化】

妊娠期出现的下腹正中线色素沉着，在产褥期逐渐消退。初产妇腹壁紫红色妊娠纹变成银白色妊娠纹。腹壁皮肤受妊娠子宫增大的影响，部分弹力纤维断裂，腹直肌呈不同程度分离，于产后腹壁明显松弛，腹壁紧张度需在产后6~8周恢复。

【心理变化】

妊娠和分娩是女性一生中的重大改变，产妇心理会出现一系列变化：①在分娩顺利、新生儿健康时，产妇会兴奋不已；②在分娩异常、新生儿畸形、产伤以及新生儿窒息时，产妇会悲伤、焦虑，从而影响身体恢复，甚至出现产后抑郁。因此，应重视产褥期心理保健。

第二节 正常产褥期的护理

【产褥期临床表现】

1. 生命体征

产后的体温多数在正常范围内。产伤、过度疲劳的产妇产后24小时内体温略升高，一般不超过38℃。产后3~4日可出现乳房的血管、淋巴管充盈过度，体温升高，但多数在38℃以内，称为泌乳热，一般维持4~16小时后降至正常。产后由于迷走神经兴奋致脉搏较慢，约于产后1周内恢复正常。产后呼吸由妊娠晚期的胸式变为腹式呼吸，相对深而慢。正常产妇的血压在产褥期保持平稳，变化不大。

2. 子宫复旧

胎盘娩出后，由于子宫复旧，子宫逐渐缩小，产后当日宫底在脐下1~2横指，宫底圆而硬。产后第1天由于盆底肌肉的张力开始恢复，宫底略可升至平脐，以后每天下降1~2cm，至产后10天左右子宫降入骨盆腔内，在耻骨联合上方扪不到宫底。

3. 产后宫缩痛

产后由于子宫强烈收缩，子宫肌肉相对缺氧，会出现下腹疼痛，称宫缩痛。随产次增加，疼痛更明显。哺乳时反射性缩宫素分泌增加使疼痛加重。于产后2~3日自然消失。多数能够忍受，不需要处理。严重者可根据医嘱用镇痛药物。

4. 恶露

随着子宫内膜和胎盘剥离而后脱落和修复，产后含有血液、坏死蜕膜组织及宫颈黏液等自阴道排出，称为恶露。一般持续4~6周，总量约500g，大部分在产后1周内排出。产后最初2~3日为红色血性恶露，量较多；以后颜色逐渐变淡，成为浆液性恶露；产后2周左右，恶露呈白色黏稠状。正常恶露有血腥味、但不臭。产后子宫复旧不佳或子宫腔内残留胎盘、胎膜或合并感染时，恶露量增多，持续时间长并有臭味。

5. 褥汗

产褥早期，皮肤排泄功能旺盛，排出大量汗液，以夜间睡眠和初醒时更明显，于产后1周内自行好转。

6. 会阴切口

分娩时因会阴部撕裂或侧切缝合后，于产后3天内可出现局部水肿、疼痛，拆线后症状自然消失。

7. 排尿困难及便秘

产后4小时应提醒和鼓励产妇排尿，以免膀胱膨胀影响子宫收缩，导致产后出血。对产后6小时未能自行排尿的产妇，应鼓励和帮助产妇下床排尿，用温开水冲洗外阴，下腹部正中放置热水袋，或按医嘱肌内注射新斯的明等，这些方法无效时给予导尿，必要时留置导尿。若便秘可按医嘱口服缓泻剂或肥皂水灌肠等。

8. 体重减轻

产后由于胎儿、胎盘的娩出，羊水的排出及产时失血等，产妇体重约减轻6kg。产后第1周，因子宫的复旧，恶露、汗液及尿液的大量排出，体重又下降4kg左右。

9. 产后压抑

产妇在产后2~3日内发生轻度或中度的情绪反应称为产后压抑。主要表现为易哭、易激惹、焦虑、不安，有时喜怒无常，一般 2 ~3 日后自然消失，有时可持续达 10 天。产后压抑的发生可能与产妇体内的雌、孕激素水平的急剧下降、产后的心理压力及疲劳等因素有关。

【产褥期处理】

产褥期母体各系统变化很大，虽属生理范畴，但子宫内有较大创面，乳腺分泌功能旺盛，容易发生感染和其他病理情况，因此及时发现异常并进行处理非常重要。

1. 产后 2 小时内的处理

产后 2 小时内极易发生严重并发症，如产后出血、产后心力衰竭等，故应严密观察产妇，若有异常，及时处理。严密观察血压、脉搏、子宫收缩情况及阴道出血量，并注意宫底高度及膀胱是否充盈等。产后立即测量血压、脉搏、呼吸，之后每半小时 1 次，离开产房前再次测量。有心脏病和子痫前期的患者测量间隔时间应更短，同时注意心脏功能。胎儿娩出后，最好用接血盆等器具放于产妇臀下收集阴道出血，精确估计出血量，并检查胎盘胎膜的完整性以及软产道的损伤情况，发现异常立即处理。若发现子宫收缩乏力，应按摩子宫并使用子宫收缩剂。即使阴道出血量不多，但子宫收缩不良、宫底上升者，提示宫腔内有积血，应挤压宫底排出积血，并给予子宫收缩剂。若产妇自觉肛门坠胀，应进行直肠指检排除阴道后壁血肿。在此期间还应协助产妇首次哺乳。若产后 2 小时无异常，将产妇连同新生儿送回母婴同室。

2. 饮食护理

产后 1 小时可让产妇进食流质或清淡半流质，以后可进普通饮食。由于产后胃肠功能较差，为保证营养应少食多餐。食物应富有营养、足够热量和水分。若哺乳，应多进蛋白质和汤汁食物，并适当补充维生素、钙和铁剂。

3. 排尿与排便护理

产后 5 日内尿量明显增多，应鼓励产妇尽早自行排尿。产后 4 小时即应让产妇排尿。对于膀胱充盈而又不能正常排尿者可采用以下(1) ~(5) 诱导排尿法。

（1）热敷法：将热毛巾或热水袋敷于产妇下腹部膀胱区，利用热力使松弛的腹肌收缩、腹压升高而促进排尿。

（2）听流水声：利用条件反射缓解排尿抑制，使产妇产生尿意，促使排尿。

（3）热气熏蒸：产妇取蹲位，将盛有1/2容量开水的水盆置于产妇会阴部，利用水蒸气刺激尿道周围神经感受器而促进排尿；或产妇取仰卧位，将便盆置于其臀部，用温水冲洗外阴部诱导排尿。

（4）诱导排便法：利用开塞露引起便意而促使排尿的神经反射原理，给予开塞露塞肛，促使逼尿肌收缩、内括约肌松弛而排尿。

（5）穴位治疗：新斯的明足三里注射，可使膀胱平滑肌的兴奋作用增强而促进排尿；或以食盐填满神阙穴；或葱白十余根去粗皮作为一束切成一指厚，置于肚脐上方；或用艾条灸神阙穴，至患者自觉有热气进入腹内，可排尿。

（6）保持大便通畅：由于肠蠕动减慢、盆底肌肉松弛及会阴部切口疼痛等因素，产后易发生便秘，应鼓励产妇多吃粗粮、蔬菜、水果等粗纤维食品并早下床活动。若发生便秘，可口服适量缓泻剂、开塞露塞肛或温肥皂水灌肠。

4. 观察子宫复旧及恶露情况

产后1周内应于每日同一时间测量宫底高度，了解子宫复旧情况。测量前应嘱产妇排空膀胱、屈膝屈髋、腹壁放松，先按摩子宫使其收缩，然后测量宫底高度，也可以体表标志表示，如脐下1横指、耻骨联合上2横指等。每日应观察恶露颜色、气味及量。若子宫复旧不良，红色恶露多且持续时间长，应及早给予子宫收缩剂。若合并感染，则恶露有臭味、脓血样且有子宫压痛，细胞增多，应给予广谱抗生素控制感染，并根据药物敏感试验调整抗生素。

5. 会阴部护理

应尽量保持会阴部清洁及干燥。会阴部有水肿者，可用50%硫酸镁湿热敷，产后24小时后可用红外线照射外阴。会阴部有切口者，应每日检查切口周围有无红肿、硬结及分泌物。

6. 乳房护理

（1）指导母乳喂养：介绍母乳喂养的优点、知识及方法。产后30分钟内开始哺乳，可促进乳汁分泌。

（2）乳房异常情况护理：①乳房胀痛，哺乳前热敷乳房，疏通腺管；

两次哺乳间冷敷乳房，减少局部充血；按摩乳房；婴儿吸吮力不足时可用吸奶器吸出剩余乳汁；中药外敷芒硝或金黄散。②平坦乳头，用玻璃乳罩间接哺乳，或嘱产妇挤出乳汁喂养婴儿。③乳头破裂，哺乳后挤出少量乳汁涂在乳头和乳晕上，暂时暴露和干燥乳头，起到修复表皮的功能，穿戴棉质内衣和胸罩，促进皮损愈合。若乳头剧痛，可暂停母乳喂养24小时，并将乳汁挤出喂养婴儿。④乳汁不足，多进营养丰富汤类，保持精神愉快、睡眠充足，还可配合催乳中药促进泌乳。

（3）退奶：因某些原因停止哺乳者，应限制进汤类食物，停止吸奶、挤奶。可采用外敷芒硝粉末、生麦芽煎服，按医嘱口服己烯雌酚等方法退奶。

7. 卫生护理

产妇因出汗较多，故必须勤擦浴，更换内衣裤及床垫，保持皮肤清洁干燥。坚持每日洗脸、刷牙、梳头、洗脚。每次饭前、哺乳前、大小便前后应洗手。

8. 心理护理

经历妊娠及分娩的激动与紧张，分娩以后产妇精神开始放松；但由于对哺育婴儿的担心以及产褥期的不适和激素水平的波动等均可造成产妇情绪不稳定，家人及护理人员应帮助产妇减轻身体不适，给予关心、鼓励、安慰，使其恢复自信。

【产褥期保健】

产褥期保健的目的是防止产后出血、感染等并发症产生，促进产后生理功能恢复。

1. 环境

产后应保持良好的生活习惯，营造良好的休息环境。室内温度适宜，18~20℃，空气新鲜，通风良好。即使在冬季也要有一定时间开窗通风，但要注意避免直接吹风。居室内要清洁、舒适。在房间内不要吸烟，有慢性病或感冒的亲友最好不要探视产妇与新生儿，尽量减少亲友探望，以免引起交叉感染。

2. 个人卫生

产后衣着适当，清洁、舒适、冷暖适宜，不能与正常生活相差太远。夏季注意凉爽，冬季注意保暖。过分“捂”的习俗会使汗液不能蒸发，影响体内散热。坚持刷牙、洗脸、洗脚、梳头，饭前便后、哺乳前洗手。产后1周内，由于妊娠期间孕妇体内潴留的水分通过皮肤排出，出汗多是正常现象，应勤洗澡、勤换衣服，注意预防感冒，洗澡宜采取淋浴，切忌盆浴，以免脏水进入阴道引起感染。产后阴道有恶露排出，要注意保持外阴部清洁、干燥，每日用温开水洗外阴，勤换内裤与卫生垫。大小便后避开伤口，用清洁卫生纸从前向后擦净，注意不要反方向，以免肛门周围细菌逆行造成感染。

3. 产后饮食

分娩后1~2日时，产妇胃肠道消化功能较弱，应选择清淡易消化的食物。产后2~3天产妇胃口恢复后，可正常饮食，注意保证有足够的热能及水分摄入。剖宫产的产妇，术后6小时进食流质，逐渐过渡到半流质（忌食牛奶、豆浆等产气食品），排气后，可开始进普通饮食，但要清淡、易消化，富有营养。产褥期应注意补充以下3类食物：

1）含铁丰富的食物。因为产妇在分娩时失血过多，产后补血是非常必要的。铁是血液中血红蛋白的主要成分，因此需要补充含铁多的食物，如蛋黄、动物肝脏、红糖、芝麻、豆制品等以及一些新鲜蔬菜，否则可能发生贫血，影响产妇身体恢复和婴儿喂养。

2）含蛋白质丰富的食物。产妇由于分娩时的劳累，且进食量少，一段时间内仍表现为体质虚弱。为了使产妇身体尽快康复，应多摄入蛋白质。富含蛋白质的食物有瘦肉、禽肉、鱼、蛋、奶、贝类及豆类等。

3）含钙丰富的食物。很多孕产妇常有缺钙造成的抽筋、牙齿松动等情况。因此，要适当补充钙，如多进食骨头汤、虾皮汤、鱼肉、牛奶、奶酪、鸡蛋、豆腐、豌豆、核桃仁、海带、银耳以及含磷丰富的瘦猪肉、牛肉、鲤鱼、鲫鱼等，奶类的钙一般比植物性食物中的钙易吸收。也可采用钙制剂补钙。另外，多晒太阳有利于钙的吸收与利用。

在食物烹调方面，应多食用带汤的炖菜，少吃煎、炸、烤等不易消化的食品。虽然产褥期比妊娠期的时间短，但营养和休息非常重要，因此，此期的产妇一定要合理安排饮食，关注自身的营养摄入，确保母婴健康。

4. 适当活动

经阴道分娩的产妇，产后 6~12 小时内即可下床做轻微活动，于产后第 2 日可在室内走动，再按时做产后健身操；剖宫产的产妇，可适当推迟活动时间。均应避免过早地从事重体力劳动。

5. 产后健身操

产后健身操有利于补充产妇在产褥早期活动的不足，同时可以促进腹壁及盆底肌肉张力的恢复。健身操主要是针对盆底肌肉、腹肌和腰肌的锻炼。产后第二天就可以进行。会阴切开或剖宫产的产妇待拆线后伤口不感疼痛时，也应做产后健身操。以下是产后健身操的做法。

1）深呼吸运动：仰卧位，双腿伸直，全身放松，慢慢地吸气扩张胸部，腰部紧贴于床，然后慢慢地呼气。

2）举头运动：仰卧位，双臂平放于身体两侧，将头举起尽量贴近胸部，然后放下，全身保持原状。

3）上肢运动：仰卧位，两手伸直举向头部，放下。

4）举腿运动：仰卧，两臂伸直放于身旁，两腿轮流上举和并举，举时须与身体保持直角，该运动有利于加强腹肌力量。

5）膝胸卧位：胸部与床贴近，尽量抬高臀部，膝关节呈 90°角，膝胸卧位可防止子宫后倾，每次持续时间逐渐延长，从 2~3 分钟逐渐增至 15 分钟。

6）挺腹缩肛运动：仰卧位，两腿靠拢，两足踩地，尽力抬起臀部，然后放松，或进行收缩肛门运动，以恢复骨盆肌肉的上托力。

7）仰卧起坐：仰卧，上半身坐起，然后躺平。

8）全身运动：取跪姿，向前趴，双臂支撑床面，左右腿交替向后举起。

6. 计划生育指导

一般产褥期间恶露尚未干净时，不宜性生活，应在产后 6 周检查后，确认生殖器官已复原的情况下，方可恢复性生活。排卵可在月经未复潮前先恢复，故应采取避孕措施。哺乳者最好选用工具法，包括男用工具法（避孕套）和女用工具法，不哺乳者可口服避孕药。一般正常分娩者产后 3 个月，剖宫产者产后 6 个月可放宫内节育器。对于不适合再次妊娠的产妇最好在剖宫产当时或产后 2~3 日行绝育术。剖宫产后需再次妊娠者需严格避孕 2 年以上。

7. 产后检查

包括产后访视和产后健康检查两部分。产后访视至少 3 次，第一次在产褥期产妇出院后 3 日内，第二次在产后 14 日左右，第三次在产后 28 日左右。了解产妇及新生儿的健康状况，内容包括了解产妇饮食、排便排尿、恶露及哺乳等情况，检查两侧乳房、会阴切口、剖宫产腹部切口等，若发现异常应给予及时指导。产妇应于产后 42 日去医院做产后健康检查。内容包括测血压，查血、尿常规，了解产褥期的哺乳情况，并做妇科检查，了解盆腔内生殖器是否已恢复至非孕状态，最好同时带婴儿到医院做一次全面检查。

第三节 母乳喂养

母乳喂养是婴儿最好、最安全的食品，不仅为婴儿提供了适当的营养，而且使其免受感染而能健康地发育成长。保护、促进、支持母乳喂养，已成为母婴保健工作的重要内容之一。掌握母乳喂养的知识和技术是保护、促进、支持母乳喂养的有效办法。

【母乳喂养的好处】

母乳喂养对婴儿、产妇、家庭都是有益的。

1. 母乳最适合婴儿营养需要

母乳中蛋白质、脂肪、碳水化合物的比例最适宜，蛋白质总量虽低，但质优良，含乳清蛋白多，与酪蛋白之比为 70∶30，且以 α 乳蛋白为主，氨基酸比例适宜，特别是含大量牛黄氨基酸，有利于促进婴儿大脑发育。脂肪多为不饱和脂肪酸，富含 Ω-3 脂肪酸（亦称为 DHA）、胆固醇和脂肪酶。母乳中的糖以乳糖为主，更容易消化且不易过敏。此外，母乳中含更多的维生素和矿物质，其中钙、铁、磷虽然含量较奶粉低，但比例适宜，且吸收率较高，50%～75%的铁可被吸收。

2. 母乳有利于婴儿大脑发育

母乳含优质蛋白质、牛磺酸、必需脂肪酸及乳糖等，所含磷脂为卵磷脂和鞘磷脂，是婴儿大脑发育极为重要的物质基础。

3. 母乳可增进婴儿抵抗力

母乳中含大量免疫物质，如SIgA、免疫活性物质、溶菌酶、乳铁蛋白、乙型乳糖、低聚糖能增强婴儿抵抗力，减少呼吸道及消化道感染及耳膜炎的机会。

4. 母乳喂养有利于促进婴儿体格健康

母乳喂养的婴儿吃的较慢，并根据自己的需要决定吃的时间和量，这样的饮食方式能够减少日后过度饮食的倾向，有利于促进体格健康。此外，乳汁随婴儿发育适应性调整，不会导致过度喂养，并利于满足婴儿生长发育需求。母乳喂养亦有利于促进婴儿听力、视力、呼吸及心脏功能。

5. 母乳喂养有利于促进子宫收缩，利于子宫复旧

母乳喂养时，通过婴儿吸吮乳头反射性引起缩宫素分泌增加，促进子宫收缩，利于子宫复旧。此外，母乳喂养可以减少某些癌症发生的风险，如乳腺癌，卵巢癌、子宫癌及输卵管癌。

6. 母乳喂养增进母子感情

母乳喂养时母亲与婴儿身体频繁接触，通过逗引、拥抱、照顾、对视，使婴儿获得感情上的满足、安全、舒适、愉快等良好体验，有利于促进婴儿心理发育，也可增加母婴情感连结。

7. 母乳喂养经济安全

母乳清洁新鲜方便经济，不必担心冲泡浓度和量，不必担心污染和储存问题。

基于以上母乳喂养的优势，世界卫生组织（WHO）建议婴儿出生后应给予4~6个月纯母乳喂养，之后添加辅食并继续母乳喂养至2岁或以上。

【母乳喂养的方法】

1. 早开奶

正常分娩的健康产妇于产后半小时内开始哺乳，此时乳汁量虽少，但新生儿已有很好的吸吮力，通过新生儿吸吮是促进乳汁分泌的最好方法。因此，应实施母婴同室，鼓励早吸吮，按需哺乳，不给新生儿添加牛乳或其他代乳品。

2. 选择舒适的哺乳姿势

哺乳前指导产妇选择一个母亲和婴儿都舒适的姿势，可借助小靠枕之类来缓解伤口疼痛，哺乳过程确保婴儿头和身体成一条直线。

3. 正确含接乳头

指导产妇通过以下方法，判断婴儿是否正确含接乳头。婴儿紧贴母亲胸部，张嘴，含住乳头及大部分乳晕，婴儿下唇比上唇可见更少乳晕，婴儿鼻子自由呼吸，母亲不感觉乳头疼痛，哺乳完毕后乳头没有被挤压。

4. 婴儿有效吸吮及吞咽乳汁

婴儿节律性的吸吮、吞咽，听见婴儿吞咽声或看见婴儿吞咽动作，嘴角可看到少量乳汁，哺乳后婴儿有满足感，可以帮助母亲判断婴儿有效吸吮及吞咽。

5. 判断婴儿是否获得足够乳汁

以下方法可以帮助母亲判断婴儿是否吃饱：哺乳时，婴儿吸吮的节奏变慢，嘴巴放松，吐出乳头，身体放松，肢体伸展，饥饿的征兆消失，状态满足，睡眠安稳，体重增长理想。

6. 哺乳时间和次数

产后 1 周内是母体泌乳的过程，应指导产妇 24 小时内至少有 8～12 次哺乳。随着婴儿长大，哺乳次数可略减少，一般 3～4 小时哺乳 1 次。产后哺乳时间从 5～10 分钟开始，以后逐渐延长，但一般不超过 30 分钟，勿让婴儿养成含着乳头睡觉的习惯。

7. 注意事项

每次哺乳时应先吸空一侧乳房，再更换另一侧乳房。哺乳完毕，将婴儿抱起轻拍背部 1～2分钟，排出胃内空气，以防溢奶。母亲的健康状况直接影响乳汁的质量，因此，母亲应保持膳食平衡，睡眠充足，心情愉快，生活规律，身体健康，慎重用药。

8. 乳汁不足

乳汁不足与哺乳延迟、限制哺乳时间和次数、食欲睡眠不佳及新生儿过早添加辅食有关。因此，应指导产妇尽早哺乳，鼓励按需哺乳，保持休养环境安静，促进产妇良好睡眠，多摄入营养丰富的食物。除母乳外，不给新生儿添加包括水在内的其他任何食物或饮料。此外，还可以使用中药催乳或针灸催乳。

【常见的母乳喂养问题及其护理】

1. 乳房胀痛

产后乳房胀痛是产科的常见问题，乳房疼痛时，乳晕处变得很硬，乳头相应变短，婴儿吸吮时不易含住乳头，产妇也因疼痛不愿哺乳，从而使乳房胀痛加重。乳房胀痛严重时可引起产妇乳腺炎，单纯的乳房胀痛一般在产后2~3日发生，因产妇淋巴和静脉充盈，乳腺管不畅，乳房可胀实有硬结，触之疼痛，还可有轻度发热。

（1）乳房轻度胀痛的护理：护士首先与产妇交流，了解其心理状况，耐心讲解引起乳房疼痛的原因，取得产妇配合。帮助产妇哺乳前热敷乳房，使乳腺管畅通，哺乳时指导产妇新生儿正确的含接，直到产妇感受到新生儿在吸吮和吞咽，产妇有下奶的感觉。两次哺乳中间冷敷乳房以减少局部充血、肿胀。让产妇休息尽可能与新生儿同步，下次哺乳时轻轻触摸产妇乳房，评估疼痛程度，观察哺乳姿势，询问产妇哺乳感受，直至产妇能够轻松哺乳。

（2）乳房中度胀痛的护理：产妇因疼痛影响休息，心情烦躁，这时护士在做乳房护理的同时要鼓励产妇树立母乳喂养的信心。在产妇乳房疼痛缓解前每次哺乳由护士协助，哺乳前用热毛巾湿敷乳房3~5分钟，按摩乳房，从乳房边缘向乳头中心按摩，到乳晕处用大拇指和示指沿着乳晕轻柔挤压，轻轻拍打和抖动乳房，刺激泌乳。让新生儿首先吸吮肿胀程度较重一侧的乳房，在哺乳的同时按摩另一侧乳房，增加哺乳次数，嘱产妇暂时进清淡饮食。

（3）乳房重度胀痛的护理：乳房重度肿胀的产妇，双乳沉重，手轻按乳房，产妇即感疼痛；产妇心情焦虑不安，有的产妇甚至因疼痛拒绝哺乳。这时，护士必须首先帮助产妇缓解乳房疼痛，可用发酵的生面饼外敷，直至乳房肿胀好转。疼痛难忍者可用芒硝外敷以缓解乳房肿胀。待产妇疼痛缓解后再协助并指导产妇哺乳，同时告知产妇如何保持顺畅泌乳以及乳房护理的方法，做好心理护理，帮助产妇树立哺乳信心。

2. 乳腺炎

（1）及时正确处理乳房肿胀，排出淤积的乳汁，疏通乳腺管。急性乳腺炎若能尽早及时处理，使阻塞的乳腺管通畅，尽量将淤积的乳汁排出，病情会很快好转，因此乳腺炎在没有形成脓肿前，应让婴儿多吸吮，采取湿热敷、按摩乳房等方法，以减轻乳房肿胀，并避免紧张和焦虑。

（2）坚持哺乳，不要终止哺乳。急性乳腺炎若体温未高于38℃，在没有形成脓肿前，不要轻易退奶，应让婴儿多吸吮、勤吸吮，帮助排乳，疏通乳腺管。要让婴儿首先吸吮患侧乳房，并尽量让婴儿吸空后，再换哺另一侧，婴儿由于饥饿，初始吸吮力相对较大，这样有助于疏通阻塞的乳腺管。

3. 乳头皲裂

乳头皲裂主要是由于婴儿含接姿势不正确、婴儿吸吮力量大造成的。护理人员应向产妇讲解导致乳头皲裂的原因，帮助产妇以正确的姿势进行哺乳；哺乳前湿敷乳房和乳头3~5分钟，同时按摩乳房；哺乳前挤出少许乳汁使乳晕、乳头湿润，便于新生儿含接；增加哺乳的次数，缩短每次哺乳的时间；哺乳结束时，用示指轻轻下按婴儿下颏，以免口腔负压情况下拉出乳头而导致皮肤破损；哺乳后挤出少许乳汁涂在乳头和乳晕上，以修复破损的表皮；疼痛严重者可用乳头罩进行间接哺乳。

4. 平坦及凹陷乳头

发现扁平、凹陷乳头，一定要耐心帮助并教会产妇哺乳体位及婴儿含接姿势，必须将乳头及大部分乳晕含接在婴儿口内。在每次喂奶前先将乳头牵拉、捻转，严重者先用乳头矫正器将乳头吸出后再进行喂哺。如乳房胀满，先挤出少量乳汁，使乳晕变软，便于婴儿含接。可指导产妇进行以下练习纠正乳头凹陷：

（1）乳头伸展练习：将两拇指平行放在乳头两侧，慢慢由乳头向两侧外方拉开，牵拉乳晕皮肤及皮下组织，使乳头向外突出。然后将两拇指分别放在乳头上、下侧，将乳头向上、向下纵形拉开，每日2次，每次15分钟。

（2）乳头牵拉练习：用一只手托乳房，另一只手的拇指和中、示指抓住乳头向外牵拉，重复10~20次，每日2次。

（3）配置乳头罩：从妊娠7个月开始配戴，对乳头周围组织可起到稳定作用。

【催乳护理】

对于不能提供充足乳汁的产妇，可以通过以下方法促进早期泌乳，增加泌乳量。

1. 药膳进补

党参 30g、黄芪 30g、当归 20g、王不留行 30g、通草 10g、猪蹄 2 个，炖熟喝汤吃肉。

2. 针刺穴位催乳

针刺膻中、合谷、少泽、中府等穴位具有催乳作用，也可捏、掐、揉以下穴位（其选取以经络学说为指导，以循经取穴为主，近部取穴与邻近取穴，远部取穴相结合）：如近穴位乳根（足阳明胃经）、膻中（任脉经），邻近穴位中府（手太阴肺经），远部穴位合谷（手阳明大肠经）、少泽（手太阳小肠经），通过经络的传导感应，使神经肌肉兴奋，达到催乳作用。

3. 使用产后康复理疗仪催乳

其原理是利用低频率电极对产妇乳腺产生刺激作用，产生强度比婴儿吸吮高 5 ~ 10 倍的刺激，反射性地促进催乳素分泌，以改善血液循环，促进乳腺管畅通和乳汁分泌。

【退乳护理】

产妇因疾病或其他原因不能哺乳时，应及早退奶。一般措施包括：

（1）少进汤类食物，停止哺乳及挤奶。

（2）生麦芽 50g 泡水，3 次/天，连续 3 天。

（3）芒硝 250g，装于布袋内敷于两乳房上并固定，芒硝袋湿后应及时更换，直至乳房不胀为止。

（4）遵医嘱口服己烯雌酚等药物退奶。

第五章　异常妊娠的护理

第一节　流　　产

流产是指妊娠不足 28 周、胎儿体重不足 1000g 而终止者。发生于妊娠 12 周前者称早期流产，发生于妊娠 12 周至不足 28 周者称晚期流产。前者较为多见。流产又分为自然流产和人工流产。自然流产的发生率占全部妊娠的 10%~15%，其中 80%以上为早期流产。

【临床表现】

停经后阴道出血和腹痛是主要临床症状。按自然流产发展的不同阶段，分为以下临床类型。

1. 先兆流产

指妊娠 28 周前先出现少量阴道出血，常为暗红色或血性白带，量比月经量少，伴有下腹轻微疼痛，腰痛、腰部坠胀感。妇科检查：宫口未开，胎膜未破，子宫大小与停经月份大小相符。妊娠产物未排出。

2. 难免流产

指流产不可避免。在先兆流产基础上阴道出血量增多，阵发性腹痛加重，或出现阴道流液（胎膜破裂）。妇科检查：子宫大小与妊娠月份相符或略小，宫口已扩张，有时可见胚胎组织或胎囊堵塞于宫颈口内。

3. 不全流产

由难免流产发展而来，妊娠产物部分排出宫腔，且部分残留宫腔内或嵌顿于宫颈口处，或胎儿排出后胎盘滞留宫腔或嵌顿于宫颈口，影响子宫收缩，使阴道出血持续不止，严重时可引起出血性休克。妇科检查：子宫小于停经前周数，宫口已扩张，宫颈口有妊娠物堵塞及持续性血液流出。

4. 完全流产

妊娠产物已完全排出，阴道出血逐渐停止，腹痛逐渐消失。妇科检查：宫颈口已关闭，子宫接近正常大小或略大。此外，流产有以下三种特殊情况。

（1）稽留流产：又称过期流产。指胚胎或胎儿已死亡滞留宫腔内未能及时自然排出者。典型表现为早孕反应消失，有先兆流产症状或无任何症状，子宫不再增大反而缩小。若已到妊娠中期，孕妇腹部不见增大，胎动消失，妇科检查宫颈口未开，子宫小于妊娠周数，质地不软，听诊不能闻及胎心。

（2）习惯性流产：指连续自然流产 3 次及 3 次以上者。每次流产多发生于同一妊娠月份，其临床经过与一般流产相同。

（3）流产合并感染：流产过程中，若阴道出血时间长，有组织残留于宫腔内或非法堕胎，有可能引起宫腔感染，常为厌氧菌及需氧菌混合感染，严重感染可扩展至盆腔、腹腔甚至全身，并发盆腔炎、腹膜炎、败血症及感染性休克。

【辅助检查】

1. 妇科检查

在消毒条件下进行妇科检查，进一步了解子宫颈口是否已扩张，羊膜囊是否膨出，有无妊娠产物堵塞于宫口内，子宫大小与停经月份是否相符，子宫质地及有无压痛等。同时检查双侧附件有无肿块、增厚及压痛等。

2. 实验室检查

①绒毛膜促性腺激素（hCG）测定：采用放射免疫方法进行 β-hCG 测定，若 β-hCG 持续不升或低于正常值，提示流产不可避免。

②激素测定：主要测定血孕酮水平，可协助诊断先兆流产的预后。

3. B 型超声检查

超声显像可显示有无胎囊及其形态、胎动、胎心音等，确定胚胎或胎儿是否存活或是否存在。

【治疗原则】

确诊流产后，根据临床类型确定处理原则。

1. 先兆流产

（1）卧床休息，禁止性生活，必要时给予对胎儿危害小的镇静剂。

（2）黄体功能不足者，口服维生素 E 或肌内注射黄体酮注射液保胎。

（3）及时进行 B 超检查，了解胚胎发育情况，避免盲目保胎。治疗 2 周后，若阴道出血停止，B 超提示胎儿存活，可以继续妊娠。若临床症状加重，B 超提示胎儿发育不良，β-hCG 不升或持续下降，表明流产已不可避免，应及时终止妊娠。

（4）重视心理治疗，保持情绪稳定，增强信心。

2. 难免流产

（1）一旦确诊，尽早使胚胎及胎盘组织完全排出。

（2）晚期流产者，子宫较大且出血多，可用缩宫素静脉滴注，促进子宫收缩。

（3）妊娠产物排出后及时检查完整性，必要时刮宫清除宫腔内残留的妊娠组织。

（4）及时给予抗生素预防感染。

3. 不全流产

（1）一经确诊，尽快行刮宫术或钳刮术，清除宫腔内残留组织。

（2）阴道大量出血伴休克者，及时输血输液。

（3）给予抗生素预防感染。

4. 完全流产

无感染征象者，不需要特殊处理。

5. 稽留流产

（1）做凝血功能检查。

（2）做好输血准备。

（3）凝血功能正常者，口服炔雌醇 1mg，每日 2 次，连用 5 日；或者肌内注射苯甲酸雌二醇 2mg，每日 2 次，连用 3 日，以提高子宫对缩宫素的敏感性。子宫小于 12 孕周者，行刮宫术，动作轻柔，以免子宫穿孔。术中肌内注射缩宫素，对一次不能刮净者，5～7 日后再次刮宫。子宫大于 12 孕周者，静脉滴注缩宫素，促使妊娠产物排出。

（4）凝血功能异常者，尽早使用肝素、纤维蛋白原或输注新鲜血液、新鲜冰冻血浆等，待凝血功能好转后，再行刮宫。

6. 习惯性流产

（1）预防为主，受孕前男女双方进行详细检查。

（2）染色体异常夫妇，孕前进行遗传咨询，确定是否可以妊娠。

（3）宫颈内口松弛者，孕前行宫颈内口修补术或者孕12~18周行宫颈内口环扎术，定期随诊，在分娩发动前拆除缝线。若环扎术后有流产征象，及时拆除缝线，以免宫颈撕裂。

（4）原因不明的习惯性流产者妊娠后卧床休息、安定情绪、禁止性生活，同时及时补充维生素E、肌内注射黄体酮或绒毛膜促性腺激素，用药至妊娠10周或超过以往发生流产的周数。

（5）人类白细胞抗原（HLA）阴性者，可采用丈夫或无关个体的淋巴细胞为免疫原，以皮内注射的方式进行淋巴细胞主动免疫治疗，将丈夫或无关个体的淋巴细胞在女方前臂内侧做多点皮内注射，妊娠前注射2~3次，妊娠早期加强免疫1~3次。

7. 流产合并感染

（1）控制感染的同时，尽快清除宫内残留物。

（2）阴道出血不多者，先用广谱抗生素控制感染后再行刮宫。

（3）阴道出血量多者，静脉滴注抗生素、输血，并用卵圆钳将宫腔内残留的大块组织夹出，以减少出血量。不可用刮匙搔刮宫腔，以免造成感染扩散。术后使用广谱抗生素，待感染控制后再彻底刮宫。

（4）合并感染性休克者，积极进行抗休克治疗，病情稳定后再彻底刮宫。

（5）感染严重或盆腔脓肿形成者，手术引流，必要时切除子宫。

【护理评估】

1. 健康史

询问停经、早孕反应情况；阴道出血时间量等；有无腹痛、腹痛部位及程度；阴道有无排液及妊娠物排出等。了解有无发热、阴道分泌物性状及有无臭味可协助诊断流产合并感染。

2. 身体状况

流产的孕妇可因出血量过多而出现休克，也可因出血时间过长、宫腔内有残留组织而发生感染，护士应全面评估孕妇的各项生命体征，尤其注意与贫血和感染有关的征象。

3. 心理-社会状况

孕妇常以焦虑和恐惧为特征。面对出血不知所措，同时胎儿健康直接受孕妇的情绪反应，孕妇可表现为伤心、郁闷、烦躁不安等。

【护理诊断】

1. 潜在并发症

失血性休克。

2. 有感染的风险

与阴道出血时间过长、宫腔内有残留组织或大出血导致机体抵抗力下降等因素有关。

3. 焦虑

与担心自身及胎儿的安危有关。

【护理措施】

1. 一般护理

（1）监测孕妇的体温、血常规及阴道出血的性质、颜色、气味等。

（2）严格执行无菌操作规程，防治医源性感染。

（3）早晚和便后行会阴清洗，保持会阴部清洁。

（4）嘱产妇于流产后1个月到医院复查，确定无禁忌证后，方可开始性生活。

2. 医护治疗配合

（1）先兆流产孕妇：卧床休息，禁止性生活，禁用肥皂水灌肠等以减少刺激。遵医嘱给予孕妇对胚胎或胎儿无害的适量镇静剂和孕激素，及时B超检查，了解胚胎发育的情况，避免盲目保胎。

（2）妊娠不再继续孕妇：做好输液、输血及终止妊娠的准备，协助医生完成手术过程，使妊娠产物完全排出。严密监测孕妇的生命体征，并观察其面色、腹痛、阴道出血以及有无休克征象。有凝血功能障碍者应先予以纠正，然后再行手术。

3. 心理护理

（1）对先兆流产需卧床休息的孕妇，护士应观察孕妇的情绪反应，加强心理护理，稳定情绪，增强保胎信心。

（2）对需行吸宫术或钳刮术以清除宫腔内残留组织的产妇，给予心理支持，消除对手术的紧张和恐惧心理。

（3）对失去胎儿的产妇及家属应给予同情和理解，帮助接受现实，顺利度过悲伤期。

【健康教育】

1. 休息

早期流产休息2周，晚期流产遵医嘱，避免重体力劳动。

2. 饮食

进食营养丰富、易消化吸收食物，饮食多样化、粗粮细粮搭配。

3. 卫生

穿棉质衣物，勤换内衣、内裤。早期流产1个月内禁止性生活、盆浴，晚期流产遵医嘱。

4. 避孕

避孕半年。

5. 复查

如阴道出血超过月经量或腹痛明显，及时来院复查。

第二节 早 产

妊娠满28周但不满37周间分娩者，称为早产。此时出生的新生儿称为早产儿，体重为1000~2499g，占分娩总数的5%~15%。早产儿各器官发育尚不够健全，出生孕周越小，体重越轻，其预后越差。

【临床表现】

早产的主要临床表现是子宫收缩，最初为不规律宫缩，常伴有少许阴道出血或血性分泌物，逐渐发展为规律宫缩，其过程与足月临产相似。

妊娠满28周至不满37足周出现至少10分钟一次的规律宫缩，伴宫颈管缩短，可诊断为先兆早产。若20分钟宫缩≥4次，每次持续时间≥30秒，伴宫颈管缩短≥75%，宫口扩张2cm以上，可诊断为早产。

【辅助检查】

1. B型超声检查

B型超声检测并比较宫颈长度及宫颈内口漏斗形成情况，可以判断有无早产可能。

2. 阴道后穹隆棉拭子检测胎儿纤维连接蛋白

可预测早产的发生。

【治疗原则】

若胎膜未破、胎儿存活、无胎儿窘迫，无严重的妊娠并发症时，处理原则为：抑制宫缩，尽可能延长孕周；若胎膜已破，早产已不可避免时，处理原则为：预防新生儿并发症，提高早产儿存活率。

【护理评估】

1. 健康史

评估可导致早产的高危因素：如孕妇既往有流产、早产史，或本次妊娠有阴道出血史。

2. 身体状况

观察孕妇宫缩情况、宫缩强度及间隔时间、持续时间，评估是否已达早产临产标准；通过肛诊或阴道检查评估孕妇宫颈管消退或扩张的情况。若早产已不可避免，应动态观察产程进展。

3. 心理-社会状况

早产已不可避免时，孕产妇常会把一些有关事情与早产联系起来而产生自责感；由于妊娠结果不可预知，恐惧、焦虑、猜疑也是早产的常见原因。

【护理诊断】

1. 有新生儿受伤的风险

与早产儿发育不成熟有关。

2. 焦虑

与担心早产儿预后不良有关。

3. 自尊低下

与认为自己对早产的发生负有责任而又无力阻止早产有关。

【护理措施】

1. 加强孕期保健，预防早产

指导孕妇定期产检，积极治疗泌尿道、生殖道感染；多休息，取左侧卧位以改善胎儿血氧供应；加强营养；保持心情愉快；避免诱发宫缩的活动，如性生活、抬举重物；慎做肛查和阴道检查；宫颈功能不全者应在14~18周行宫颈环扎术。

2. 药物治疗及护理

先兆早产的主要治疗措施是抑制宫缩，其次是积极控制感染、治疗并发症。常用抑制宫缩药物有：

（1）β-肾上腺素能受体激动剂：作用为激动子宫平滑肌 β_2 受体，从而抑制宫缩，其有心跳加快、血压下降、血糖升高、血钾降低、恶心、出汗、头痛等副作用。常用药物有盐酸利托君片和注射液。用药期间要根据宫缩调整速度，密切观察孕妇主诉、心率、血压及宫缩变化。

（2）硫酸镁：镁离子直接作用于子宫平滑肌细胞，有较好的抑制宫缩作用。常用方法为25%硫酸镁16ml加于5%葡萄糖液100ml中，在30~60分钟内静脉滴注完，后以1~2g/h的剂量维持。用药过程中必须监测呼吸、膝反射、尿量和血镁离子浓度，并备好拮抗剂10%葡萄糖酸钙。

（3）钙通道阻滞剂：阻滞钙离子进入细胞内而抑制宫缩。常用药物为硝苯地平，10mg口服，每6~8小时1次，应密切观察孕妇心率及血压变化，已用硫酸镁者慎用，预防血压急剧下降。

（4）前列腺素合成酶抑制剂：能抑制前列腺素合成酶，减少前列腺素合成或抑制前列腺素释放，从而抑制宫缩。因其能通过胎盘，大剂量长期使用可致胎儿肺动脉高压、肾功能受损及羊水减少等副作用，目前临床已少用或不用。

3. 预防新生儿合并症

保胎过程中应每日进行胎心监护，教会孕妇自数胎动；对妊娠不足35周的早产者，遵医嘱予糖皮质激素，如地塞米松、倍他米松促胎肺成熟，降低新生儿呼吸窘迫综合征。

4. 做好分娩准备

若早产不可避免，应视孕妇及胎儿的具体情况，尽早决定合理的分娩方式；临产后慎用镇静剂，避免新生儿发生呼吸抑制；产程中给予氧气吸入；必要时经阴道分娩者施行会阴切开术以缩短产程，减少分娩过程中对胎头的压迫。

5. 心理护理

早产出乎意料，往往会给孕妇和家属带来负面的情绪及心理感受，护士应讲解早产的相关医疗、护理知识，允许家属陪伴，提供心理支持，以良好心态接受早产儿出生。

【健康教育】

1. 早产患者的出院宣教

(1) 休息

注意休息，避免重体力劳动。

(2) 饮食

进食营养丰富、易消化吸收食物，饮食多样化、粗粮细粮搭配。

(3) 卫生

穿棉质衣物，勤换内衣、内裤；剖宫产术后2周、顺产后24小时可淋浴；产褥期内禁止性生活、盆浴。

(4) 避孕

顺产后避孕半年，剖宫产后避孕2年；母乳喂养者采取工具避孕。

(5) 复查

如切口红肿、渗血、渗液或阴道出血超过月经量及时来院复查；如阴道出血及切口无异常，42天返院复查。

2. 新生儿的出院宣教

(1) 母乳喂养

无母乳喂养禁忌者，建议纯母乳喂养4～6个月，按需哺乳。

(2) 黄疸观察

观察皮肤、巩膜等，早产儿黄疸消退较足月儿慢，如早产儿出生后28天黄疸仍未消退或退而复现或进行性加重，及时来院就诊。

(3) 脐部护理

每日用碘伏消毒脐带2次，如脐部有渗血、渗液、化脓等，及时来院就诊。

(4) 疫苗接种

出院后携带乙肝疫苗回执单到防疫站建立疫苗接种卡，定期接种。

(5) 办理出生证

备好夫妻双方身份证、准生证、出院证等为宝宝办理出生证。

(6) 建立儿保卡

新生儿满月后来医院或在妇幼保健站建立儿保卡，定期检查。

第三节　过期妊娠

平时月经周期规则，妊娠达到或超过42周（≥294日）尚未分娩者，称为过期妊娠。过期妊娠占妊娠总数的3%~15%，围生儿死亡率约为足月分娩的3倍，死亡围生儿中死胎约占35%、死产约占45%、新生儿死亡约占20%。

过期妊娠是胎儿窘迫、胎粪吸入综合征、新生儿窒息、围生儿死亡的重要原因。

【临床表现】

1. 胎儿正常生长

胎盘功能正常者，胎儿继续生长，体重增加可成为巨大儿，颅骨钙化明显，不易变形，经阴道分娩困难，因而胎儿颅内出血和母体产道损伤机会增多。

2. 胎儿过熟综合征

临床表现为皮肤干燥、松弛、起皱、脱皮，脱皮尤以手掌和足底明显；身体瘦长，胎脂消失、皮下脂肪减少，表现为消耗状；头发浓密、指（趾）甲长；新生儿睁眼、异常警觉和焦虑，貌似“小老人”。因羊水减少和胎粪排出，胎儿皮肤黄染，羊膜和脐带呈黄绿色。

3. 对母儿影响

围生儿除上述巨大儿、过熟综合征外，胎儿窘迫、胎粪吸入综合征、新生儿窒息等围生儿发病率及死亡率明显增高。产程延长和难产率增高，使手术产率及母体产伤明显增加。

【辅助检查】

1. B型超声监测

通过测定胎儿双顶径、股骨长、羊水量以及胎盘成熟度等以判断孕周。

2. 测孕妇单次尿雌三醇与肌酐（E/C）比值

E/C 比值>15 为正常值，E/C 比值<10 表明胎儿胎盘功能减退。

3. 胎儿电子监护仪检测

胎心音监护无应激试验（NST），每周两次，有反应则提示胎儿无缺氧，无反应则需做宫缩应激试验（OCT），OCT 出现胎心音晚期减速者，提示胎儿有缺氧。

4. 羊膜镜检查

借助羊膜镜观察羊水颜色，了解胎儿是否因缺氧而有胎粪排出。

【治疗原则】

妊娠 41 周后，即应考虑终止妊娠。根据胎盘功能、胎儿大小、宫颈成熟度等进行综合分析，选择恰当的分娩方式。

（1）促宫颈成熟 Bishop 评分≥7 分者，可直接引产；Bishop 评分<7 分者，引产前先促宫颈成熟。目前常用的促宫颈成熟的方法主要有 PGE_2 阴道制剂和宫颈扩张球囊。

（2）引产术：宫颈已成熟、胎盘功能及胎儿情况良好、无产科指征者行人工破膜，1 小时后开始静脉滴注缩宫素引产，在严密监护下经阴道分娩。

（3）剖宫产术：胎盘功能减退，胎儿储备能力下降，需适当放宽剖宫产指征。

【护理评估】

1. 健康史

详细询问病史，通过孕妇平时的月经周期情况、早孕反应时间、能听到胎心音的时间、孕妇感到胎动的时间等核实预产期。

2. 身体状况

准确测量孕妇的宫高、腹围和体重，评估与妊娠周数是否相符；密切观察胎心音、胎动情况，及时发现胎儿宫内缺氧征象。

3. 心理-社会状况

由于妊娠过期，孕妇会担心胎儿的健康和安危，甚至产生恐惧心理。少数孕妇及家属对医生提出的引产建议不配合，想尽快分娩又不愿意接受引产，产生矛盾心理。

【护理诊断】

1. 潜在并发症

胎儿窘迫、新生儿颅内出血、新生儿呼吸窘迫综合征；巨大儿、新生儿窒息及产伤、胎粪吸入综合征等。

2. 知识缺乏

因受“瓜熟蒂落”观念的影响，不能正确认识过期妊娠的危害，盲目等待分娩自行发动。

3. 紧张、焦虑

与担心胎儿、新生儿安危有关。

【护理措施】

1. 一般护理

卧床休息，取左侧卧位，吸氧；定期监测生命体征，做好生活护理。

2. 加强胎儿监护

勤听胎心音，嘱孕妇妊娠后期尤其重视每日数胎动，必要时胎心电子监护，有异常及时报告医师。

3. 观察产程

临产后严密观察产程进展和胎心音变化，加强胎心电子监护；若发现胎心率异常，产程进展缓慢或羊水粪染时，应立即报告医师；产程中应充分给氧并静脉滴注葡萄糖。胎儿娩出前做好抢救准备，胎头娩出后及时清除鼻腔及鼻咽部的黏液和胎粪。

4. 心理护理

向孕妇或家属说明过期妊娠的危害，解释终止妊娠的必要性，使孕妇能积极配合所采取的分娩处理。

【健康教育】

加强孕期保健，督促孕妇按时产前检查，嘱超过预产期 1 周未临产者，来院就诊，及时住院处理；指导孕妇每日按要求自测胎动，有异常及时就诊；鼓励产前适当活动，如散步，以利胎先露下降。

第四节 异位妊娠

异位妊娠又称宫外孕，是指受精卵在子宫体腔以外着床，是妇产科常见急腹症之一。异位妊娠根据受精卵在子宫体腔外种植部位不同而分为：输卵管妊娠、卵巢妊娠、腹腔妊娠、阔韧带妊娠及宫颈妊娠。

输卵管妊娠占异位妊娠95%左右，是产科常见的急腹症，依据发生部位不同可分为间质部、峡部、壶腹部和伞部妊娠。其中，壶腹部妊娠最为常见，其次为峡部、伞部，间质部妊娠较少见。

【临床表现】

输卵管妊娠的临床表现与受精卵着床部位、有无流产或破裂、出血量多少及时间长短等有关。

1. 症状

（1）停经

多数患者在6~8周的停经史后出现阴道出血。有些患者误将不规则阴道出血视为月经，可能未诉停经史。

（2）腹痛

是输卵管妊娠患者的主要症状。流产或破裂前，由于胚胎在输卵管内逐渐增大，常表现为一侧下腹隐痛或酸胀感。当发生流产或破裂时，下腹部突然出现撕裂样疼痛，若血液由下腹部流向全腹，疼痛扩散到全腹，血液刺激膈肌，可引起肩胛部放射性疼痛及胸部疼痛。当血液积聚于直肠子宫陷凹，可出现肛门坠胀感。

（3）阴道出血

胚胎死亡后，常有不规则阴道出血，量少呈点滴状，一般不超过月经量。少数患者出血较多，类似月经。阴道出血时可伴有蜕膜管型或蜕膜碎片排出，是子宫蜕膜剥离所致。在病灶去除后，阴道出血才能停止。

(4) 晕厥与休克

急性大量内出血及剧烈腹痛可引起患者出现晕厥或休克。内出血量越多、越快，症状出现也越迅速、越严重。

(5) 腹部包块

输卵管妊娠流产或破裂后形成血肿，血液凝固机化并与周围组织发生粘连形成包块，包块较大或位置较高时，腹部可扪及。

2. 体征

(1) 一般情况

内出血较多时呈贫血貌，可出现面色苍白、脉搏细弱、血压下降等休克表现。通常体温正常，休克时体温可降低，内出血吸收时体温略升高，一般不超过38℃。

(2) 腹部检查

下腹部明显压痛、反跳痛，患侧为著，腹肌轻微紧张。出血较多时，叩诊有移动性浊音。血肿机化与周围组织粘连时，腹部可扪及包块。

(3) 盆腔检查

输卵管妊娠未发生流产或破裂时，子宫略大较软，输卵管胀大及轻压痛。发生流产或破裂时，阴道后穹隆饱满，有触痛。将宫颈轻轻上抬或左右摇摆时，因加重了对腹膜的刺激而引起剧烈疼痛，称为宫颈举痛或摇摆痛，是输卵管妊娠的主要体征。内出血较多时，子宫有漂浮感。

【辅助检查】

1. 阴道后穹隆穿刺

是一种简单而可靠的诊断方法，适用于疑有腹腔内出血的患者。因为腹腔内血液最易积聚于直肠子宫陷凹，即使血量不多，也能经阴道后穹隆抽出血液，如果抽出暗红色不凝固血液则为阳性，说明有血腹症存在；若抽出不凝固的陈旧血液或小血块，则为陈旧性宫外孕；若抽不出血液则可能没有内出血、内出血量少、血肿位置较高或子宫直肠陷凹粘连，因此穿刺阴性并不能排出输卵管妊娠，如有移动性浊音，可做腹腔穿刺。

2. hCG 测定

β-hCG 测定是早期诊断异位妊娠的重要方法。用放射免疫法测定血 β-hCG，异位妊娠的阳性率可达 80%~90%，但阴性者仍不能完全排除异位妊娠。

3. B 型超声检查

B 型超声检查有助于诊断异位妊娠。阴道 B 型超声较腹部 B 型超声准确性高。但早期异位妊娠的诊断，不能单凭 B 型超声检查，否则可能出现误诊。需同时结合临床表现及 β-hCG 测定结果等，才能做出正确的诊断。

4. 腹腔镜检查

适用于输卵管妊娠尚未流产或破裂的早期患者。输卵管妊娠的早期，腹腔镜下可见一侧输卵管肿大，表面紫蓝色，腹腔内无出血或仅有少量出血。若腹腔内大量出血或伴有休克，禁做腹腔镜检查。

5. 子宫内膜病理检查

阴道出血量较多的患者，可通过诊断性刮宫排除宫内妊娠流产。并将宫腔排出物或刮出物行病理检查，若切片中见到绒毛，可诊断为宫内妊娠；若仅见蜕膜未见绒毛者有助于诊断异位妊娠。

【治疗原则】

1. 期待疗法

少数输卵管妊娠可发生自然流产或胚胎被吸收，症状较轻而无需手术或药物治疗。期待疗法适用于疼痛轻微且出血量少，随诊可靠，无输卵管妊娠破裂，无腹腔内出血，血 β-hCG<1000U/L 且继续下降，输卵管妊娠包块直径<3cm 或未探及的患者。在期待治疗过程中应注意患者生命体征及腹痛变化，并进行 B 超和血 β-hCG 监测，若发现患者血 β-hCG 下降不明显或升高、出现内出血征象，应及时进行药物或手术治疗。

2. 药物治疗

适用于无药物治疗禁忌，未发生输卵管妊娠破裂或流产，输卵管妊娠包块直径<4cm，血 β-hCG<2000U/L，无明显内出血的早期输卵管妊娠且要求保存生育能力的年轻患者。常用药物为甲氨蝶呤（MTX）、米非司酮或中药等。MTX 可抑制滋养细胞增生，破坏绒毛，使胚胎组织坏死、脱落、吸收。在 MTX 治疗期间，应采用 B 超和血 β-hCG 进行严密监护，用药后 14 日血 β-hCG 下降并连续 3 次阴性，腹痛缓解或消失，阴道出血减少或停止者为显效。若病情无改善，甚至发生急性腹痛或输卵管破裂症状时，应立即进行手术治疗。

3. 手术治疗

适用于生命体征不稳定或有腹腔内出血征象，诊断不明确，血β-hCG处于高水平或附件区有大包块，随诊不可靠，期待疗法或药物治疗有禁忌证者。手术治疗分为保守手术和根治手术。保守手术保留患侧输卵管，适用于有生育要求的年轻女性，特别是对侧输卵管已切除或有明显病变者。根治手术切除患侧输卵管，适用于无生育要求的输卵管妊娠内出血并发休克的急症患者。

【护理评估】

1. 健康史

详细询问病史、既往月经史，有无停经史，停经时间的长短，有无盆腔炎、子宫附件炎、子宫内膜异位症、不孕、放置宫内节育器以及输卵管手术病史；观察患者采取何种体位，是否急性病容，意识状态如何，有无面色苍白及生命体征的变化。

2. 身体状况

（1）评估腹痛的性质、部位及程度，有无腹部压痛、反跳痛，叩诊有无移动性浊音。

（2）是否有腹腔内出血导致的休克症状，测量体温、脉搏、呼吸、血压。

（3）有无肛门坠胀及肩部放射痛。

（4）阴道出血的时间、量、颜色，有无蜕膜样组织排出。

3. 心理-社会状况

评估孕妇的恐惧程度、情绪反应，评估孕妇及家庭人员对此次妊娠的态度，是否存在自尊紊乱，对未来的妊娠能力表示担心等情况。

【护理诊断】

1. 潜在并发症

出血性休克、切口感染等。

2. 恐惧

与担心生命安危有关。

3. 疼痛

与疾病本身或手术创伤有关。

4. 自尊紊乱

与担心未来妊娠能力有关。

【护理措施】

1. 手术治疗患者的护理

（1）在积极抗休克的同时，做好术前准备。有严重内出血或失血性休克者，护士应立即建立并开放静脉通道，做好输血输液准备；按急诊手术要求迅速做好术前准备。

（2）密切观察病情变化，腹腔内出血较多者，应行心电监护，严密监测生命体征，并观察孕妇的神智、面色、尿量等，及时发现休克征象。

2. 非手术治疗患者的护理

（1）卧床休息，减少刺激，避免增加腹部压力的活动，以减少异位妊娠破裂的机会。

（2）密切观察孕妇的一般情况、生命体征，并重视孕妇的主诉，如出血量增多、腹痛加剧、肛门坠胀感明显等，以便及时发现腹腔内大出血。

（3）保证药物按时输入或督促孕妇按时服药，并观察药物的毒副作用。

（4）指导孕妇摄入足够的营养物质，尤其是富含铁、蛋白的食物，如动物肝脏、鱼肉、豆类、绿叶蔬菜以及黑木耳等，增强患者的抵抗力。

（5）正确留取血标本，以检测治疗效果。

3. 心理护理

护士应向孕妇及家属介绍手术的必要性和手术方式，消除其紧张、恐惧心理，以取得积极的配合。术后护士应帮助其正视现实，以积极的心态投入术后康复；向保守治疗孕妇介绍异位妊娠的有关知识，增强其自我保健意识。

【健康教育】

（1）注意休息，可从事日常活动，注意劳逸结合，适当锻炼。

（2）加强营养，尤其是富含铁蛋白的食物，如动物肝脏、豆类、绿色蔬菜、木耳等，积极纠正贫血，提高机体抵抗力。忌食辛辣煎炸之品。

（3）注意保持外阴清洁，勤换清洁内衣裤，注意个人卫生。术后禁止性生活1个月，以免引起盆腔炎。

（4）生育过的患者，应采取避孕措施，防止再次发生异位妊娠。

（5）未生育过的患者，避孕半年以上，同时保持乐观情绪，不背思想包袱，有利于再次妊娠。

（6）再次妊娠后，孕早期及时到医院检查，判断妊娠正常与否。

第五节　胎膜早破

胎膜早破（PROM）是指临产前胎膜破裂，是妊娠晚期常见的并发症。临床上，及时诊断并有效处理该并发症非常必要。妊娠37周后的胎膜早破的发生率为10%，妊娠不满37周的胎膜早破发生率为2.0%～3.5%。PROM可导致早产、脐带脱垂及母婴感染等，若破膜时间超过24小时，感染率可增加5～10倍，且孕周越小，危害越大。

【临床表现】

1. 症状

（1）孕妇突感有液体自阴道流出，无腹痛等其他产兆。

（2）排液的量可多可少。

（3）排液通常为持续性，持续时间不等，开始量多然后逐渐减少，少数为间歇性排液。

（4）阴道排液通常与孕妇体位变动、活动有关。如打喷嚏、咳嗽、负重等腹压增加时，羊水即流出。

2. 体征

（1）行肛诊检查，触不到羊膜囊，上推胎儿先露部可见阴道流液量增多。

（2）伴羊膜腔感染时，阴道流液有臭味，并有发热、母儿心率增快，子宫压痛、白细胞计数增多、C-反应蛋白升高。

（3）隐匿性羊膜腔感染时，无明显发热，但常出现母儿心率增快。

【辅助检查】

1. 阴道窥器检查

见液体自宫颈管流出，混有胎脂或胎粪。

2. 阴道液pH值测定

正常阴道液pH值为4.5～5.5，若流出液pH值≥6.5，提示胎膜早破可能性大。若混有血液、尿液、宫颈黏液、精液及细菌污染可出现假阳性。

3. 阴道液涂片检查

干燥后见到羊齿状结晶。

4. 羊膜镜检查

可直视胎先露部，见不到前羊膜囊。

5. 超声检查

羊水量减少可协助诊断。

【治疗原则】

1. 期待疗法

适用于妊娠28~35周、无感染征象、羊水池深度≥3cm者。

（1）一般处理：绝对卧床，保持外阴清洁，避免不必要的肛诊及阴道检查，密切观察产妇的体温、宫缩、阴道流液的性状和血白细胞计数。

（2）预防感染：破膜超过12小时，预防性应用抗生素。

（3）抑制宫缩：有宫缩者，给予宫缩抑制剂，如利托君、硫酸镁等。

（4）促胎肺成熟：妊娠35周前，应用地塞米松或倍他米松。

2. 终止妊娠

（1）阴道分娩：适用于胎肺成熟、妊娠满35周、宫颈成熟者。

（2）剖宫产：适用于胎肺成熟、胎头高浮、胎位异常、宫颈不成熟、有感染征象，伴胎儿宫内窘迫者。

【护理评估】

1. 健康史

详细询问病史，了解诱发胎膜早破的原因。询问孕妇是否有下生殖道感染史，是否羊水过多、双胎妊娠，明确胎位，有无宫颈手术及分娩裂伤史，妊娠后期性生活史等。

2. 身体状况

观察孕妇阴道液体流出的色、量，有无异味，在腹压增加的情况下有无液体流出或流出量增加，监测体温、脉搏、呼吸、血常规，监测胎心音的变化，以判断有无感染、脐带脱垂、胎儿窘迫的存在。注意评估有无子宫收缩及阴道血性分泌物流出等先兆早产的征象。

3. 心理-社会状况

注意孕妇及家属因突然发生不可自控的阴道排液而可能产生惊慌情绪及心理状况，了解其是否因对病情及胎儿的担心而产生焦虑、恐惧等。

【护理诊断】

1. 有感染的风险

与胎膜早破后，下生殖道病原微生物易于上行感染有关。

2. 有胎儿受伤的风险

与胎膜早破脐带容易脱垂、胎儿吸入感染羊水、早产儿肺部不成熟等有关。

3. 处理能力缺陷

与胎膜早破为预防脐带脱垂孕妇需卧床有关。

4. 焦虑

与担心胎儿的生命安全有关。

【护理措施】

1. 一般护理

（1）要求孕妇卧床休息，尤其是胎先露部未衔接者应绝对卧床休息，采取左侧卧位，抬高臀部，避免坐起或站立，预防脐带脱垂。

（2）做好会阴护理，防止感染。每日消毒外阴两次，勤换内衣裤和会阴垫，避免不必要的肛门检查和阴道检查，保持外阴清洁，预防感染。

（3）加强生活护理，协助进食，排便排尿等，勤巡视及时发现生活需要，将患者日常用品放置在便于拿取处，呼叫器要保证伸手便可触及以利于当有需要时可及时呼叫。

2. 症状护理

（1）护士应注意监测胎心率及无应激试验（NST）。

（2）观察流出羊水的性状、颜色、量、气味。

（3）指导产妇计数胎动，以了解胎儿宫内安危状况。

（4）观察孕妇体温、心率、羊水性状、白细胞计数等。

3. 心理护理

胎膜早破发生后，护士应关注孕妇及家属的心理状态，对其进行胎膜早破疾病知识和护理注意事项的讲解，解除孕妇的心理负担，积极配合治疗和护理。

4. 药物护理

（1）破膜后12小时遵医嘱使用抗生素预防感染。

（2）阴道检查应严格无菌操作。

（3）孕周<35周的胎膜早破者，应遵医嘱给予肾上腺糖皮质激素，促胎肺成熟。

5. 若已临产或需要终止妊娠时，采取分娩期或剖宫产术相应的护理措施。

【健康教育】

1. 疾病知识指导

向孕妇讲解严格卧床休息和预防感染的重要性，即胎膜早破后，随着羊水外流和重力的作用，容易发生脐带脱垂，严重威胁胎儿生命；羊膜腔通过阴道与外界相通，容易发生逆行感染，使孕妇积极配合治疗。

2. 自我监测指导

教会孕妇自我监测胎动和宫缩的方法，如发现胎动异常、规律宫缩或有阴道脱出物要立即报告医护人员。

3. 心理指导

帮助孕妇分析目前的状况，及时提供胎儿宫内的信息，以减轻孕妇焦虑、紧张的情绪。

第六章　羊水异常的护理

第一节　羊 水 过 多

羊水过多是指妊娠期间羊水量超过2000ml，分为慢性和急性两种。慢性羊水过多是指羊水在数周内增多缓慢，数周内形成羊水过多，通常症状轻微，羊水外观、性状与正常者并无差异；急性羊水过多是指羊水在数日内迅速增加而使子宫明显膨胀，并且压迫症状严重。

【临床表现】

1. 急性羊水过多

较少见，多发生在妊娠20~24周。羊水急速增多，子宫于数日内明显增大，产生一系列压迫症状。患者感腹部胀痛，行为不便，表情痛苦，因横膈抬高，出现呼吸困难，甚至发绀，不能平卧。检查见腹壁皮肤紧绷发亮，严重者皮肤变薄，皮下静脉清晰可见。巨大子宫压迫下腔静脉，影响静脉回流，出现下肢及外阴部水肿、静脉曲张。子宫明显大于妊娠月份，胎位不清，胎心遥远或听不清。

2. 慢性羊水过多

较多见，多发生于妊娠晚期。羊水可在数周内逐渐增多，症状较缓和，孕妇多能适应，仅感腹部增大较快，临床上无明显不适或仅出现轻微压迫症状。测量子宫长度及腹围大于同期妊娠。腹壁皮肤发亮、变薄，检查时感子宫张力大，有液体震颤感，胎位不清，胎心遥远。

羊水过多孕妇容易并发妊娠期高血压疾病、胎位不正、早产等。破膜后因子宫突然缩小，引起胎盘早剥。产后可引起子宫收缩乏力而致产后出血。羊水过多导致胎位异常增多；破膜时多量羊水流出可引起脐带脱垂、胎儿宫内窘迫及早产。

【辅助检查】

1. B超检查

B 超测量羊水最大暗区垂直深度（羊水池），>7cm 即可诊断为羊水过多。若用计算羊水指数法（将孕妇腹部经脐横线与腹白线作为标志线，分为 4 个区，4 个区羊水最大暗区垂直深度之和，即为羊水指数），国内资料羊水指数>18cm 为羊水过多。

2. 甲胎蛋白（AFP）测定

母血、羊水中甲胎蛋白明显增高提示胎儿畸形。胎儿神经管缺陷（无脑儿、脊柱裂）、上消化道闭锁等，羊水甲胎蛋白平均值超过周期正常妊娠平均值 3 个标准差以上；母血清甲胎蛋白平均值超过同期正常妊娠平均值 2 个标准差以上，有助于临床诊断。

【治疗原则】

确诊为羊水过多合并胎儿畸形者，应及时终止妊娠。如胎儿无畸形，可继续妊娠。孕妇症状严重者可考虑经腹壁羊膜腔穿刺排放羊水缓解症状。

【护理评估】

1. 健康史

详细询问病史，了解孕妇年龄、有无妊娠并发症、有无先天畸形家族史及生育史。

2. 身体状况

测量孕妇腹围、宫高、体重，了解孕妇有无因羊水过多引发的症状，例如呼吸困难、腹痛、食欲缺乏等不适。

3. 心理-社会状况

孕妇因子宫迅速异常增大，压迫症状严重、活动受限而烦躁不安。担心胎儿可能会有某种畸形，产生焦虑情绪。

【护理诊断】

1. 有胎儿受伤的风险

与破膜时易并发胎盘早剥、脐带脱垂、早产等有关。

2. 焦虑

与胎儿可能有畸形的结果有关。

【护理措施】

1. 一般护理

嘱孕妇卧床休息，减少下床活动，以防胎膜早破。如急性羊水过多，有压迫症状者可取半卧位，改善呼吸情况；压迫症状不明显者可取左侧卧位，改善胎盘血液供应。指导孕妇低盐饮食，多食蔬菜、水果，保持大便通畅，防止用力排便增加腹压，导致胎膜早破。

2. 孕期、分娩期护理

定期测量宫高、腹围和体重，监测羊水量变化及胎儿发育，及时评估病情进展。分娩期严密观察胎心变化、羊水性状、子宫收缩、胎位及产程进展情况，做好早产儿抢救的准备。注意预防产后出血。

3. 协助相关检查

协助做好相关检查对羊水过多患者的诊断、治疗非常重要。B超测定羊水最大暗区垂直深度（AFV）≥8cm和羊水指数（AFI）≥25cm，为羊水过多诊断依据；羊水细胞培养、脐带血细胞培养可排除染色体疾病；羊水甲胎蛋白（AFP）测定，可协助诊断胎儿畸形；测定胎儿血型，可预测胎儿有无溶血性疾病；PCR技术检测病毒感染疾病；其他还有孕妇血糖检测及Rh血型不合者母体抗体滴定度检测。

4. 治疗护理

（1）经腹羊膜腔穿刺放羊水的护理：术前讲解穿刺过程，做好心理安抚；测量体温，脉搏、呼吸、血压，清洁腹部皮肤；嘱孕妇排空膀胱，取平卧位或半卧位，协助做B超，确定穿刺部位；控制羊水流出速度，每小时约500ml，一次放羊水量不超过1500ml；术中观察孕妇的生命体征，询问孕妇自觉症状，及时发现胎盘早剥、早产等情况。

（2）阴道破膜的护理：孕妇取膀胱截石位，消毒外阴部；羊水流出速度要缓慢，边放水边用腹带束紧腹部；观察记录羊水的颜色、性状和量，注意胎心和胎位的变化。

5. 心理护理

主动、耐心与孕妇及家属交谈、解除焦虑，使其了解胎儿畸形并非孕妇的过错，帮助寻找病因。

【健康教育】

（1）低盐饮食，除饮食中少放食用盐外，还应考虑食物中含钠的海产品、味精、调味品等食物的含钠量。

（2）饮食以高蛋白、高热量、高维生素及富含矿物质为宜，少食多餐，保证胎儿生长发育所需的营养素。

（3）适当减少水的摄入，饮食中减少汤类及饮料。

（4）适当卧床休息，左侧卧位。尽量避免增加腹压的体力劳动或便秘、咳嗽等，以免发生羊水早破。

（5）向孕妇解释羊水过多对胎儿的影响，帮助其减轻焦虑、恐惧心理。

第二节　羊水过少

羊水过少是指妊娠晚期羊水量少于 300ml 者。羊水过少严重影响围生儿预后，羊水量少于 50ml，围生儿病死率高达 88%。羊水过少的发生率为 0.4%~4%。羊水过少时严重影响围生儿预后，胎儿畸形、死亡率均增高。轻度羊水过少时，围生儿病死率增高 13 倍；重度羊水过少时，围生儿病死率增高 47 倍。

【临床表现】

临床症状多不典型。孕妇于胎动时感腹痛，胎盘功能减退时常见胎动减少。检查时发现宫高、腹围小于同期正常妊娠孕妇，合并胎儿生长受限更明显，有子宫紧裹胎儿感。子宫敏感，轻微刺激可引发宫缩，临产后阵痛剧烈，宫缩不协调，宫口扩张缓慢，产程延长。

羊水过少者可发生胎儿肺发育不全、胎儿生长迟缓等。同时，羊水过少容易发生胎儿宫内窘迫与新生儿窒息。羊水过少导致孕妇手术产率和引产率增加。

【辅助检查】

1. 产科检查

羊水过少者宫高、腹围增长缓慢，胎心监护发现宫缩时可以出现晚期减速图形。

2. B超

测量羊水最大暗区垂直深度，≤2cm为羊水过少；≤1cm为严重羊水过少。若用羊水指数法，则≤8cm为诊断羊水过少的临界值，以≤5cm作为诊断羊水过少的绝对值。除羊水测量外，B超还可判断胎儿有无畸形，羊水与胎儿的交界情况等。

3. 羊水直接测量

若破膜时羊水量少于300ml即可诊断。羊水过少者羊水性质黏稠、浑浊、暗绿色。另外，在羊膜表面可见多个圆形或卵圆形结节，直径2~4mm，淡灰黄色、不透明。

【治疗原则】

根据胎儿有无畸形及孕周大小选择治疗方案。羊水过少但胎儿畸形应尽早终止妊娠。羊水过少但胎儿正常者，寻找并去除病因；增加补液量，改善胎盘功能，抗感染；严密监测胎儿宫内情况。对妊娠已足月、胎儿可宫外存活者，应及时终止妊娠。对妊娠未足月、胎肺未成熟者，可行增加羊水量期待治疗，延长妊娠期。

【护理评估】

1. 健康史

详细询问病史，了解孕妇月经生育史、用药史、有无妊娠并发症、有无先天畸形家族史等，同时了解孕妇感觉到的胎动情况。

2. 身体状况

测量孕妇宫高、腹围、体重，了解孕妇子宫的敏感度以及胎动情况。

3. 心理-社会状况

患者及家属因担心胎儿可能有畸形，常感到紧张无措、焦虑不安。

【护理诊断】

1. 有胎儿受伤的风险

与羊水过少导致胎儿粘连或宫内发育迟缓等有关。

2. 恐惧

与担心胎儿畸形有关。

【护理措施】

1. 一般护理

向孕妇及家属介绍羊水过少的相关知识；指导孕妇休息时取左侧卧位，改善胎盘血供；教会孕妇自我检测胎儿宫内情况的方法；积极预防胎膜早破。

2. 病情观察

观察孕妇的生命体征，定期测量宫高、腹围和体重，及时判断病情进展。依据胎盘功能测定结果，结合胎动、胎心监测和宫缩情况，及时发现并发症。密切关注 B 超动态监测羊水量，并注意观察有无胎儿畸形。胎儿出生后应认真全面评估、识别畸形。

3. 协助相关检查

羊水过少者宫高、腹围增长缓慢。通过 B 超测定羊水最大暗区垂直深度（AFV）≤2cm 为羊水过少，≤1cm 为严重羊水过少；羊水指数（AFI）≤5cm 为羊水过少，≤8cm 为羊水偏少。检测有无胎儿畸形。破膜时直接测量羊水量少于 300ml 即可诊断。胎儿电子监护可观察胎盘储备功能。羊水细胞或胎儿脐带血细胞培养、PCR 等可检测胎儿染色体是否异常。

4. 治疗护理

若合并胎盘功能不良、胎儿窘迫或破膜时羊水少且胎粪污染严重者，估计短时间内不能结束分娩时，做好剖宫产准备。无明显宫内缺氧、人工破膜羊水清亮者，可以阴道试产，需密切观察产程进展，连续监测胎心变化，有异常及时报告医师处理。增加羊水量期待治疗者，若采用羊膜腔灌注液体法，应注意严格无菌操作，防止发生感染，同时按医嘱给予抗感染治疗。

【健康教育】

（1）适当增加水的摄入，饮食中注意汤类及食物中的含水量，尽量减少干性食物。

（2）多食水果、蔬菜以增加维生素及矿物质的摄入。

（3）减少引起宫缩的食物，如桂圆、荔枝，山楂、人参等。

（4）适当卧床休息，左侧卧位。避免外力作用于腹部，特别注意不宜到人多拥挤的地方。

（5）向孕妇解释羊水过少对胎儿的影响，帮助其减轻焦虑、恐惧心理。

第七章 妊娠晚期出血的护理

第一节 胎 盘 早 剥

胎盘早剥是指妊娠 20 周后或分娩期，正常位置的胎盘在胎儿娩出前部分或全部从子宫壁剥离。胎盘早剥是妊娠晚期严重的并发症，往往起病急，进展快，若处理不当，可危及母儿生命。

胎盘早剥的病因及发病机制尚不清楚，可能与下述因素有关：①孕妇血管病变；②机械性因素；③宫腔内压力骤减；④子宫静脉压突然升高等。其主要病理改变是底蜕膜出血并形成血肿，使胎盘从附着处分离。按病理类型，胎盘早剥分为显性剥离、隐性剥离和混合性剥离 3 种类型。严重的胎盘早剥可引起一系列病理生理变化，从剥离处的胎盘绒毛和蜕膜中释放大量组织凝血活酶，进入母体血循环，激活凝血系统，导致弥散性血管内凝血（DIC）。

【临床表现】

根据病情严重程度，Sher 将胎盘早剥分为 3 度。

Ⅰ度：多见于分娩期，胎盘剥离面积小，孕妇常无腹痛或腹痛轻微，贫血体征不明显。腹部检查无异常。产后检查见胎盘母体面有凝血块及压迹即可诊断。

Ⅱ度：胎盘剥离面为胎盘面积1/3左右，主要症状是突然发生的持续性腹痛，腰酸或腰背痛，疼痛程度与胎盘后积血多少呈正相关，无阴道出血或出血量不多，贫血程度与阴道出血量不相符。腹部检查，子宫大于妊娠周数，宫底随胎盘后血肿增大而升高，胎盘附着处压痛明显（胎盘位于后壁则不明显），宫缩有间隙，胎位可扪及，胎儿存活。

Ⅲ度：胎盘剥离面超过胎盘面积 1/2，临床表现较Ⅱ度重，孕妇可出现恶心、呕吐、面色苍白、四肢湿冷、脉搏细数、血压下降等休克症状。

腹部检查，子宫硬如木板，于宫缩间隙时不能放松，胎位扪不清，胎心消失。

【辅助检查】

1. 实验室检查

主要了解患者贫血程度及凝血功能。

2. B超检查

正常胎盘B超图像应紧贴子宫体部后壁、前壁或侧壁，若胎盘与子宫壁之间有血肿时，在胎盘后方出现液性低回声区，暗区常不止一个，并见胎盘增厚。

【治疗原则】

胎盘早剥的处理原则是纠正休克，及时终止妊娠。孕妇入院时，若处于休克状态，首先积极补充血容量，及时输入新鲜血液，尽快改善孕妇状况。胎盘早剥一经确诊，必须及时终止妊娠。终止妊娠的方法根据胎次、早剥的严重程度、胎儿宫内状况及宫口开大等情况而定，同时处理并发症，如弥散性血管内凝血、急性肾衰竭、产后出血等。

【护理评估】

1. 健康史

妊娠晚期或临产时突然发生腹部剧痛，有急性贫血或休克现象应引起高度重视。护理人员需结合有无妊娠期高血压疾病、原发性高血压病史、胎盘早剥史、慢性肾炎史、仰卧位低血压综合征史及外伤史等进行综合评估。

2. 身体状况

胎盘早剥孕妇内出血较多时，常表现为急性贫血和休克症状，仅有少量阴道出血或无阴道出血。因此应重点评估孕妇腹痛的程度、性质、生命体征和一般情况。通过B超和胎心监测了解胎儿宫内情况，B超还可显示胎盘早剥的典型声像图，并可与前置胎盘相鉴别。如果实验室检查出现血小板计数降低、血浆凝血酶原时间延长、血浆纤维蛋白原减少则提示DIC。

3. 心理–社会状况

此类孕妇入院时，常常情况危急，母儿生命均危在旦夕，孕妇及其家属均感到高度紧张和恐惧。如果已确定胎死宫内，产妇常有内疚、失落、悲痛情绪。

【护理诊断】

1. 恐惧

与胎盘早剥起病急、进展快，危及母儿生命有关。

2. 胎儿有受伤的风险

胎盘剥离面积大可导致胎儿宫内窘迫，死产。

3. 潜在并发症

产后出血、弥散性血管内凝血、急性肾衰竭。

【护理措施】

1. 纠正休克，改善孕妇一般情况

迅速建立静脉输液通路，积极补充血容量。及时输入新鲜血液，既能补充血容量，又可补充凝血因子，应使血细胞比容提高到0.30以上，尿量>30ml/h，同时密切监测胎儿状态。

2. 严密观察病情变化，及时发现并发症

凝血功能障碍表现为皮下、黏膜或注射部位出血，阴道出血不凝，有时有尿血、咯血及呕血等现象；急性肾衰竭可表现为尿少或无尿。一旦发现上述症状，应及时报告医生并配合处理。

3. 为终止妊娠做好准备

一旦确诊应及时终止妊娠，依具体情况决定分娩方式，需做好相应的准备。

4. 预防产后出血

分娩后应及时给予缩宫素，并配合按摩子宫，必要时遵医嘱做切除子宫的术前准备。产后未发生出血者，仍应加强生命体征观察，预防晚期产后出血。

5. 心理护理

关心体贴患者，在抢救过程中，注意患者的感受，多交流，多鼓励，缓解患者紧张及焦虑的情绪，帮助孕妇树立战胜疾病的信心。如果胎儿已经死亡，要帮助产妇做适当的情感宣泄。

【健康教育】

1. 产后饮食指导

产妇应进食富含蛋白质、维生素、微量元素的食物及新鲜蔬菜和水果，特别是含铁丰富的食物，如瘦肉、猪肝、大枣等，有利于纠正贫血，避免生冷、辛辣食品。

2. 卫生指导

勤换会阴垫，保持外阴清洁，42 天内禁止盆浴及性生活。

3. 心理调适指导

与产妇及家属共同讨论此次发病及抢救经过。如果胎儿已死亡，建议家属多给予产妇心理支持，鼓励产妇休产假期间，多与家人和朋友交流，参加力所能及的社会活动。

4. 乳房护理指导

如果胎儿存活，根据产妇身体情况指导母乳喂养，保持乳汁通畅。如死产者需及时给予退乳措施。

5. 复诊指导

嘱产妇42 天后来医院复查，如有阴道出血增多、腹部切口红肿等异常情况，随时复诊。

第二节　前置胎盘

正常妊娠时，胎盘附着于子宫体的前壁、后壁或侧壁，妊娠 28 周后，胎盘部分或全部附着于子宫下段或覆盖在子宫颈内口处，其位置低于胎儿先露部，称为前置胎盘。前置胎盘是妊娠晚期的严重并发症，妊娠 28 周后，胎盘附着于子宫下段，甚至胎盘下缘达到或覆盖宫颈内口，其位置低于胎先露部，称为前置胎盘。前置胎盘是妊娠晚期的严重并发症，也是妊娠晚期出血最常见的原因，其发病率国外报道为 0.5%，国内报道为 0.24%～1.57%。病因目前尚不明确，可能与子宫内膜病变、胎盘面积过大或受精卵发育迟缓等因素有关，如产褥感染、多产、剖宫产或多次刮宫等因素引起的子宫内膜炎或子宫内膜损伤，使子宫蜕膜血管生长不良、营养不足，致使胎盘为摄取足够的营养而扩大面积，伸展到子宫下段，形成前置胎盘；还可能由于多胎妊娠形成过大面积的胎盘，伸展至子宫下段或遮盖了子宫颈内口；或有副胎盘延伸至子宫下段；

或由于受精卵发育迟缓，到达子宫下段方具备植入能力，在该处生长发育而形成前置胎盘。

【临床表现】

1. 症状表现

前置胎盘的典型症状是妊娠晚期或临产时发生无诱因、无痛性反复阴道出血。阴道出血发生迟早、反复发生次数、出血量多少与前置胎盘类型有关。完全性前置胎盘初次出血的时间早，多在妊娠28周左右，称为“警戒性出血”；边缘性前置胎盘出血多在妊娠晚期或临产后，出血量较少；部分性前置胎盘的初次出血时间、出血量及反复出血次数介于两者之间。孕妇的一般情况与出血量有关，大量出血呈现面色苍白、脉搏增快、血压下降等休克表现。

2. 腹部表现

子宫软，无压痛，大小与妊娠周数相符。由于子宫下段有胎盘占据，影响胎先露部入盆，故先露部高浮，易并发胎位异常。部分患者在耻骨联合上方可闻及胎盘杂音。B超检查可清楚看到子宫壁、胎头、宫颈和胎盘的位置，胎盘定位准确率达95%以上。妊娠中期B型超声检查发现胎盘前置者，称为胎盘前置状态。

3. 分类（按胎盘边缘与子宫颈内口的关系）

根据胎盘下缘与宫颈内口的关系，将前置胎盘分为3类：①完全性前置胎盘（又称为中央性前置胎盘）：胎盘组织完全覆盖宫颈内口。②部分性前置胎盘：胎盘组织部分覆盖宫颈内口。③边缘性前置胎盘：胎盘附着于子宫下段，边缘到达宫颈内口，未覆盖宫颈内口。

【辅助检查】

1. 产前检查

子宫大小与停经月份一致，胎方位清楚，先露高浮，胎心可以正常，也可因孕妇失血过多致胎心异常或消失。前置胎盘位于子宫下段前壁者，可于耻骨联合上方听到血管杂音。临产后检查，宫缩为阵发性，间歇期子宫肌肉可以完全放松。

2. 超声波检查

B型超声断层像可清楚看到子宫壁、胎头、宫颈和胎盘的位置，胎盘定位率达95%以上，可反复检查，是目前最安全最有效的首选方法。

3. 阴道检查

目前一般不主张应用。只有在近预产期出血不多时，终止妊娠前为排除其他出血原因或明确诊断决定分娩方式前考虑采用，要求阴道检查操作必须在输血、输液和做好手术准备的情况下方可进行。怀疑前置胎盘者，切忌肛查。

4. 产后检查

胎盘的前置部分可见陈旧性血块附着呈黑紫色或暗红色，如这些改变位于胎盘的边缘，而且胎膜破口处距胎盘边缘<7cm，则为前置胎盘。如行剖宫产术，术中可直接了解胎盘附着的部位可确立诊断。

【治疗原则】

抑制宫缩、止血、纠正贫血和预防感染。根据阴道出血量、有无休克、妊娠周数、产次、胎位、胎儿是否存活、是否临产及前置胎盘类型等做出决定，制订具体方案。

1. 期待疗法

其目的是在保证孕妇安全的前提下使胎儿能达到或更接近足月，从而提高围生儿成活率。这种方案适用于妊娠 37 周以前或估计胎儿体重<2300g，阴道出血不多，孕妇全身情况良好，胎儿存活者。住院期间严密观察病情变化，为孕妇提供全面优质护理是期待疗法的关键措施。

2. 终止妊娠

适用于入院时出血性休克者，或期待疗法中发生大出血或出血量虽少，但妊娠已近足月或已临产者，应采取积极措施选择最佳方式终止妊娠。其中剖宫产术能迅速结束分娩，既能提高胎儿存活率又能迅速减少或制止出血，是处理前置胎盘的主要手段。阴道分娩适用于边缘性前置胎盘、胎先露为头位、临产后产程进展顺利并估计能在短时间内结束分娩者。

【护理评估】

1. 健康史

除个人健康史外，在孕产史中尤其注意识别有无剖宫产史、人工流产史及子宫内膜炎等前置胎盘的易发因素；此次妊娠过程中，特别是孕 28 周后是否出现无痛性、无诱因、反复阴道出血症状，并详细记录具体治疗经过。

2. 身体状况

产科检查可见：子宫软，无压痛，大小与妊娠周数相符，胎先露部高浮，胎心音可以正常，也可因孕妇失血过多致胎心音异常或消失。前置胎盘位于子宫下段前壁时，可于耻骨联合上方听到胎盘血管杂音。临产后，宫缩为阵发性，间歇期子宫肌肉可以完全放松。

3. 心理-社会状况

患者的一般情况与出血量的多少密切相关。大量出血时可出现面色苍白、脉搏细弱、血压下降等休克症状。孕妇及其家属可因突然阴道出血而感到恐惧或焦虑，既担心孕妇的健康，又担心胎儿的安危，导致恐惧紧张、手足无措等情绪。

【护理诊断】

1. 潜在并发症

失血性休克。

2. 胎儿有受伤的风险

与出血导致胎盘供血不足有关。

3. 有感染的风险

与大出血导致机体抵抗力下降及胎盘剥离面靠近子宫颈口，细菌易经阴道上行感染有关。

4. 焦虑

与担心自身及胎儿的安危有关。

【护理措施】

1. 病情观察

严密观察阴道出血量和性质，保留会阴垫，便于估计出血量。观察宫缩频率及强度，听胎心或行胎心监护，监测孕妇血压、脉搏、呼吸、体温、尿量、意识变化，及时发现休克征象。禁止肛诊和阴道检查。

2. 抗休克护理

取平卧或头低位，给予氧气吸入，同时注意保暖。建立静脉通道，抽血、配血、输液，先给予平衡液或遵医嘱输入羟乙基淀粉。

3. 终止妊娠的护理

行术前准备，交待产妇禁食水，备皮，导尿，做好母婴急救准备。

4. 预防产后出血和感染的护理

胎儿娩出后，尽早使用缩宫药，以预防产后大出血。产妇回病房休息时严密观察产妇的生命体征、阴道出血情况，发现异常及时报告医生，以防止或减少产后出血；及时更换会阴垫，以保持会阴部清洁、干燥。

5. 期待疗法的护理

1）抑制宫缩药物的护理：抑制宫缩能有效减少前置胎盘的出血，延长孕周。目前常用的药物有盐酸利托君和硫酸镁，盐酸利托君会使心率增快，硫酸镁使用过量会出现镁中毒症状。因此，需严密观察药物的不良反应。

2）一般护理：绝对卧床休息，尤以左侧卧位为适宜，止血后方可轻微活动；定时吸氧，每日 2 次；使用消毒会阴垫并保留，以便估计出血量。保持外阴清洁，保持大便通畅。

3）纠正贫血：除口服补血药物、输血等措施外，需加强饮食指导，建议孕妇多食用高蛋白质以及含铁丰富的食物。

4）胎儿监测：听胎心每日 6 次，NST 每日 1~2 次。

5）严密观察病情变化：阴道出血量增多，立即报告医生，配合处理。有休克体征时，应积极抗休克，及时终止妊娠。

6）心理护理：多与孕妇交流，增加孕妇的信任感、安全感。根据孕妇爱好，选择听轻音乐、看书、看电视等活动分散精力，提供积极的心理支持，减轻焦虑和恐惧感。

【健康教育】

1. 自我监护指导

向孕妇讲解前置胎盘的出血特点，教会孕妇自数胎动的方法，告诉孕妇如出现阴道出血、胎动异常、规律宫缩、阴道流水等情况应立即报告医护人员。

2. 活动指导

左侧卧位休息，吸氧 20 分钟，每日 2 次，避免诱发宫缩的活动，如抬举重物、性生活，保持排便通畅，避免便秘而诱发阴道出血。指导孕妇主动活动双下肢，建议使用抗血栓压力带，预防下肢血栓的形成。

3. 用药指导

讲解在非手术治疗期间，如使用盐酸利托君时出现心慌症状是正常现象，在孕妇能耐受的情况下需坚持用药。如使用硫酸镁静脉滴注，要告诉孕妇监测呼吸、膝反射和尿量的意义，配合护士观察病情。

4. 饮食指导

指导孕妇进食富含蛋白质、维生素、微量元素的食物，多食用富含粗纤维的新鲜蔬菜和水果，多饮水，在保证母儿营养的同时要防止便秘。

第八章　胎儿发育异常的护理

第一节　多 胎 妊 娠

多胎妊娠是指在一次妊娠中，宫腔内同时有两个或两个以上胎儿。多胎妊娠较易出现妊娠期高血压疾病等并发症，孕产妇及围生儿死亡率增高。多胎妊娠以双胎最常见，主要与遗传、年龄和胎次、使用促排卵药物有关。

【临床表现】

1. 症状

妊娠期早孕反应较重，子宫大于妊娠月份，尤其是 24 周以后，因子宫增大明显，使横膈抬高，引起呼吸困难；胃部受压、胀满、食欲缺乏；孕妇会感到极度疲劳和腰背痛。自述有多处胎动，而非固定于某一处。

2. 体征

宫底高度大于正常孕周，腹部可触及多个胎头、多个胎体，胎动部位不固定且胎动频繁，不同部位可听到两个胎心，且两者速率不一，胎心率相差大于 10 次/分。过度增大的子宫压迫下腔静脉，常引起下肢水肿、静脉曲张等。

【辅助检查】

1. 产前检查

有下列情况应考虑双胎妊娠：①子宫比孕周大，羊水量也较多。②孕晚期触及多个小肢体和两胎头。③胎头较小，与子宫大小不成比例。④在不同部位听到两个频率不同的胎心音，同时计数 1 分钟，胎心音相差 10 次以上，或两胎心音之间有无音区。⑤孕中晚期体重增加过快，不能用水肿及肥胖解释者。

2. B 型超声检查

可以早期诊断双胎、畸胎，能提高双胎妊娠的孕期监护质量。B 型超声在孕 7~8 周时见到两个妊娠囊，孕 13 周后清楚显示两个胎头光环及各自拥有的脊柱、躯干、肢体等。

【治疗原则】

1. 妊娠期

确诊双胎妊娠者，应增加产前检查次数，注意休息，加强营养，预防贫血、妊娠期高血压疾病的发生，防止早产、羊水过多、产前出血等。

2. 分娩期

观察产程和胎心变化，如发现有宫缩乏力或产程延长，应及时处理。第1个胎儿娩出后，应立即断脐，助手扶正第2个胎儿的胎位，保持纵产式，等待第2个胎儿自然娩出。如等待15分钟仍无宫缩，可人工破膜并静脉滴注缩宫素促进宫缩。如第1个胎儿为臀位，第2个胎儿为头位，应注意防止胎头交锁导致难产。

3. 产褥期

为预防产后出血的发生，第2个胎儿娩出后应立即肌内注射或静脉滴注缩宫素，腹部放置沙袋，防止腹压骤降引起休克。

【护理评估】

1. 健康史

询问家庭中有无多产史，孕妇的年龄、胎次，孕前是否使用促排卵药。

2. 身体状况

评估孕妇的早孕反应程度，食欲、呼吸情况，以及下肢水肿、静脉曲张程度。孕妇常感到有多处胎动。专科检查：有下列情况的应考虑双胎妊娠，子宫比孕周大，羊水量也较多；孕晚期触及多个小肢体和两个胎头；胎头较小，与子宫大小不成比例；在不同部位听到2个频率不同的胎心，胎心每分钟相差10次以上，或两胎心音之间有无音区；孕中、晚期体重增加过快，不能用水肿及肥胖解释。

3. 心理-社会状况

双胎妊娠的孕妇在孕期必须适应2次角色转变，首先是接受妊娠，其次是接受双胎妊娠。双胎妊娠属高危妊娠，孕妇既兴奋又担心胎儿的安危。

【护理诊断】

1. 有受伤的风险

与多胎妊娠易引起早产有关。

2. 焦虑

与担心母儿的安危有关。

3. 潜在并发症

早产、脐带脱垂或胎盘早剥。

【护理措施】

1. 妊娠期护理

（1）病情观察

双胎妊娠孕妇易伴发妊娠期高血压疾病、妊娠期肝内胆汁淤积症、羊水过多、前置胎盘、贫血等并发症，因此，此类孕妇需按高危妊娠管理，增加孕检次数，注意观察血压及蛋白尿的变化，注意孕妇有无瘙痒主诉，及时发现异常并处理。

（2）防止早产

双胎母亲应增加每日卧床休息时间，减少活动量，若产兆发生在 34 周以前，应给予缩宫抑制药。

2. 分娩期护理

（1）产程观察

严密观察产程进展和胎心率的变化，如发现有宫缩乏力或产程延长，应及时处理。

（2）正确处理第二产程

当第 1 胎娩出后，胎盘侧脐带必须立即夹紧，以防第 2 个胎儿失血。行阴道检查，了解第 2 个胎儿先露情况，助手应在腹部将第 2 个胎儿固定成纵产式，并监听胎心，注意阴道出血，尽早发现脐带脱垂和胎盘早剥。若等 15 分钟仍无宫缩，可行人工破膜加缩宫素静脉滴注促进子宫收缩。若发现脐带脱垂和胎盘早剥，及时用产钳助产或臀牵引娩出第 2 个胎儿。

（3）预防产后出血

在第 2 个胎儿前肩娩出时，静脉推注缩宫素 10U，或使用卡前列甲酯栓 1 枚，放入阴道同时腹部置沙袋，以腹带紧裹腹部，预防腹压骤降引起休克。

（4）检查胎盘

胎盘娩出后，应仔细检查胎盘、胎膜的完整性与相互关系，根据胎膜情况判断是单卵双胎还是双卵双胎。

3. 产褥期护理

注意观察阴道出血和子宫复旧情况，及时按摩子宫，腹部置沙袋6小时以上，维持静脉通道12小时以上，防止产后出血。保持会阴部清洁、干燥，避免发生产褥感染。指导产妇进行母乳喂养。

【健康教育】

1. 孕检指导

告知孕妇双胎妊娠为高危妊娠，需增加产前检查次数；发现异常，随时就诊。

2. 活动指导

晚孕期，要求多卧床休息，防止跌伤。卧床时最好左侧卧位，增加子宫、胎盘的血供，减少早产概率。双胎妊娠孕妇腰背部疼痛症状较明显，可做骨盆倾斜运动或局部热敷。注意抬高下肢，使用抗血栓压力带，预防静脉曲张的发生。

3. 饮食指导

双胎妊娠孕妇胃区受压致食欲缺乏，因此应鼓励孕妇少量多餐，进食含高蛋白质、高维生素、富含必需脂肪酸的食物，注意补充铁剂、叶酸及钙剂，满足孕期需要。

4. 心理指导

帮助双胎妊娠的孕妇完成角色转变，接受成为两个孩子母亲的事实。对有并发症的孕妇，要鼓励其积极配合治疗，保持心情愉快。

5. 自我护理指导

保持外阴部清洁，观察阴道出血情况，发现阴道出血增多或恶露有异味要及时就诊。

第二节 巨大胎儿

胎儿体重达到或超过4000g称为巨大胎儿。目前，欧美国家定义为胎儿体重达到或超过4500g，近年因营养过剩致巨大胎儿的孕妇有逐渐增多趋势。巨大胎儿的发生率增加较快，男胎多于女胎。

巨大胎儿手术产率及死亡率均较正常胎儿明显增高，当产力、产道、胎位均正常时，常因胎儿过大导致头盆不称而发生分娩困难。

【临床表现】

孕妇多有巨大胎儿分娩史、糖尿病史或过期妊娠。孕妇多肥胖或身材高大，孕期体重增加迅速，常在孕晚期出现腹部沉重，两肋部胀痛，呼吸困难等。

【辅助检查】

孕育巨大儿的孕妇，主要表现为腹部异常膨隆；测量宫高常>35cm；若为头先露，妊娠晚期多表现为胎头跨耻征阳性；B 超检查，测得胎头双顶径>10cm，股骨长>8.0cm，胎儿腹围>33cm，诊断时需除外多胎妊娠、羊水过多、胎儿畸形等。

【护理评估】

1. 对产妇的危害

（1）产妇在分娩过程中由于阴道过度伸张或撕裂日后易造成子宫脱垂。

（2）分娩期延长易造成产后大出血，危及产妇的生命。据有关数据统计，我国产妇死亡率为 0.488%，其中巨大胎儿造成的难产死亡率高于顺产死亡率。

（3）剖宫术后引发的伤口感染、腹腔粘连、子宫内膜异位等症，都有可能直接或间接导致产妇及新生儿的死亡。

2. 对胎儿影响

（1）胎儿大，常需手术助产，可引起颅内出血、锁骨骨折、臂丛神经损伤等产伤，严重时甚至死亡。

（2）剖宫产术后的巨大儿易发生低血糖、红细胞增多症、高胆红素血症和其他疾病。

【护理诊断】

1. 营养失调：低于机体需要量

与摄入不足及消化吸收功能差有关。

2. 有感染的风险

与免疫功能不足有关。

【护理措施】

（1）孕期疑有巨大儿应做糖耐量筛查试验，以便及早发现孕妇有无糖尿病。若为糖尿病应积极治疗，并于妊娠36周后，根据胎儿成熟度、胎盘功能及糖尿病控制情况，择期终止妊娠。

（2）骨盆及胎位正常者，可在严密观察下试产。如产程进展不顺利应行剖宫产术。

（3）巨大儿阴道分娩，应注意肩难产，如有肩难产应采取下列措施分娩。

1）助前肩娩出法：接产者手伸入阴道置于胎儿前肩后，于宫缩时将前肩推向骨盆斜径使之较易入盆，然后下引胎头，助手并在耻骨联合上加压。

2）助后肩娩出法：接产者手伸入阴道置于胎儿后肩后，并使胎臂滑向胎儿腹部，同时下引胎头，助后肩娩出。

（4）胎位不正及合并糖尿病孕妇的巨大儿应剖宫产。

（5）巨大儿阴道分娩前应及时行会阴侧切，娩出后，应仔细检查软产道，如有损伤，应予修补。并注意预防及处理产后出血。

【健康教育】

孕妇应适度参加活动，避免长时静坐或静卧。适当补充营养，减少高热量、高脂肪、高糖分食品的摄入，保持自身体重和胎儿体重的匀速增长。密切关注胎儿的生长发育进程，当发现胎儿增长过快时，应及早去做糖耐量检测并进行营养咨询，合理调整饮食，避免隐性糖尿病的发生。同时，为胎儿做一次心脏超声波检查，以明确有无先天性心脏畸形存在，做到早期干预。

第三节 胎儿窘迫

胎儿在子宫内因急性或慢性缺氧而危及其健康和生命的综合症状，称为胎儿窘迫。它是当前剖宫产的主要适应证之一，是围生儿死亡及智力低下的主要原因之一。急性胎儿窘迫多见于分娩期，慢性胎儿窘迫多见于妊娠晚期，临产后易合并急性胎儿窘迫。

【临床表现】

1. 急性胎儿窘迫

主要发生于分娩期。多因脐带因素（如脱垂、绕颈、打结等）、胎盘早剥、宫缩过强、产程延长及产妇处于低血压、休克等而引起。临床表现为胎心率改变、羊水胎粪污染、胎动异常及酸中毒。

2. 慢性胎儿窘迫

多发生在妊娠末期，往往延续至临产并加重。多因孕妇全身性疾病或妊娠期疾病引起胎盘功能不全等所致。临床上除可发现母体存在引起胎盘供血不足的疾病外，随着胎儿慢性缺氧时间延长而发生胎儿宫内发育迟缓。临床表现为胎动减少或消失、胎儿电子监护异常、胎儿生物物理评分低、胎盘功能低下及羊水胎粪污染。

【辅助检查】

1. 胎盘功能检查

出现胎儿窘迫的孕妇一般 24 小时尿雌三醇（E_3）<10mg 或连续监测急剧减少>30%，或于妊娠末期连续多次测定在 10mg/24h 以下。

2. 胎心监测

胎动时胎心率加速不明显，基线变异率<3 次/分，出现晚期减速、变异减速等。

3. 胎儿头皮血血气分析

诊断胎儿窘迫 pH<7. 2（正常值 7. 25～7. 35），PO_2<10mmHg，PCO_2>60mmHg，可诊断为代谢性酸中毒。

【治疗原则】

（1）改变产妇体位

建议产妇左侧卧位，避免平卧。

（2）吸氧

高流量吸氧，持续 30 分钟，观察胎心变化。

（3）降低宫缩的频率和强度

如因缩宫素使宫缩过强造成胎心率减慢者，应立即停止静脉滴注，必要时使用宫缩抑制药。

（4）改善产妇的血液循环

如产妇有脱水、血容量不足的情况，应予补液、补血，纠正低血压状态。

（5）纠正酸中毒和电解质紊乱。

（6）急性胎儿窘迫者，如宫口开全，胎先露部已达坐骨棘平面以下3cm者，应尽快阴道助产娩出胎儿；宫颈未完全扩张，胎儿窘迫情况不严重者，给予吸氧，嘱产妇左侧卧位，观察10分钟，如胎心率变为正常，可继续观察。病情紧迫或经上述处理无效者，立即剖宫产结束分娩。

【护理评估】

1. 健康史

了解孕妇的年龄、生育史、内科疾病史如高血压、慢性肾炎、心脏病等；本次妊娠经过如妊娠高血压疾病、胎膜早破、子宫过度膨胀（如羊水过多和多胎妊娠）；分娩经过如产程延长（特别是第二产程延长）、缩宫素使用不当。了解胎盘功能情况及有无胎儿畸形。

2. 身体状况

胎儿窘迫时，孕妇自感胎动变化。在缺氧早期可表现为胎动过频，每12小时>30次，如缺氧未纠正或加重则胎动转弱且次数减少，进而消失。胎儿轻微或慢性缺氧时，胎心率加快>160次/分，且不规律或减弱；如长时间或严重缺氧，则会使胎心率减慢<120次/分，以减低氧的消耗。胎心率<100次/分，提示胎儿危险。胎儿缺氧可致胎粪排入羊水中，使羊水出现不同程度的污染。

3. 心理-社会状况

孕产妇因为胎儿的生命遭遇危险而产生焦虑、恐惧，对需要手术结束分娩产生犹豫。对于胎儿不幸死亡的孕产妇，心理受到强烈的创伤，通常会经历否认、愤怒、抑郁、接受的心理过程。

【护理诊断】

1. 有胎儿受伤的风险

与胎儿宫内缺氧有关。

2. 焦虑

与担心胎儿宫内安危有关。

3. 预感性悲哀

与胎儿可能宫内死亡有关。

【护理措施】

1. 产前护理措施

（1）监测母儿状况

根据病因询问患者有无自觉不适，监测胎心、胎动。嘱患者每日早、中、晚自行数胎动 1 小时，3 次胎动之和乘以 4 得到 12 小时的胎动计数，胎动过频或胎动减少提示胎儿缺氧，及时通知医生处理。

（2）左侧卧位休息

减轻子宫对腹主动脉、下腔静脉的压迫，使回心血量增加，改善子宫胎盘的血供。

（3）定时吸氧

面罩或鼻导管给氧，每次 30 分钟，每日 2~3 次，增加血氧含量，改善全身主要脏器和胎盘的氧供。

（4）病因护理

根据胎儿窘迫的病因，遵医嘱进行针对性处理。

（5）做好阴道分娩或剖宫产准备

慢性胎儿窘迫孕周较小且胎儿未出现严重缺氧者，可在促胎肺成熟后终止妊娠。急性胎儿窘迫宫口开全，骨盆各径线正常，胎头双顶径已达坐骨棘平面以下者，尽快经阴道助产分娩；宫口未开全者，需立即行剖宫产，迅速建立静脉通道、备皮、备血、积极做好术前准备。

（6）做好新生儿窒息抢救的准备

无论阴道分娩还是剖宫产，均需备齐抢救物资，做好抢救准备。

（7）提供心理支持

分娩前向患者及家属提供疾病相关知识，鼓励患者诉说焦虑、悲伤的情绪，耐心倾听其不良情绪，鼓励家属陪伴、关心患者，减轻或消除患者紧张和恐惧的心理。分娩后若胎儿已死亡，应为其安排单人房间，鼓励家属陪同，鼓励患者及家属表达悲伤情绪，协助尽快度过悲伤期。

2. 产后护理措施

(1) 产后常规护理内容

1) 一般护理

了解胎儿窘迫的类型、分娩方式；手术患者了解麻醉方式及术中情况；分娩患者了解分娩过程；监测生命体征、意识、面色、子宫收缩及阴道出血情况等，必要时吸氧、心电监护；及时更换会阴垫，保持会阴部清洁、干燥；遵医嘱及时、准确用药；指导产妇正确的哺乳方式及挤奶手法；不能哺乳者遵医嘱采用药物或芒硝、麦芽水回奶。

2) 切口护理

观察会阴部或腹部切口有无红肿、渗血、渗液等；会阴部有切口者采取健侧卧位；腹部有切口者敷料覆盖并常规压沙袋 6 小时；若切口有异常及时通知医生处理。

3) 管道护理

保护输液管通畅，留置针妥善固定，注意观察穿刺部位皮肤；保留尿管者按照尿管护理常规进行。

4) 疼痛护理

评估患者疼痛情况；有镇痛泵患者，注意检查管道是否通畅，评价镇痛效果是否满意；遵医嘱给予镇痛药物；提供安静、舒适的环境。

5) 饮食护理

①产后：鼓励产妇进食汤类，饮食多样化、粗粮细粮搭配，多吃蔬菜、水果，忌辛辣刺激性食物；②术后：6 小时内，禁饮食；6 小时至肛门排气，流质、半流质饮食，如汤类、果汁、鸡蛋羹、稀饭等，忌辛辣刺激、产气食物（牛奶、豆浆、甜食等）；肛门排气后，饮食多样化、营养丰富、粗粮细粮搭配。

6) 体位与活动

①产后：2 小时内，自主体位，以半卧位为佳，床上活动；2 小时后，鼓励下床活动，循序渐进。②术后：6 小时内，平卧位，头偏向一侧；6～24 小时，自主体位，以半卧位为佳，床上活动；24 小时后，鼓励下床活动，循序渐进。

7) 基础护理

做好尿管护理、协助翻身、患者清洁卫生等工作。

(2) 尿管护理内容

1) 通畅

尿管勿折叠、扭曲、压迫管道；及时倾倒尿液；妥善固定，每班检查。

2）固定

告知患者安置尿管的重要性，切勿自行拔出；若尿管不慎脱出，勿自行安置尿管，应立即通知医护人员。

3）观察

观察尿液的性状、颜色、量；正常尿液为淡黄色、清澈透明，24 小时量≥400ml 或每小时量≥17ml。如有异常，立即通知医生；观察患者有无尿潴留、膀胱刺激征等，如有异常，及时处理。

4）拔管

一般于术后第1天（24 小时）即可拔管。

【健康教育】

1. 胎儿窘迫患者的出院宣教

（1）休息

注意休息，避免重体力劳动。

（2）饮食

进食营养丰富、易消化吸收食物；饮食多样化、粗粮细粮搭配。

（3）卫生

穿棉质衣物，勤换内衣、内裤；剖宫产术后 2 周、顺产后 24 小时可淋浴；产褥期内禁止性生活、盆浴。

（4）避孕

顺产后避孕半年，剖宫产后避孕 2 年；母乳喂养者采取工具避孕。

（5）复查

如切口红肿、渗血、渗液或阴道出血超过月经量及时来院复查；如阴道出血及切口无异常，42 天返院复查。

2. 新生儿的出院宣教

（1）母乳喂养

无母乳喂养禁忌者，建议纯母乳喂养 4~6 个月，按需哺乳。

（2）黄疸观察

观察皮肤、巩膜等，如黄疸较重或 7 ~ 14 日仍未消退，及时来院就诊。

（3）脐部护理

每日用碘伏消毒脐带 2 次，如脐部有渗血、渗液、化脓等，及时来院就诊。

（4）疫苗接种

出院后携带乙肝疫苗回执单到防疫站建立疫苗接种卡，定期接种。

（5）办理出生证

备好夫妻双方身份证、准生证、出院证等为宝宝办理出生证。

（6）建立儿保卡

新生儿满月后来医院或在妇幼保健站建立儿保卡，定期检查。

第四节　胎儿生长受限

胎儿在各种不利因素影响下，未能达到其潜在的生长速率称为胎儿生长受限（FGR）。表现为足月胎儿出生体重<2500g，或胎儿体重低于同孕龄平均体重的两个标准差，或低于同孕龄正常体重的第 10 百分位数。围生儿患病率和死亡率增高，可能出现远期体格及智能发育异常。

【分类及临床表现】

胎儿发育分三阶段。第一阶段（妊娠 17 周之前）：主要是细胞增殖，所有器官的细胞数目均增加。第二阶段（妊娠 17~32 周）：细胞继续增殖并增大。第三阶段（妊娠 32 周之后）：细胞增生肥大为其主要特征，胎儿突出表现为糖原和脂肪沉积。

胎儿生长受限根据其发生时间、胎儿体重以及病因分为 3 类：

（1）内因性匀称型 FGR

属于原发性胎儿生长受限。在胎儿发育的第一阶段，抑制生长因素即发生作用。因胎儿在体重、头围和身长三方面均受限，头围与腹围均小，故称匀称型。其病因包括基因或染色体异常、病毒感染、接触放射性物质及其他有毒物质。

特点：体重、身长、头径相称，但均小于该孕龄正常值。外表无营养不良表现，器官分化或成熟度与孕龄相符，但各器官的细胞数量均减少，脑重量减轻，神经元功能不全和髓鞘形成迟缓；胎盘小，但组织无异常。胎儿无缺氧表现。胎儿出生缺陷发生率高，围生期病死率高，预后不良。产后新生儿多有脑神经发育障碍，伴小儿智力障碍。

（2）外因性不匀称型 FGR

属于继发性胎儿生长受限。胚胎早期发育正常，至孕晚期才受到有害因素影响，如合并妊娠期高血压疾病等所致的慢性胎盘功能不全。

特点：新生儿外表成营养不良或过熟儿状态，发育不匀称，身长、头径与孕龄相符而体重偏低。胎儿常有宫内慢性缺氧及代谢障碍，各器官细胞数量正常，但细胞体积缩小，以肝脏为著。胎盘体积正常，但功能下降，伴有缺血缺氧的病理改变，常有梗死、钙化、胎膜黄染等，加重胎儿宫内缺氧，使胎儿在分娩期对缺氧的耐受力下降，导致新生儿脑神经受损。新生儿在出生后躯体发育正常，容易发生低血糖。

（3）外因性匀称型 FGR

为上述两型的混合型。其病因有母儿双方因素，多系缺乏重要生长因素，如叶酸、氨基酸、微量元素或有害药物影响所致。在整个妊娠期间均产生影响。

特点：新生儿身长、体重、头径均小于该孕龄正常值，外表有营养不良表现。各器官细胞数目减少，导致器官体积均缩小，肝脾严重受累，脑细胞数也明显减少。胎盘小，外观正常。胎儿少有宫内缺氧，但存在代谢不良。新生儿的生长与智力发育常常受到影响。

【辅助检查】

1. B 型超声测量

（1）测头围与腹围比值（HC/AC）：胎儿头围在孕 28 周后生长减慢，而胎儿体重仍按原速度增长，故只测头围不能准确反映胎儿生长发育的动态变化，应同时测量胎儿 HC/AC 比值小于正常同孕周平均值的第 10 百分位数，即应考虑可能为 FGR，有助于估算不匀称型 FGR。

（2）测量胎儿双顶径（BPD）：正常孕妇孕早期每周平均增长 3.6~4.0mm，孕中期 2.4~2.8mm，孕晚期 2.0mm。若能每周连续测量胎儿双顶径，观察其动态变化。发现每周增长<2.0mm，或每 3 周增长<4.0mm，

或每 4 周<6.0mm，于妊娠晚期双顶径每周增长<1.7mm，均应考虑有 FGR 的可能。

（3）羊水量与胎盘成熟度：多数 FGR 出现羊水过少、胎盘老化的 B 型超声图像。

2. 彩色多普勒超声检查

脐动脉舒张期末波缺失或倒置，对诊断 FGR 意义大。妊娠晚期脐动脉收缩末期峰值/舒张末期峰（S/D）比值≤3 为正常值，脐血 S/D 比值升高时，也应考虑有 FGR 的可能。

【治疗原则】

FGR 治疗越早，效果越好，孕 32 周前开始治疗效果佳，孕 36 周以后，治疗效果差。FGR 的处理原则为：积极处理高危因素，力争在 32 周以前进行治疗。

【护理评估】

1. 一般情况

了解孕妇年龄、生育史、内科疾病；本次妊娠的经过等。

2. 专科情况

①评估胎儿大小，孕周。

②辅助检查，如 B 超等。

【护理诊断】

1. 有胎儿受伤的风险

与存在胎儿生长受限的高危因素有关。

2. 焦虑

与担心胎儿的健康和生命安全有关。

【护理措施】

1. 合理膳食

（1）加强营养，以高蛋白、高糖、高维生素的饮食为宜，尤其应注意糖的补充，以供给胎儿增加足够的热量，促其生长发育。

（2）多食新鲜的蔬菜水果，特别注意补充叶酸和维生素。含叶酸及

B 族维生素，以及维生素 C 丰富的食物有全谷类、豆类、牛奶、菠菜、茼蒿、莴苣、动物肝脏、牛肉、海藻类及酵母等。

(3) 戒烟酒及辛辣等刺激性强的物质。忌咖啡、浓茶及碳酸饮料。

(4) 不宜进补甲鱼、桂圆、荔枝、山楂、人参等，因这些补品易引起子宫收缩，使胎儿严重缺血、缺氧。

(5) 多食含维生素 C 和维生素 E 丰富的食物，如青椒、芫荽、菠菜、各式芽菜以及甜瓜、番茄、大枣、橘子、草莓、全谷类食品、豆类、新鲜麦胚芽、坚果种子类、植物油、肉、蛋、奶、奶油、鱼肝油以及绿色蔬菜等，有助于增加毛细血管的通透性，疏通微循环，抑制血小板凝集，改善脂类代谢。

2. 合理休息

(1) 注意适当卧床休息，应取左侧卧位，尽量避免仰卧或右侧卧位，以减轻子宫体对腹主动脉的压迫，有利于胎儿的血液供应。

(2) 保持轻松、愉快的心情，避免不良的精神刺激。

(3) 经常到户外活动，呼吸新鲜空气，有利于胎儿缺氧的改善。

(4) 休息环境应安静，避免噪声，每日保证 8~9 小时的睡眠。

(5) 避免重体力劳动，过度疲劳及精神高度紧张的工作。

(6) 睡前用温热水沐浴或泡脚，以促进血液循环。

(7) 多听轻松、愉快的音乐，保持全身放松。

3. 全身监测

在治疗期间，应注意观察治疗效果，如每日测记胎动数，每周测量宫高、腹围、体重，超声测量胎儿双顶径，胸、腹周径，肢体长度、头围和羊水量，以掌握胎盘功能改善情况。

4. 心理护理

(1) 鼓励孕妇保持情绪稳定，尽量减少冲动。

(2) 鼓励其通过听轻音乐、看喜爱的电视节目或儿童电视节目，调节自己的情绪，减轻焦虑及不愉快的情绪。

(3) 积极配合医护人员的治疗和护理，争取及早达到胎儿发育成熟。

(4) 保持良好的心理状态，增强战胜疾病的信心。

(5) 尽量使全身肌肉放松，以减轻宫壁对胎儿的压迫。

（6）注意自身调节，学会转移注意力的方法，如参加室外活动与朋友聊天、外出旅游避免思想高度集中在胎儿问题上。

5. 出院指导

（1）出生时为低体重儿的，生后应注意定期测量身高、头围、胸围以及肢体发育、智力发育等情况，并与正常新生儿进行比较，以便了解其生长发育情况。

（2）因低体重儿各系统功能发育较正常儿为差，因此，出生后应注意加强营养，加强各方面的护理，增加抵抗力，预防感染。

（3）低体重儿在围生期死亡率较正常新生儿高 6~8 倍，所以出生后有条件时，应让其住在新生儿重症监护室，以帮助其渡过难关，逐渐适应环境。

（4）低体重儿以母乳喂养最适宜，母亲应注意加强营养，调节饮食结构，提供足量、优质的母乳，有利于低体重儿（足月小样儿）的生长发育速度。

【健康教育】

1. 胎儿生长受限患者的出院宣教

（1）休息

注意休息，避免重体力劳动。

（2）饮食

进食营养丰富、易消化吸收食物，饮食多样化、粗粮细粮搭配。

（3）卫生

穿棉质衣物，勤换内衣、内裤；剖宫产术后 2 周、顺产后 24 小时可淋浴；产褥期内禁止性生活、盆浴。

（4）避孕

顺产后避孕半年，剖宫产后避孕 2 年；母乳喂养者采取工具避孕。

（5）复查

如切口红肿、渗血、渗液或阴道出血超过月经量及时来院复查；如阴道出血及切口无异常，42 天返院复查。

2. 新生儿的出院宣教

（1）母乳喂养

无母乳喂养禁忌者，建议纯母乳喂养4~6个月，按需哺乳。

（2）黄疸观察

观察皮肤、巩膜等，如黄疸较重或7~14日仍未消退，及时来院就诊。

（3）脐部护理

每日用碘伏消毒脐带2次，如脐部有渗血、渗液、化脓等，及时来院就诊。

（4）疫苗接种

出院后携带乙肝疫苗回执单到防疫站建立疫苗接种卡，定期接种。

（5）办理出生证

备好夫妻双方身份证、准生证、出院证等为宝宝办理出生证。

（6）建立儿保卡

新生儿满月后来医院或在妇幼保健站建立儿保卡，定期检查。

第五节　胎儿先天畸形

胎儿先天畸形指胎儿在宫内发生的结构异常，是出生缺陷的一种。全球前五位的常见严重出生缺陷占所有出生缺陷的25%，依次为先天性心脏病、神经管缺陷、血红蛋白病（珠蛋生成障碍性贫血）、唐氏综合征和G-6PD缺乏症。我国主要出生缺陷2007年排前五位的是先天性心脏病、多指（趾）、唇腭裂、神经管缺陷和脑积水。

【临床表现】

1. 无脑儿

是先天畸形胎儿中最常见的一种。女胎比男胎多4倍，由于缺少头盖骨，双眼突出，颈短，脑部发育极原始，脑髓暴露，不可能存活。若伴羊水过多常为早产，不伴羊水过多常为过期产。现B超基本能早期诊断。无脑儿有两种类型，一种是脑组织变性坏死突出颅外，另一种是脑组织未发育。

2. 脊柱裂

属脊椎管部分未完全闭合的状态。分3种：①脊椎管缺失（隐性脊柱裂），多位于腰骶部，外面有皮肤覆盖，称为隐性脊柱裂，脊髓和脊神经多正常，无神经症状。②脊髓脊膜膨出：两个脊椎骨缺损，脊膜可从椎间孔突出，表面可见皮肤包着的囊，囊大时可含脊膜、脊髓及神经，多有神经症状。③脊髓裂：形成脊髓部分的神经管缺失，停留在神经褶和神经沟阶段，同时合并脊柱裂。

3. 脑积水

是指脑室内外有大量脑脊液500~3000ml蓄积于颅腔内，致颅缝明显变宽，颅腔体积增大，囟门显著增大，常压迫正常脑组织。

4. 联体儿

系单卵双胎在孕早期发育过程中未能分离，或分离不完全所致，多数性别相同。

【辅助检查】

1. 产科B超检查

除早期B超确定宫内妊娠、明确孕周、了解胚胎存活发育情况外，早期妊娠和中期妊娠遗传学超声筛查，能发现70%以上的胎儿畸形。

2. 母体血清学筛查

可用于胎儿染色体病特别是唐氏综合征的筛查。早孕期检测PAPPA和β-hCG，中孕期检测AFP、β-hCG和uE_3，是广泛应用的组合。优点是无创伤性，缺点是只能提供风险率，不能确诊。

3. 侵入性检查

孕早期绒毛吸取术，孕中期羊膜腔穿刺术和孕中晚期脐带穿刺术可以直接取样，进行胎儿细胞染色体诊断。

4. 胎儿镜检查

有创、直观，对发现胎儿外部畸形（包括一些B超不能发现的小畸形）优势明显，但胎儿高流产率阻碍其临床广泛应用。

5. 孕前及孕期母血TORCH检测

有助于了解胎儿畸形的风险与病因。

6. 分子生物学技术

从孕妇外周血中富集胎儿来源的细胞或遗传物质，联合应用流式细胞仪、单克隆抗体技术、聚合酶链反应技术进行基因诊断，是胎儿遗传疾病产前诊断的发展方向。

【预防及治疗原则】

1. 预防

实施三级预防：①一级预防：通过健康教育、选择最佳生育时机、遗传咨询、孕前保健、合理营养、避免接触放射线和有毒有害物质、预防感染、谨慎用药、戒烟戒酒等孕前阶段综合干预，减少出生缺陷的发生。②二级预防：通过孕期筛查和产前诊断识别胎儿严重先天缺陷，早期发现，早期干预，减少缺陷儿的出生。③三级预防：对新生儿疾病的早期筛查、早期诊断、及时治疗，避免或减轻致残，提高患儿生活质量和生存概率。

2. 治疗

①致死性或严重畸形如无脑儿、严重脑积水、法洛四联症、唐氏综合征等，一经确诊应行引产术终止妊娠；②有存活机会且能通过手术矫正的先天畸形，分娩后转有条件的儿科医院进一步诊治。

宫内治疗胎儿畸形国内外有一些探索并取得疗效，如双胎输血综合征的宫内激光治疗，胎儿心律失常的宫内药物治疗等。但争议较大，需进一步研究探索。

【护理评估】

评估母体的健康状况，有无生理缺陷、有无不良环境接触史，家族中有无糖尿病及畸形儿出生史。对于有不良环境接触史或畸形家族史的高危孕妇进行产前筛查，结合实验室检查及各种仪器检查进行评估。

【护理诊断】

1. 焦虑

与胎儿畸形有关。

2. 有母体受伤的风险

与分娩过程的损伤有关。

3. 有感染的可能

与分娩过程中母体软产道损伤及产程延长有关。

【护理措施】

1. 协助医生尽早终止妊娠

加强产前检查，及早发现胎儿畸形。一旦确诊胎儿畸形，应以保护母体为原则，及早协助医生终止妊娠。对于无存活可能的先天畸形，如无脑儿、脑积水等，一经确诊应行引产术终止妊娠，以母亲免受损害为原则，分娩若有困难，必要时可行毁胎术；对于有存活机会且能通过手术矫正的先天畸形，尽可能经阴道分娩。

2. 预防产后出血和感染

产后常规检查软产道有无撕裂伤，胎盘、胎膜是否完整，有撕裂伤应及时缝合，有残留应及时清宫。密切监护母体的生命、宫体高度、恶露量等，遵医嘱给予缩宫素及抗生素，预防产后出血和感染。

3. 心理护理

胎儿畸形的父母会经历否认、愤怒、自责等情绪的波动，护理人员应向产妇及亲属解释与异常胎儿健康相关问题及照顾方法，理解他们，帮助他们成为称职的父母。对胎儿畸形、胎儿已死或新生儿死亡的产妇，应给予安慰和支持，使产妇能宣泄心中的悲哀，逐渐接受现实，并和他们一起分析发生的原因，帮助他们树立再次妊娠的信心。

【健康教育】

加强孕期保健，向社会广泛宣传优生知识，加强遗传咨询和产前诊断。有效降低各种先天畸形儿的出生率，如有糖尿病家族史或遗传病史的孕妇应做遗传病筛查。

第六节　死　　胎

妊娠20周后胎儿在宫内死亡者称为死胎。胎儿在分娩过程中死亡称为死产，也是死胎的一种。

【临床表现】

胎儿死亡后孕妇最常见的主诉有：胎动消失；体重不增或减轻；乳房退缩；感觉不适，有血性或水样阴道分泌物等。定期随访检查可发现子宫不随孕周增加而增大；胎心未闻及；胎动未扪及；腹部触诊未扪及有弹性的、坚固的胎体部分。

【辅助检查】

1. 常规检查

（1）分娩前所需检测：胎儿血红细胞外周涂片检查、宫颈分泌物培养、尿液病毒分离/培养，母血病毒分离、弓形虫检测、间接抗球蛋白试验、空腹血糖或糖化血红蛋白、抗心磷脂抗体、血常规、纤维蛋白原及血小板测定。有技术条件者羊水穿刺。行染色体核型分析及病毒检测。需氧、厌氧培养。

（2）分娩后所需检测：母亲凝血功能、胎盘细菌培养、胎盘组织病理学检查、脐血培养、胎儿咽喉部、外耳部和肛门细菌培养、尸检等。

2. 超声检查

死亡时间较短者，仅见胎动和胎心搏动消失，体内各器官血流、脐带血流停止，身体张力及骨骼、皮下组织回声正常，羊水回声区无异常改变。若胎儿死亡过久，可显示颅骨重叠，颅板塌陷、颅内结构不清，胎儿轮廓不清、胎盘肿胀。

【治疗原则】

确诊后应尽早引产。可经羊膜腔注入依沙吖啶引产，或先地诺前列酮促宫颈成熟、再静滴缩宫素。应注意预防并发症，产后仔细检查胎儿及胎盘、脐带，寻找死胎原因。

胎儿死亡 4 周尚未排出者，应检查凝血功能，防治 DIC。当纤维蛋白原<1.5g/L、血小板<100×10^9/L 时，可使用肝素，每次 0.5mg/kg，间隔 6 小时可重复给药，用药期间检测凝血时间。一般 24~48 小时后纤维蛋白原和血小板恢复到有效止血水平，再引产，配备新鲜血，注意预防产后出血和感染。

多胎妊娠如其中一胎先死于宫内，一般可观察等待，孕妇常有一过性纤维蛋白原及血小板降低，其后又自行恢复正常。一旦纤维蛋白原下降至2g/L，估计胎儿已能存活，应立即引产；如胎龄尚小，可静脉滴注小剂量肝素150 ~200mg/24h，用药期间维持凝血时间在20分钟以内。通常24 ~48小时后血浆纤维蛋白原水平回升，以后酌情减量，适时终止妊娠。

【护理评估】

1. 健康史

主要评估患者既往有无死胎病史以及家族有无相关病史。

2. 身体状况

评估患者有无导致死胎原因的妊娠期并发症的发生及治疗过程。评估患者胎动消失的时间，评估患者全身有无因凝血功能障碍导致的出血点或出血症状。

3. 心理-社会状况

了解患者的心理状态及情绪变化，积极疏导患者，安慰患者。

【护理诊断】

1. 悲伤

与胎儿死亡有关。

2. 恐惧

与担心今后有可能再出现死胎有关。

【护理措施】

（1）一经确诊，应尽早引产，经羊膜腔注入依沙吖啶引产，或用药物促进宫颈成熟，再用缩宫素静脉滴注引产。应严密观察，防止并发症的发生。

（2）引产后仔细检查胎盘、脐带及胎儿，寻找死胎发生的原因。

（3）用药期间监测凝血时间，一般用药后24~48小时，可使纤维蛋白原和血小板恢复到有效止血水平，然后再引产。

（4）注意预防产后出血和感染。

【健康教育】

（1）向家属及患者讲解疾病相关因素以及死胎发生的可能性及后果，使家属有充分的心理准备。

（2）指导家属协助医护人员做好产妇的思想工作，以减轻焦虑、恐惧心理。

第九章 妊娠合并疾病的护理

第一节 妊娠合并心脏病

妊娠合并心脏病是围生期严重的妊娠合并症，可分为两大类：原先存在的心脏疾病和妊娠期诱发的心脏病。前者以风湿性及先天性心脏病居多，以高血压性心脏病、二尖瓣脱垂少见。后者以妊娠期高血压性心脏病、围生期心脏病多见。

【围生期心血管系统的变化】

1. 妊娠期

随着妊娠的进展，胎盘循环的建立，母体在血容量和血流动力学方面均发生变化。自妊娠第6周开始，孕妇血容量开始增加，妊娠32~34周达到高峰，此后维持在较高水平，较妊娠前增加30%~45%，于产后2~6周恢复正常。血容量增加可引起心排出量增加和心率加快。心排出量受孕妇体位影响，5%的孕妇可因体位改变导致心排出量减少，出现“仰卧位低血压综合征”。分娩前1~2个月孕妇心率每分钟增加10次左右，以适应血容量增多。加之妊娠晚期增大的子宫引起膈肌上升，心脏向左上方移位，导致出入心脏的大血管扭曲，机械性地加重了心脏的负担，此期血流限制性损害的心脏病患者，如肥厚性心肌病、二尖瓣狭窄等可能会出现明显的症状甚至发生心力衰竭。

2. 分娩期

此时期是心脏负担最重的时期，第一产程时每次宫缩心排血量约增加24%，且有250~500ml的血液被挤入体循环，使血容量增加。第二产程中腹肌、膈肌同时参与收缩，回心血量和外周阻力进一步增加，加之产妇屏气用力增加了肺循环的阻力，故第二产程是心脏负担最重的时期。第三产程胎儿、胎盘娩出后，子宫突然缩小，胎盘循环中止，腹内压力骤然下降，大量血液向内脏灌注，回心血量急剧下降，而宫缩时大量血液进入体循环，回心血量又迅速增加，造成血流动力学的急剧变化，患心脏病的孕妇此时极易发生心力衰竭。

3. 产褥期

产后 72 小时内仍是心脏负担较重的时期，除了宫缩导致部分血液进入体循环外，组织间液也开始回入体循环，心脏病患者此期仍应警惕心力衰竭的发生。

【心脏病对妊娠的影响】

心脏病不影响受孕，但不宜妊娠的心脏病患者一旦妊娠或妊娠后心功能恶化者，流产、早产、死胎、胎儿生长受限、胎儿宫内窘迫及新生儿窒息的发生率均明显增高，围生儿死亡率是正常妊娠的 2~3 倍。故心脏病患者孕前进行咨询非常必要。心脏病变较轻，心功能Ⅰ~Ⅱ级，既往无心力衰竭史、无其他并发症者可以妊娠。心脏病变较重，心功能Ⅲ~Ⅳ级、既往有心力衰竭史、有肺动脉高压、右向左分流型先天性心脏病、严重心律失常、急性心肌炎、心脏病并发细菌性心内膜炎、风湿热活动期等，孕产期极易发生心力衰竭，不宜妊娠。

【临床表现】

1. 早期心力衰竭的临床表现

（1）轻微活动后即有胸闷、心悸、气短。

（2）休息时心率 > 110 次/分。

（3）夜间常因胸闷而需坐起，或需到窗口呼吸新鲜空气。

（4）肺底部出现少量持续性湿啰音，咳嗽后不消失。

2. 左心衰竭的临床表现

左心衰竭以肺淤血及心排出血量降低为临床表现

（1）不同程度的呼吸困难。

（2）急性肺水肿：咳嗽、咯粉红色泡沫痰、咯血。

（3）疲倦、乏力、头晕、心悸。

（4）少尿及肾功能损害症状。

（5）体征：心率快，左室扩张，心尖部收缩期杂音、舒张期奔马律、双肺底湿啰音，发绀，交替脉。

3. 右心衰竭的临床表现

（1）体循环静脉压升高：颈静脉怒张，肝大、压痛，双下肢水肿，胸腔积液、晚期腹腔积液，发绀。

（2）体征：心率上升，胸骨右缘3~4肋间舒张期奔马律，右心显著扩大者可在心尖部闻及收缩期杂音，吸气时加强。

4. 全心衰竭的临床表现

右心衰竭继发于左心衰竭而形成全心衰，右心衰竭后阵发性呼吸困难等肺淤血症状有所减轻。而左心衰竭以心排血量减少的相关症状和体征为主，如疲劳、无力、头晕。

纽约心脏病协会（NYHA）依据患者生活能力状况，将心脏病孕妇心功能分为四级：

Ⅰ级：一般体力活动不受限制。

Ⅱ级：一般体力活动轻度受限制，活动后心悸、轻度气短，休息时无症状。

Ⅲ级：一般体力活动明显受限制，休息时无不适，轻微日常工作即感不适、心悸、呼吸困难，或既往有心力衰竭史者。

Ⅳ级：一般体力活动严重受抑制，不能进行任何体力活动，休息时有心悸、呼吸困难等心力衰竭表现。

【辅助检查】

1. 心电图检查

可见心房颤动、心房扑动、房室传导阻滞、ST段改变和T波异常等。

2. X线检查

严重患者可见不同情况的心房、心室大小、左右心缘、主动脉及肺动脉影像改变，部分患者可出现肺影像异常。

3. 超声心动图

通过实时观察心脏和大血管结构、各心腔大小的变化以及心瓣膜结构及功能情况，了解心脏病变。

4. 胎儿电子监护

胎儿基线率改变、NST及OCT结果异常提示胎儿窘迫。

【治疗原则】

心脏病变较轻，心脏代偿功能Ⅰ~Ⅱ级，无心力衰竭病史，无其他并发症者，可以妊娠。妊娠后须加强监护。心脏病变较重，心功能Ⅲ~

Ⅳ级、既往有心力衰竭病史、肺动脉高压、严重心律失常、风湿热活动期、急性心肌炎和发绀型先天性心脏病等，不宜妊娠。不宜妊娠者一旦受孕，则应尽早终止妊娠。若妊娠到中期再行引产术，其危险性不亚于继续妊娠。

1. 妊娠期

①加强孕期保健，发现异常均应及时住院治疗；②减轻心脏负担，及时去除心衰诱因；③积极控制心衰；④于预产期前1~2周入院待产。

2. 分娩期

提前选择适宜的分娩方式，心功能Ⅰ~Ⅱ级无产科手术指征者，可在严密监护下经阴道分娩，其余可选择剖宫产。

3. 产褥期

①产后1周内，尤其是产后3日内，应卧床休息并严密观察；②心功能Ⅲ级及Ⅳ级者，不宜哺乳，应及时退奶；③预防控制感染。

【护理评估】

1. 健康史

（1）孕妇就诊时应详细、全面地了解产科病史和既往病史。

（2）判断有无诱发心力衰竭的潜在因素。

2. 身体状况

（1）确定孕产妇的心功能。

（2）评估呼吸状况、心率快慢有无早期心力衰竭症状。

1）妊娠期：评估胎儿健康、孕妇睡眠、活动、休息、饮食、出入量的情况。

2）分娩期：评估宫缩及产程进展情况。

3）产褥期：评估母体适应情况、产后症状及体征，注意识别心衰先兆。

3. 心理-社会状况

因担心不能承受妊娠与分娩的压力，担心自身与胎儿的生命安全而焦虑。

【护理诊断】

1. 知识缺乏

缺乏有关妊娠合并心脏病的自我护理知识。

2. 焦虑

与担心自己无法承担妊娠分娩压力有关。

3. 活动无耐力

与心排血量下降有关。

4. 自理能力缺陷

与心功能不全需绝对卧床休息有关。

5. 潜在并发症

心力衰竭和感染。

【护理措施】

1. 一般护理

(1) 加强孕前指导

孕前与医生沟通，了解心脏病类型、心功能状况，咨询是否适宜妊娠。对不宜妊娠者，应指导其采取避孕措施。

(2) 补充营养

孕妇应进食高蛋白、高维生素、低脂肪、低盐及含丰富钙、铁等物质的食物，少食多餐，注意膳食营养，预防贫血，多吃蔬菜、水果，预防便秘。

(3) 食盐摄入

自妊娠16周起，食盐的摄入量每日不超过4~5g。

(4) 控制体重

孕期应适当控制体重，体重增加10kg，以免加重心脏负担。

(5) 选择合适的喂养方式

心功能Ⅰ~Ⅱ级的产妇可以哺乳，但应注意避免劳累，心功能Ⅲ级以上者不宜哺乳，应及时回奶，指导进行人工喂养。

(6) 避孕措施

指导产妇选择合适有效的避孕措施。

2. 医护治疗配合

(1) 妊娠期

1) 定期产前检查

对可以妊娠者，从确定妊娠时就应该根据病情制定产前检查计划，一般孕20周以前每2周检查一次，20周以后，尤其是32周以后，发生心衰的机会增加，产前检查应每周一次。发现早期心衰征象应立即住院治疗。孕期经过顺利者，亦应在36~38周提前住院待产。

2）预防心力衰竭的发生

避免劳累，保证充分休息，每日至少睡眠10小时。预防、治疗各种引起心衰的诱因；预防感染，纠正贫血，治疗心律失常，定期监测血压，观察下肢水肿及体重增长情况，及早发现并治疗妊娠高血压疾病及其他合并症与并发症。

3）急性左心衰竭的处理

减少肺循环血量和静脉回心血量、改善肺气体交换、增加心肌收缩力和减轻心脏的前负荷。

①使孕妇取半卧位或坐位，双腿下垂，必要时可采用四肢轮扎法，以减少回心血量。

②立即高流量面罩或加压给氧，可用50%的酒精湿化给氧，以降低肺泡的表面张力，改善肺的气体交换。

③药物应用：呋塞米20~40mg静注，除快速利尿作用外，还有静脉扩张作用，有利于肺水肿的缓解；血管扩张剂硝酸甘油0.3mg或硝酸异山梨酯5~10mg舌下含化，可以降低肺毛细血管楔压或左心房压，缓解症状；氨茶碱0.25g稀释后缓慢静注，可解除支气管痉挛，减轻呼吸困难，增强心肌收缩力；速效洋地黄制剂毛花苷C 0.4mg稀释后缓慢静注，以增强心肌收缩力和减慢心率；急性肺水肿时，可用吗啡3~5mg静脉注射，使孕妇镇静，减轻躁动带来的额外的心脏负担，同时可使小血管舒张而减轻心脏负担。

妊娠晚期心衰的孕妇，原则上是待心衰控制后再进行产科处理，应放宽剖宫产的指征，如为严重心衰，经内科各种治疗措施均未能奏效，继续发展将导致母儿死亡时，也可以边控制心衰边紧急剖宫产取出胎儿，减轻心脏负担，以挽救产妇及胎儿生命。

（2）分娩期

1）第一产程

①提供心理支持，提供一个安全、舒适的待产环境，设专人陪伴，安慰鼓励产妇，及时解答提出的各种问题，解除思想顾虑，增加安全感，以最佳心态积极地配合治疗和护理。必要时遵医嘱适当应用地西泮、哌替啶等镇静剂。

②密切观察产程进展及生命体征的变化，每 15 分钟测量生命体征 1 次，一旦发现心衰征象，及时处理。

③产程开始后，根据医嘱给予抗生素预防感染，直至产后 1 周左右。

2）第二产程

①避免屏气增加负压，应行会阴侧切术、胎头吸引术或产钳助产术，尽可能缩短第二产程。

②严密观察产妇的病情变化，发现异常及时处理。

3）第三产程

①预防心衰：胎儿娩出后，立即在产妇腹部放置 1~2kg 沙袋，持续 24 小时，以防腹压骤降而诱发心衰。

②预防产后出血：可静脉或肌内注射缩宫素 10~20U，禁用麦角新碱，以防止静脉压升高。产后出血过多者，应遵医嘱输血、输液，但需注意输液速度。

③预防感染：保持外阴部的清洁，观察恶露的量及性状，继续抗生素的应用，至产后 1 周无感染征象时停药。

3. 心理护理

（1）提供休息

仔细向孕妇及家属解释妊娠与心脏病的相互影响，孕妇目前的健康状况，告知预防心力衰竭的有效措施，使其能识别早期心力衰竭的症状和体征，以及发生心力衰竭后的紧急应对措施，减轻孕妇及家属的焦虑和恐惧心理，保持情绪的稳定。

（2）支持与关爱

认真倾听孕妇的诉说，详细解答提出的问题；与孕妇、家人共同制定日常生活计划；鼓励家属多给予孕妇支持和关爱，让孕妇保持开朗心情，情绪稳定。

（3）陪伴分娩

提供一个安全、舒适的待产环境，陪伴分娩的护士运用语言、行为为产妇提供心理支持，提供帮助，取得产妇信任，安慰鼓励产妇，及时解答孕妇提出的各种问题，解除孕妇的思想顾虑，增加安全感，使产妇以最佳心态积极地配合治疗和护理，顺利度过分娩期。

【健康教育】

1. 休息活动指导

保证充足的睡眠，每晚睡眠不少于8~9小时，且保证每日有1~2小时午休时间。采取左侧卧位或半卧位。病室环境要安静，告诉家属减少探视人员、次数。心功能Ⅰ、Ⅱ级可适当活动。心功能Ⅲ、Ⅳ级绝对卧床休息。

2. 饮食指导

（1）低盐饮食2~3g/d。

（2）少食多餐，以减少心脏负担。

（3）使用利尿剂如螺内酯、氢氯噻嗪等，应注意补钾，多食含钾高的食物如橘子、香蕉、韭菜等。保证摄入充足的营养，增加机体抵抗力。

（4）为保持大便通畅，可进适量的蔬菜、水果等粗纤维食物，因粗纤维可促进肠蠕动起到预防便秘的作用。

3. 心理指导

让孕妇了解妊娠、分娩、产褥期的一般常识。详细说明疾病发生、发展对孕妇和胎儿的影响。保持良好心态，克服焦虑、恐惧等情绪，因精神紧张、情绪激动、焦虑不安等不良心理状态，可使体内儿茶酚胺释放增加，心率加快，心脏负担加重，诱发疾病和加重病情。

4. 用药指导

（1）如需服用洋地黄制剂如地高辛者，在使用前要数脉搏，如脉搏<60次/分，应停药。当发现有恶心、呕吐、腹痛、黄视等毒性反应时，应及时报告医生并停药。

（2）使用利尿剂如螺内酯、氢氯噻嗪等，应注意补钾。

（3）服用抗凝剂如华法林、阿司匹林等，预防血栓栓塞时，应注意出血倾向，如出现皮肤淤斑、鼻血及牙龈出血及时告诉医护人员。

（4）静脉输液时，速度不宜过快，以每分钟不超过30滴为宜，不要随意调整输液速度，防止诱发心衰。

5. 临产分娩指导

患者出现有规则的子宫收缩，腹部阵痛、阴道出血，多为临产，应按临产分娩知识指导患者。

6. 产后指导

（1）同产褥期护理。

（2）产后3天绝对卧床休息。遵医嘱预防性应用抗生素至产后一周左右。

（3）心功能Ⅰ、Ⅱ级可以考虑哺乳，Ⅲ、Ⅳ级不宜哺乳。

（4）产褥期宣教知识指导患者。不宜再妊娠者，嘱其严格避孕或采取绝育措施。

第二节　妊娠合并病毒性肝炎

孕妇并发的最常见的肝脏疾病是病毒性肝炎，妊娠期感染可严重地危害孕妇及胎儿，病原发病率约为非妊娠期女性的6~9倍，急性重型肝炎发生率为非孕期女性的65.5倍。常见的病原体有甲型（HAV）、乙型（HBV）、丙型（HCV）、丁型（HDV）和戊型（HEV）五种病毒。这些病毒在一定条件下都可造成严重肝功能损害甚至肝功能衰竭。其中以乙型肝炎最常见，可发生在妊娠各期，以妊娠晚期发生率最高，是孕产妇死亡的主要原因之一。

【妊娠、分娩与病毒性肝炎的相互影响】

1. 妊娠和分娩对病毒性肝炎的影响

①妊娠期孕妇免疫功能改变，孕妇易感染肝炎病毒；②妊娠期新陈代谢增加，肝内糖原储备减少，大量雌孕激素等需在肝内灭活，同时胎儿代谢产物需在母体肝脏内解毒，导致肝脏负担增加，加重原有的肝炎病情，甚至发展为重症肝炎；③分娩时体力消耗、出血及手术等加重了对肝脏的损害，易发生急性肝坏死。

2. 病毒性肝炎对妊娠、分娩的影响

（1）对母体的影响：妊娠早期合并病毒性肝炎，可使早孕反应加重，甚至出现妊娠剧吐，而出现的水电解质紊乱，导致肝脏损伤；妊娠晚期则易并发妊娠高血压疾病，可能与体内因肝功能下降，醛固酮的灭活能力下降有关；分娩期因肝功能受损，凝血因子合成减少，产妇易发生产后出血。

（2）对胎儿和新生儿的影响：肝炎病毒可通过胎盘进入胎儿体内，妊娠早期合并病毒性肝炎，胎儿畸形发生率约为正常的 2 倍；胚胎及胎儿感染后则易导致流产、早产、死胎、死产及新生儿感染，使围生儿死亡率明显增高；妊娠期胎儿垂直传播而感染肝炎病毒者，以乙型病毒为多见。

【临床表现】

1. 与急性病毒性肝炎相关的表现

不能用早孕反应或其他原因解释的消化系统症状，如食欲下降、恶心、呕吐、腹胀及厌油腻，部分患者有乏力、畏寒、发热、皮肤巩膜黄染。腹部检查发现肝脏肿大，肝区叩击痛等。

2. 与重症肝炎相关的表现

多见妊娠晚期，起病急，病情重，表现为畏寒发热、皮肤巩膜黄染迅速，尿色深黄，食欲极度减退，频繁呕吐，腹胀腹水，肝臭气味，肝脏进行性缩小，甚至出现肝性脑病表现，如嗜睡、烦躁、神志不清，甚至昏迷。

3. 产科情况

早孕反应出现时间早，症状重，部分甚至发展为妊娠剧吐。其他并发症有：流产、妊娠期高血压疾病、早产、死胎、死产及产后出血等。妊娠期早期急性发病者可导致胎儿畸形。

【辅助检查】

1. 肝功能检查

血清 ALT 增高，如能除外其他原因，特别是数值很高（大于正常 10 倍）、持续时间较长、对病毒性肝炎有诊断价值。血清胆红素在 17μmol/L（1mg/dl）以上，尿胆红素阳性、凝血酶原时间的测定等，均有助于肝炎的诊断。

2. 血清病原学检测

（1）甲型肝炎

急性期患者血清中抗 HAV-IgM 在发病第 1 周即可阳性，1~2 个月抗体滴度和阳性率下降，于 3~6 个月后消失，对早期诊断十分重要，特异性高。

(2) 乙型肝炎

①HBsAg 阳性是 HBV 感染的特异性标志。②抗-HBs 阳性提示有过 HBV 感染，是保护性抗体，表示机体有免疫力。③HBeAg 是核心抗原的亚成分，其阳性和滴度反映 HBV 复制及传染性的强弱。急性乙型肝炎时 HBeAg 短暂阳性，如持续阳性提示转为慢性。在慢性 HBV 感染时，HBeAg 阳性表示肝细胞内有 HBV 活动性复制。当 HBeAg 转阴伴有抗-HBe 出现时，表示 HBV 复制停止。④HBcAg 为乙肝病毒的核心抗原，阳性关于 HBV 在体内复制。

(3) 丙型肝炎

血清中出现抗-HCV 抗体可诊断为 HCV 感染。PCR 技术检测 HCV-RNA 阳性是病毒血症的直接证据。

(4) 丁型肝炎

急性感染时抗-HDV IgM 出现阳性，一般持续 2~4 周，随后抗-HDV IgG 阳性。慢性感染时抗-HDV IgM 持续阳性。

(5) 戊型肝炎

急性期血清内可检测出高滴度的抗-HEV IgM，恢复期血清内可检测出低水平的抗-HEV IgG。

【治疗原则】

肝炎患者原则上不宜妊娠。妊娠合并肝炎的患者与非孕期的肝炎患者处理原则相同：注意休息，加强营养，给予高蛋白质、高维生素、足量糖类和低脂肪饮食。积极采用中西医结合治疗方案，注意保护肝功能，避免使用损害肝脏的药物，预防感染和产后出血。有黄疸者应住院治疗，按重症肝炎处理。

对重症肝炎患者，应预防并治疗肝性脑病，如限制蛋白质摄入、保持排便通畅、应用保肝降氨药物和制剂，积极预防并治疗 DIC，因 DIC 是妊娠期重症肝炎的主要死因，故应进行凝血功能检查。积极防治肝肾综合征。

分娩期准备好新鲜血液，宫口开全后可行胎头吸引术助产，缩短第二产程，注意新生儿隔离和特殊处理。产褥期选用对肝脏损害小的广谱抗生素控制感染，以防肝炎病情恶化。不宜哺乳，可口服生麦芽、敷芒硝退奶。新生儿出生后立即注射乙型肝炎免疫球蛋白，24 小时内接种乙肝疫苗，防止发病。

【护理评估】

1. 健康史

详细询问患者有无与肝炎患者接触或有无输血、注射血制品等病史，同时了解患者接受治疗经过和掌握肝炎相关知识的程度，询问孕妇有无食欲减退、厌油、恶心、呕吐、腹胀、肝区疼痛、乏力、发热、全身皮肤瘙痒等症状。

2. 身体状况

1）观察全身皮肤、巩膜有无黄染，检查肝脏大小，有无触痛、叩击痛等。

2）监测胎心、子宫收缩、产妇的生命体征，以了解产程进展并及早发现异常情况，评估产妇出血倾向。

3）产褥期评估子宫收缩及阴道出血情况，及早发现因凝血机制障碍引起的产后出血，注意观察生命体征、恶露量等。

3. 心理–社会状况

孕妇害怕病毒会传染给孩子，导致胎儿畸形、死胎，从而产生焦虑心理。同时因需要隔离治疗，病程较长，自尊受到影响，而有自卑、郁闷、情绪低落等表现。

【护理诊断】

1. 营养失调：低于机体需要量

与食欲下降、厌油、呕吐等有关。

2. 知识缺乏

缺乏病毒性肝炎感染途径、传播方式、母儿危害及预防保健等知识。

3. 潜在并发症

产后出血、肝性脑病。

【护理措施】

1. 一般护理

（1）注意休息

提供安静、适宜的休养环境，保证每天 9 小时睡眠和适当午休，避免劳累。

（2）加强营养

向孕妇说明合理饮食的重要性，给予高蛋白、丰富维生素、足量碳水化合物、低脂肪饮食，保持排便通畅。

2. 医护治疗配合

（1）妊娠期

1）妊娠合并肝炎孕妇的护理：①遵医嘱使用保肝药物，避免应用可能损害肝功能的药物；②严格执行消毒隔离制度，注意预防感染，以免诱发肝昏迷；③密切观察病情变化，监测肝功能，发现异常及时报告医生进行处理；④定期进行产前检查，检查时应注意执行隔离制度，防止交叉感染。

2）重症肝炎的护理：①限制蛋白质的摄入，蛋白质的摄入量每日应<0. 5g/kg，增加碳水化合物，使每日总热量维持在 7431. 2kJ（1800kcal）以上；②保持排便通畅，减少氨及毒素的吸收。遵医嘱口服新霉素抑制大肠杆菌、减少游离氨及其他毒素的形成。减少碱性溶液灌肠，必要时可给予白醋稀释液灌肠，抑制肠道内氨和有毒物质的吸收；③密切观察病情变化，发现肝昏迷前驱症状及时报告医生处理；④加强基础护理，严格各项操作规程，预防各种感染的发生；⑤预防及治疗 DIC：密切观察是否存在凝血机制障碍或 DIC 的迹象。应用肝素治疗时，应注意观察有无出血倾向。

（2）分娩期

1）密切观察产程进展，注意产妇的出血、凝血功能，临产后配新鲜血备用。

2）宫口开全后可行胎头吸引术助产，尽量缩短第二产程，以减少产妇的体力消耗。

3）预防产后出血：防止产道损伤和胎盘残留，胎肩娩出后立即应用缩宫素。

4）产时严格执行消毒隔离制度和各项技术操作规程，预防感染，减少母婴传播。产后按医嘱使用抗生素。

（3）产褥期

1）继续使用抗生素预防感染。

2）注意观察子宫收缩情况和恶露情况，预防产后出血。

3）新生儿给予免疫接种，预防母婴传播。

4）指导新生儿喂养，现主张血 HBeAg 阳性和初乳中 HBV-DNA 阳性的产妇不宜哺乳，应采用人工喂养，要教会产妇及家属人工喂养的知识和技能。

5）产妇应继续保肝治疗，注意休息，合理营养，并落实避孕措施。

3. 心理护理

（1）向孕妇及家属讲解妊娠与病毒性肝炎的相互影响，解释隔离的必要性和隔离的具体措施，取得孕妇及家属的配合。加强心理疏导，使孕妇保持乐观情绪，消除焦虑恐惧等不良情绪。

（2）将产妇安置在隔离待产室和产房，加强基础护理和心理护理，满足生理和心理需要，解除产妇的紧张、恐惧心理。

【健康教育】

（1）重视围婚期保健，提倡生殖健康，夫妇一方若患有肝炎者应使用避孕套避免交叉感染。乙型肝炎病毒携带者约 40% 为母婴传播，已患病毒性肝炎的育龄女性应避孕，待肝炎痊愈后至少半年，最好 2 年后在医师指导下妊娠。

（2）指导不宜母乳喂养的产妇科学的人工喂养方式。

（3）乙肝产妇所娩新生儿应在产后 1 月龄、6 月龄分别再次注射乙肝疫苗，7 月龄时抽血查乙肝系列。当表面抗原未产生时应就医。

（4）产后母婴应定期到医院随访。

第三节 妊娠合并糖尿病

妊娠期间的糖尿病包括以下两种情况：①糖尿病合并妊娠：是指在原有糖尿病（DM）的基础上合并妊娠者，或者非妊娠期为隐性糖尿病，妊娠后发展为临床糖尿病，即出现糖尿病表现在先，妊娠在后。②妊娠期糖尿病（GDM）：是指妊娠期首次发现或发病的糖尿病，即妊娠在先，出现糖尿病表现在后。

【妊娠与糖尿病的相互影响】

1. 妊娠对糖尿病的影响

①空腹血糖偏低；②胰岛素需要量增加和糖耐量减低；③糖尿病的发生增加或加重；④低血糖、酮症酸中毒；⑤肾糖阈下降；⑥视网膜病变进展风险增大。

2. 糖尿病对妊娠的影响

（1）对孕妇的影响：受孕率降低，妊娠期高血压疾病患病率增加，羊水过多、感染、酮症酸中毒发生率增加，产程延长、剖宫产和产伤概率增加。

（2）对胎儿、新生儿的影响：易发生流产和早产、巨大胎儿、胎儿畸形、胎儿宫内生长受限、高胰岛素血症发生率高。新生儿易发生缺氧、酸中毒、红细胞增多症、肺透明膜病、低血糖。围生儿死亡率增高。

【临床表现】

（1）妊娠期体重可骤增、明显肥胖，或出现“三多一少”的症状。

（2）部分患者也可出现外阴瘙痒、阴道及外阴白念珠菌感染等。

（3）重症时可出现酮症酸中毒伴昏迷，甚至危及生命。

【辅助检查】

尿糖阳性者除外妊娠期生理性糖尿后，可行如下检查：

1. 血糖测定

两次或两次以上空腹血糖测定≥5.8mmol/L，可诊断为糖尿病。

2. 糖耐量筛查试验

妊娠24~28周进行。50g葡萄糖粉溶于200ml水中，5分钟内服完，服后1小时血糖≥7.8mmol/L为糖耐量筛查阳性。阳性者应行空腹血糖测定。空腹血糖正常者则考虑行葡萄糖耐量试验。

3. 葡萄糖耐量试验（OGTT）

我国多采用口服 75g 葡萄糖耐量试验。禁食 12 小时后，口服葡萄 75g，其正常上限值为：空腹 5.6mmol/L，1 小时 10.3mmol/L，2 小时 8.6mmol/L，3 小时 6.7mmol/L，其中任何两项或两项以上达到或超过正常值，即可诊断为妊娠期糖尿病。一项异常则诊断为糖耐量异常。

4. 糖化血红蛋白检查

一般认为糖化血红蛋白测定可以反映前 8～12 周的血糖水平，它可以用来弥补空腹血糖只反映瞬时血糖值的不足、监测病情的控制情况。糖化血红蛋白与血糖控制的关系为：糖化血红蛋白 4%～6%时血糖正常，6%～7%时为比较理想，7%～8%时控制一般，8%～9%时为不理想。

5. 其他

肝肾功能、尿蛋白检查、眼底检查、B 超及胎儿电子监护等。

【治疗原则】

1. 期待疗法

（1）孕期检查：包括了解胎儿生长，孕 36 周起行胎儿电子监护，B 超生物物理评分、多普勒测定胎儿脐血流等。

（2）饮食治疗：严格执行和长期坚持饮食控制。

（3）药物治疗：使用胰岛素控制血糖。

2. 终止妊娠

（1）糖尿病经治疗后不能有效控制，或伴有先兆子痫、羊水过多、眼底动脉硬化、肾功能减退时，应考虑中止妊娠。

（2）38 周左右终止妊娠对胎儿有利。

【护理评估】

1. 健康史

询问过去有无糖尿病病史及糖尿病家族史；有无不良孕产史，如习惯性流产、死胎、死产、胎儿畸形、新生儿死亡等；本次妊娠的经过情况、临床表现及其出现的时间等。

2. 身体状况

（1）症状与体征：是否存在代谢紊乱及产科并发症，如“三多一少”症状（即多饮、多食、多尿、体重减轻）、皮肤瘙痒尤其是外阴瘙痒，有无视物模糊现象等。

妊娠期：评估孕妇有无糖尿病及产科并发症，如低血糖、酮症酸中毒、妊娠期高血压疾病、羊水过多、感染等。评估胎儿的宫内健康情况。

分娩期：主要评估产妇有无低血糖发生，如孕妇出现面色苍白、心悸、出汗、颤抖、饥饿感、视物模糊、甚至昏迷等，需及时给予处理。

产褥期：因体内激素的迅速变化，主要评估产妇有无高血糖或低血糖的症状，控制输入液体的含糖量，监测血糖的变化。注意评估产妇有无与感染有关的征象。

（2）妊娠合并糖尿病的分期：目前普遍使用 White 分类法，根据糖尿病的发病年龄、病程、是否存在血管合并症等进行分类，有助于估计病情的严重程度及预后。

A 级：妊娠期出现或发现的糖尿病。

B 级：显性糖尿病，20 岁以后发病，病程<10 年。

C 级：发病年龄 10~19 岁，或病程为 10~19 年。

D 级：10 岁以前发病，或病程≥20 年，或合并单纯性视网膜病变。

F 级：糖尿病肾病。

R 级：眼底有增生性视网膜病变或玻璃体积血。

H 级：冠状动脉粥样硬化性心脏病。

T 级：有肾移植史。

3. 心理-社会状况

评估孕产妇及家属对疾病的认识程度，对妊娠合并糖尿病知识的掌握情况，是否积极配合检查和治疗，是否存在焦虑等不良情绪以及社会支持情况等。

【护理诊断】

1. 有感染的风险

与孕妇对感染的抵抗力下降有关。

2. 焦虑

与担心自己身体状况和胎儿预后有关。

3. 知识缺乏

缺乏饮食控制及胰岛素使用的相关知识。

4. 有胎儿受伤的风险

与巨大儿、畸形儿、早产、手术产等有关。

5. 潜在并发症

低血糖、产后出血。

【护理措施】

1. 妊娠期护理

加强孕期监护，孕早期每周行产前检查 1 次至第 10 周。孕中期每 2 周 1 次。孕 32 周后每周 1 次，确保母婴健康与安全。

(1) 血糖及尿常规检查

应对孕妇进行严格的血糖监测，确保血糖接近正常水平，必要时可行动态血糖监测，每次产前检查应行尿常规检查，监测尿酮体及尿蛋白情况。

(2) 控制饮食

饮食治疗是糖尿病的治疗护理基础，是糖尿病自然病程中任何预防和控制糖尿病必不可少的措施。通过控制饮食使孕妇血糖控制在正常范围并保证胎儿生长发育。理想的饮食控制目标是：空腹血糖控制在 3.3~5.3mmol/L；餐前 30 分钟：3.3~5.3mmol/L；餐后 2 小时：4.4~6.7mmol/L；夜间：4.4~6.7mmol/L。孕早期孕妇需要的热量与孕前相同，妊娠中期以后，建议孕妇每日摄入热量增加 200kcal，其中糖类 50%~60%，蛋白质 20%~35%，脂肪25%~30%；适当补充维生素、钙及铁；适当限制食盐摄入量。建议将热量分配于三餐及 3 次点心中，早餐及早餐摄入 25%，中餐及午餐摄入 30%，晚餐摄入 30%，睡前摄入 15%。

(3) 适度运动

运动可提高机体对胰岛素的敏感性，改善血糖及脂代谢紊乱，避免体重增长过快。孕期体重增加在 10~12kg 较为理想。宜采用散步和中速步行等有氧运动方式，每日至少 1 次，每次 20~40 分钟，于餐后 1 小时进行。

(4) 合理用药

目前认为，胰岛素对胎儿安全。磺脲类及双胍类降糖药均可通过胎盘，对胎儿有毒性反应，故孕妇不宜口服降糖药物。使用药物控制血糖的糖尿病女性需在妊娠前改为胰岛素后方可妊娠。胰岛素注射途径包括静脉滴注及皮下注射两种。使用胰岛素应注意准确遵医嘱给药，做到制剂、种类正确，剂量准确，按时注射。使用后应注意观察胰岛素不良反应、低血糖反应、过敏反应及注射部位皮下脂肪萎缩或增生等。发现异常应及时报告医生，给予处理。

（5）胎儿监测

观察孕妇宫高、腹围变化，行B超检查了解胎儿宫内发育情况，有无胎儿畸形，孕晚期B超检查还有助于了解胎儿成熟度、羊水量及胎盘成熟度。指导孕妇28周后每日坚持自数胎动，加强胎儿宫内监测，必要时可行胎儿电子监测。

2. 分娩期护理

分娩期应加强监测和护理。

（1）剖宫产或阴道分娩当日晨胰岛素减为原用量的1/2或1/3，防治低血糖。

（2）密切观察产程进展，有条件者给予连续电子胎心监护，发现产程进展缓慢或出现胎心改变，应及时通知医师，并做好阴道助产或剖宫产准备。

（3）阴道分娩时鼓励孕妇进食，保证热量供应。每2小时监测血糖、尿糖和尿酮体，以便及时调整胰岛素的用量，使血糖不低于5.6mmol/L。

（4）按医嘱于胎肩娩出时，给予缩宫素20U肌内注射和静脉注射，预防产后出血。

3. 产后护理

（1）密切观察有无出汗、脉搏快等低血糖表现，应给糖水或静脉注射5%葡萄糖40~60ml，并通知医师。

（2）分娩后24小时内胰岛素减至原用量的1/2，48小时减少到原用量的1/3，产后须重新评估胰岛素的需要量。

（3）观察子宫收缩情况及恶露情况等，鼓励开展新生儿早接触和早吸吮，预防产后出血。

（4）保持腹部及会阴伤口清洁，遵医嘱使用抗生素，预防感染，适当推迟创口拆线时间。

4. 新生儿护理

无论体重大小均按早产儿给予护理。注意保暖、吸氧并尽早开奶。密切观察有无低血糖、低血钙、高胆红素血症及新生儿呼吸窘迫综合征等症状。新生儿娩出 30 分钟后开始定时滴服 25%葡萄糖液，预防新生儿低血糖。

5. 心理护理

护士应及时告知护理计划，帮助患者树立正确的观念，调动产妇积极性，主动配合治疗护理。糖尿病孕妇常担心妊娠及分娩不能顺利进行，应鼓励孕妇说出自己的担心，缓解其紧张情绪。妊娠无果而终或发生畸形儿等，均可打击孕产妇自尊心，护士应表示理解与同情。

【健康教育】

1. 疾病知识指导

向孕妇讲解妊娠合并糖尿病的特点及危害，提高其配合治疗的积极性。

2. 饮食、运动指导

强调饮食与运动对控制血糖的意义，为产妇制订明确的运动方案，确保产妇掌握饮食与运动的具体方法。

3. 自我监测指导

教会产妇自我监测血糖的方法，掌握各时段血糖的正常值，发现异常要及时与医生取得联系。教会孕妇自数胎动，3 次/天，每次 1 小时，将 3 次的胎动计数相加再乘以 4，即为 12 小时胎动数，若胎动数>30 次为正常，<10 次，或胎动数减少超过原来胎动数的 50%而不能恢复时，表示胎儿有宫内缺氧，应及时就诊。

4. 用药指导

对需要使用胰岛素的孕妇，要教会孕妇正确使用和保存胰岛素的方法。

5. 卫生指导

保持个人卫生，尤其是口腔、皮肤、会阴部卫生，勤换内衣裤，如有皮肤瘙痒，勿抓挠，以免感染。注意保暖，避免上呼吸道感染。

6. 出院指导

产妇定期接受产科及内科复查，产后1周复查空腹血糖，最迟不应超过6周，如为异常，则应诊断为孕前糖尿病。如空腹正常，应在产后6~12周进行口服葡萄糖耐量试验，异常则为漏诊的孕前糖尿病，正常者应1~3年检测1次血糖，以尽早发现非胰岛素依赖型糖尿病。鼓励母乳喂养，产后坚持长期避孕，但不宜用药物及宫内避孕器。产后42天常规复查。

第四节　妊娠合并贫血

贫血是妊娠期较常见的合并症，属高危妊娠范畴。由于妊娠期血容量增加，且血浆增加多于红细胞增加，血液呈稀释状态，又称“生理性贫血”。由于妊娠期血液系统的生理变化，妊娠期贫血的诊断标准不同于非孕女性。孕妇外周血红细胞计数 3.5×10^{12}/L 或血红蛋白值<100g/L 或血细胞比容<0.30，为妊娠贫血。国内统计妊娠贫血发生率为10%~20%，以缺铁性贫血为主，巨幼红细胞性贫血发生率0.7%，再生障碍性贫血很少见，发生率约为0.08%。妊娠合并贫血可导致胎儿生长受限、胎儿窘迫、早产、死胎；孕妇因严重贫血可发生贫血性心脏病、充血性心力衰竭和严重感染，死亡率增高。

【妊娠与贫血的相互影响】

妊娠期合并贫血，即使是轻度贫血，也可增加女性妊娠和分娩期间的风险。贫血时机体抵抗力低下，对分娩、手术和麻醉的耐受能力低。重度贫血可导致贫血性心脏病、妊娠期高血压疾病性心脏病、产后出血、失血性休克及产褥感染等并发症，危及孕产妇生命。孕妇骨髓和胎儿在竞争摄取孕妇血清铁的过程中，胎儿组织占优势，加之铁通过胎盘由孕妇运至胎儿的运输是单向性的，一般情况下，胎儿缺铁程度不会太严重。孕妇发生严重缺铁时，贫血导致胎盘供氧和营养物质供给不足，可导致胎儿生长受限、胎儿窘迫、早产、死胎或死产等不良后果。

【临床表现】

1. 缺铁性贫血

轻者无明显症状，或只有皮肤、口唇黏膜和睑结膜稍苍白；重者可有乏力、头晕、耳鸣、心悸、气短、食欲不振、腹胀、腹泻、皮肤黏膜苍白，可有口腔炎、舌炎、皮肤毛发干燥、脱发、指甲脆薄等。

2. 巨幼细胞贫血

①贫血多为中、重度。表现为乏力、头晕、心悸、气短；②消化道症状：食欲缺乏、恶心、呕吐、腹泻、舌炎等；③周围神经炎症状：手足麻木、针刺或冰冷等感觉异常，行走困难；④其他：低热，水肿，脾大，表情淡漠。

3. 再生障碍性贫血

主要表现为进行性贫血、皮肤及内脏出血及反复感染。

【辅助检查】

1. 血常规

红细胞计数<3.5×10^{12}/L，血红蛋白值<100g/L，血清铁<6.5μmol/L，可诊断为缺铁性贫血。

2. 骨髓象

巨幼红细胞性贫血外周血象呈大细胞性贫血，网织红细胞大多减少，中性粒细胞核分叶过多，通常有血小板减少。骨髓象：红细胞系统呈巨幼细胞增生，核染色质疏松，可见核分裂。血清叶酸值<6.8mmol/L，红细胞叶酸值<227nmol/L 提示叶酸缺乏。若叶酸值正常，应测孕妇血清维生素 B_{12}值，若<90pg 提示维生素 B 缺乏。

【治疗原则】

其原则为去除病因，补足贮铁。

1. 病因治疗

尽可能去除导致缺铁的病因。如改善饮食，积极治疗消化系统疾病。

2. 补铁治疗

治疗性铁剂有无机铁和有机铁两类。前者中以硫酸亚铁最常用。右旋糖酐铁、葡萄糖酸亚铁、山梨醇铁、富马酸亚铁及琥珀酸亚铁等。铁剂补充首选口服铁剂。如硫酸亚铁 0.3g，每日 3 次，可同时服维生素 C 0.3g 及 10%稀盐酸 0.5~2ml，以促进铁的吸收。口服铁剂不能耐受或胃肠铁吸收存在障碍时，可采用铁剂肌内注射。右旋糖酐铁肌注最为常用，用法：第 1 日，首先注射 0.5ml 行过敏试验，观察 1 小时无过敏反应者，给予 50mg，以后每日或隔日 100mg，直至总需量。注射用铁的总需量(mg)=(需要达到的血红蛋白浓度-患者的血红蛋白浓度)×0.33×患者体重(kg)。

【护理评估】

1. 健康史

咨询孕妇既往史，了解其饮食习惯，有无长期挑食偏食以及不良的食物加工方法。咨询有无消化系统疾病，如慢性腹泻和胃十二指肠溃疡。询问有无慢性失血性病史，营养不良病史以及胃肠道手术病史等。

2. 身体状况

询问本次妊娠过程及营养摄入情况，了解早孕反应以及持续时间。询问头晕、乏力、倦怠等症状出现的时间。行产前检查，评估孕妇皮肤、黏膜以及全身情况，正确判断贫血程度，注意了解胎儿生长发育情况，注意有无双胎及其他异常产科情况。

3. 心理-社会状况

评估孕妇对贫血的认知程度，了解孕妇有无紧张焦虑情绪。了解其家属经济状况，评估其家庭及社会支持系统情况。

【护理诊断】

1. 知识缺乏

缺乏妊娠合并贫血的保健知识及对服用药物的重要性的知识。

2. 活动无耐力

与贫血缺氧、食欲不振、腹泻有关。

3. 有胎儿受伤的风险

与母亲贫血、早产等有关。

4. 焦虑

与担心胎儿安危有关。

5. 有感染的风险

与贫血导致机体抵抗力降低有关。

【护理措施】

1. 生活护理

加强休息，增加营养，纠正偏食及挑食不良饮食习惯，建议孕妇摄取高铁、高蛋白质及高维生素 C 食物，如动物肝脏、瘦肉、蛋类、葡萄干以及深色蔬菜。注意饮食搭配，避免蔬菜、谷类、茶叶中的磷酸盐和鞣酸等影响铁的吸收。

2. 补铁护理

指导孕妇遵医嘱正确补充铁剂。注意观察有无不良反应，口服铁剂对胃黏膜有刺激作用，可引起恶心、呕吐、胃部不适等症状，应指导孕妇饭后或餐中服用铁剂。此外，铁与肠内硫化氢作用可形成黑色便，护士应予以解释。注射法补充铁剂应行深部肌内注射法。

3. 分娩期护理

在临产前给予止血药维生素 K_1、卡巴克洛（安络血）、维生素 C 等药物，并配新鲜血备用，必要时可考虑输血。产前输血以浓缩红细胞为最好，输血不可过多过快。严密观察产程，加强胎心监护，第二产程酌情给予阴道助产，减少产妇的体力消耗；胎儿前肩娩出时，立即遵医嘱肌内注射或静脉注射宫缩剂，加强宫缩，预防产后出血。

4. 产褥期护理

产后密切观察子宫收缩及阴道出血，遵医嘱使用缩宫素促进子宫收缩，防止产后出血；加强会阴部护理同时给予抗生素防治感染。产前贫血未纠正者应继续补铁治疗贫血；严重贫血或有严重并发症者，不宜哺乳，指导产妇退奶；加强新生儿监护，吸氧，注意保暖，降低围产儿的死亡率。

5. 心理护理

加强护患沟通，耐心倾听患者主诉，缓解孕产妇紧张情绪，告知医疗和护理计划，增加孕产妇的安全感和自信心。及时向孕妇家属通报病情，减轻家庭成员的焦虑，取得其配合。

【健康教育】

（1）女性于孕前应积极治疗易引起贫血的疾病，如月经过多、寄生虫病等。

（2）加强卫生宣教，指导孕妇合理饮食，防止偏食，并应多食富含铁剂的食物，如动物肝脏、瘦肉、鱼类、蛋类、绿叶蔬菜。

（3）孕中期常规补充足够铁剂、维生素 C、叶酸、维生素 B_{12}。

（4）嘱贫血孕产妇体位变化时，动作宜慢，以防摔伤。

（5）患再生障碍性贫血的女性应严格避孕，若已妊娠，在妊娠早期应行人工流产术。

第五节　妊娠合并特发性血小板减少性紫癜

妊娠合并特发性血小板减少性紫癜（ITP），也称妊娠合并原发性血小板减少性紫癜，是一种常见的免疫性血小板减少性紫癜。由脾产生的抗体（IgG）使血小板在脾内被破坏，少数由肝和骨髓的巨噬细胞破坏，结果使血小板减少。由于巨核细胞有与血小板相同的抗原，因而血小板相关抗体（PAIg）也可以结合到巨核细胞上，抑制其成熟，使血小板的生成也减少。血小板相关免疫球蛋白（PA-IgG、PA-IgM、PA-C_3）产生机制目前还不清楚，无法预防，通常被认为是自身抗体，妊娠合并血小板减少者多属此种。

【妊娠与血小板减少性紫癜的相互影响】

1. 妊娠对血小板减少性紫癜的影响

妊娠一般不影响血小板减少性紫癜的病程及预后，但妊娠可使稳定型的 ITP 复发或使活动型的 ITP 加重，使 ITP 女性出血机会增多。

2. 血小板减少性紫癜对妊娠的影响

①对母体的影响：ITP 使血小板迅速被破坏，因此孕妇可有出血倾向，可发生流产、胎盘早剥。尤其是血小板<50×10^9/L 的孕妇，在分娩过程中，孕妇用力屏气可诱发颅内出血、产道裂伤出血及血肿形成，产后出血、手术切口出血，严重时可有内脏出血而危及生命；产后恶露增多，可延长到 40~90 天。

②对胎儿及新生儿的影响：可导致胎死宫内、新生儿血小板减少，严重者有颅内出血的风险。

【临床表现】

皮肤黏膜出血和贫血，轻者仅有四肢及躯干皮肤的出血点、紫癜及淤斑、鼻出血、牙龈出血；严重者可出现消化道、生殖道、视网膜及颅内出血。脾不大或轻度增大。

【辅助检查】

1. 实验室检查

血小板低于 100×10^9/L，一般低于 50×10^9/L 才有临床症状。

2. 骨髓检查

巨核细胞正常或增多，成熟型血小板减少。

【治疗原则】

1. 手术治疗

一般不必终止妊娠，只有当严重血小板减少未获缓解者在妊娠 12 周前需用肾上腺皮质激素治疗者，可考虑终止妊娠。

2. 药物治疗

用药尽可能减少对胎儿的不利影响，除支持疗法、纠正贫血外，可根据病情选择使用肾上腺皮质激素、输入丙种球蛋白、脾切除、输血小板等治疗措施。

3. 分娩方式的选择

分娩方式原则上选择阴道分娩为主。

【护理评估】

1. 健康史

了解孕产妇是否有皮肤出血点、淤斑、鼻出血、牙龈出血史。

2. 身体状况

评估孕产妇皮肤出血点和淤斑的面积，鼻和牙龈出血的发生频率，出血持续时间，是否有贫血，以及对疾病的认识程度，是否掌握病情自我监护要点、预防及应急处理出血的方法。

3. 社会-心理状况

评估孕妇的心理特征和焦虑程度。安慰患者，做好心理疏导，教会孕妇预防外伤的措施以及如何配合治疗护理，减轻孕妇的恐惧和焦虑心理。

【护理措施】

1. 严密观察出血倾向

注意观察尿便颜色、性状、皮肤紫癜、淤斑情况，出现头痛、视物模糊、喷射性呕吐等立即报告医生，警惕颅内出血。

2. 严密监护胎儿宫内情况

嘱产妇按时产检，教会自数胎动的方法，孕32周后，至少每周1次NST，住院后，建议每日1~2次NST，必要时行缩宫素激惹试验，以便及时了解胎儿宫内情况。

3. 分娩方式的选择

原则上以阴道分娩为主。特发性血小板减少性紫癜产妇的最大风险是分娩时出血。若行剖宫产，手术创面大，增加出血风险。胎儿可能有血小板减少，经阴道分娩有发生颅内出血的风险，如有以下剖宫产指征时要做好术前准备：①产妇血小板 $<50\times10^9/L$，有出血倾向；②胎儿头皮血或胎儿脐血证实胎儿血小板 $<50\times10^9/L$；③有脾切除史。

4. 分娩时护理

当血小板 $<50\times10^9/L$，应静脉滴注新鲜血或血小板悬液。在分娩进入活跃期后宫口近开全时或剖宫产术中可输入。可遵医嘱采取联合用药，即单次冲击用泼尼松500mg，丙种球蛋白400mg/kg，输入新鲜冷冻血浆及血小板或新鲜全血，可使血液中血小板增加，减少出血。阴道分娩应避免滞产及阴道助产，如胎头吸引、产钳助产等。仔细缝合伤口，防止血肿形成。积极防治产后出血。

5. 新生儿护理

新生儿出生后常规留脐血检查血小板、血小板抗体及血常规。观察新生儿有无出血倾向，并动态观察新生儿血小板是否减少。ITP 不是母乳喂养的禁忌证，但母乳中含有抗血小板抗体，是否母乳喂养应视母亲病情及新生儿血小板计数而定。

【健康教育】

1. 饮食指导

鼓励进食富含维生素、蛋白质的食物，饮食宜清淡、易消化、少刺激、无渣，勿食用粗糙及需要费力咀嚼的食物，以免引起口腔黏膜及胃肠道出血，有消化道出血时应禁食。

2. 活动与休息指导

保证适当休息，不做剧烈的运动，避免过度劳累。急性发作时卧床休息，保证充足及良好的睡眠，出血严重时绝对卧床休息。

3. 疾病知识指导

向患者及家属介绍本病的病因与特征；正确认识出血表现；消除诱发因素，如粗硬食物、病毒感染、过度疲劳、突然外伤等。教会孕妇和家属处理突发出血的应急方法，以及如何与医疗机构取得联系。

4. 复诊指导

建议产后到内科进一步随诊、治疗，产后 42 天到医院复查。

第六节　妊娠合并梅毒

梅毒是由苍白密螺旋体引起的慢性全身性的性传播疾病。苍白密螺旋体在体外干燥条件下不易生存，一般消毒剂及肥皂水均可杀灭。其在新中国成立前是四大性病之首，20 世纪 60 年代初基本被消灭，20 世纪 80 年代后再次发生和流行。其传播途径主要为性接触传播，约占 95%以上。患有梅毒的孕妇可通过胎盘传染给胎儿，引起胎儿宫内感染。梅毒螺旋体也可以间接接触传染，如通过接吻、哺乳和被患者分泌物污染的衣裤、被褥等日常用品造成传播。

【对胎儿及婴幼儿的影响】

患一、二期梅毒的孕妇传染性最强，梅毒螺旋体可通过胎盘而感染胎儿引起流产、早产、死胎、死产。未经治疗的一、二期梅毒，胎儿的感染率几乎达100%；早期潜伏梅毒胎儿的感染率达80%，且有20%早产；未经治疗的晚期梅毒，胎儿的感染率为30%；患晚期潜伏梅毒的孕妇，虽性接触已无传染性，仍有10%的机会传给胎儿。

【临床表现】

梅毒螺旋体自表皮或黏膜破损处进入体内，需要2~4周的潜伏期，然后开始发病，早期外阴部、宫颈及阴道黏膜发红、溃疡，如果没有得到及时治疗约有1/3发展为晚期梅毒，传染力虽弱，但是有可能引起神经梅毒及心血管梅毒等，后果严重。

患梅毒孕妇能通过胎盘将螺旋体传给胎儿引起晚期流产、早产、死产或分娩先天梅毒儿，先天梅毒儿早期表现有皮肤大疱、皮疹、鼻炎及鼻塞、肝脾大、淋巴结大等；晚期多出现在2岁以后，表现为楔状齿、鞍鼻、间质性角膜炎、骨膜炎、神经性耳聋等，其病死率和致残率明显增高。

【辅助检查】

（1）暗视野显微镜检查。

（2）梅毒血清学检查对诊断二期、三期梅毒，以及判定梅毒的发展、痊愈及判断药物的疗效都有十分重要的意义。

（3）梅毒螺旋体IgM抗体检测。

（4）分子生物学检测。

【治疗原则】

1. 青霉素疗法

此方法是孕妇梅毒首选的治疗方法。具体为：①普鲁卡因青霉素80万U，肌内注射，每日1次，连用10~20天；②苄星青霉素240万U，肌内注射，每周1次，连用3次。青霉素过敏者可改用红霉素治疗。

2. 先天梅毒儿的治疗

①普鲁卡因青霉素5万U/(kg·d)肌内注射，每日1次，连用10~15天；②脑脊液检测正常者，可用苄星青霉素5万U/(kg·d)肌内注射1次。

【护理评估】

1. 健康史

有无性乱史、性生活不洁史、污染衣物接触史。

2. 身体状况

询问患者有无阴道分泌物异常如增多或呈脓性，有无尿痛、尿频、排尿困难，外阴红肿、烧灼感等不适，查体阴道和宫颈有无充血、水肿、脓性分泌物，有无下腹部局部压痛、炎性包块等。

3. 心理-社会状况

患者因有不洁性生活史且出现典型的临床症状而产生害羞、恐惧心理，害怕影响夫妻感情和传染给新生儿，思想负担较重。

【护理措施】

1. 心理护理

当患者确诊为妊娠合并梅毒，且得知梅毒对下一代的危害时，情绪会突然变得极为压抑或躁动不安，感情会变得更加脆弱，甚至有轻生的念头。护士要主动与患者交谈，耐心倾听她们倾诉，鼓励她们说出心中疑虑，了解她们的真实想法，尊重患者，保护患者隐私，建立良好的护患关系，满足她们的心理需要，使患者能充分信赖医护人员，并以正确的态度对待疾病，帮助她们建立战胜疾病的信心。

2. 分娩期护理

患者临产后安排在隔离产房分娩，由专人陪产、助产。由于病原体可通过产道传给新生儿，故在第二产程尽量避免做对胎儿有损伤的手术操作。适当提早行会阴侧切，减少胎儿头皮与阴道壁的摩擦，防止由产道引起的母婴传播。产后送回隔离休养室。常规给予青霉素 80 万 U 肌内注射，每天 2 次。使用一次性产包和一次性塑料膜垫，使用后打包焚烧。产床用 0.5%过氧乙酸溶液擦洗，如有布类污染用 0.5%有效氯消毒液浸泡 30 分钟后送清洗房处理。新生儿除了经胎盘传播感染外，婴儿接触乳房或乳头可感染此病，故对分娩时母亲梅毒血清学试验（RPR）阳性者，不应实施母乳喂养。

3. 防止院内交叉感染

基础护理与产后会阴护理放在最后，用物单独处理。护理人员接触产妇和新生儿时需使用一次性手套，出院后床单位要进行终末消毒。

【健康教育】

1. 对家属的宣教

积极争取患者配偶的配合，引导他们在患者面前保持良好的心态，请家属安慰患者，治疗期间禁止性生活，性伴侣同时进行检查及治疗，治疗后需接受随访。

2. 复查指导

第1年每3个月复查1次，以后每6个月复查1次，连续2~3年。若发现病情加重，如血清梅毒抗体由阴性变为阳性或滴定度升高4倍或症状复发者，应遵医嘱加倍药量治疗。

3. 再孕指导

对已终止妊娠的患者，要求其做到待梅毒治愈后才能再次妊娠。

4. 卫生指导

嘱患者及其家属养成良好的性卫生习惯，保持患病部位皮肤清洁，避免继发感染。

5. 新生儿喂养指导

向患者讲解不宜母乳喂养的原因，教会患者及家属人工喂养的方法和在养育过程中如何避免母婴间的传播。

第七节　妊娠合并急性阑尾炎

急性阑尾炎是妊娠期最常见的外科疾病。妊娠期急性阑尾炎的发病率与非孕期相同，国内资料显示为0.5‰~1‰。妊娠各期均可发生急性阑尾炎，但在妊娠前6个月常见，分娩期及产褥期少见。

【临床表现】

1. 早期妊娠合并阑尾炎

右下腹疼痛不一定呈转移性，伴有发热、恶心、呕吐，腹泻较少，如诱发流产者在持续性右下腹疼痛的基础上，还有阵发性腹痛，为节律性子宫收缩所致，极易与原发症状相混淆。体检下腹有压痛和反跳痛，麦氏点处最为明显，伴有腹肌紧张，化验白细胞计数及中性粒细胞比例增高等。病史、症状及体征与非妊娠期阑尾炎相似。超声检测对阑尾炎、阑尾周围脓肿有一定的诊断价值。

2. 中晚期妊娠合并阑尾炎

临床表现常不典型。常无明显的转移性右下腹痛。阑尾尾部位于子宫背面时，疼痛可位于右侧腰部。约80%的孕妇其压痛点在右下腹，但压痛点位置常偏高。增大的子宫将壁腹膜向前顶起，故压痛、反跳痛和腹肌紧张常不明显。妊娠期白细胞计数>15×10^9/L时有助于阑尾炎诊断。

【辅助检查】

1. 血象

妊娠期白细胞计数呈生理性增加，至孕晚期可达（9~10）$\times10^9$/L，分娩或应激状态时可达25×10^9/L。因此，只用白细胞计数增高协助诊断阑尾炎意义不大。如分类有核左移，中性粒细胞比例超过80%或白细胞计数持续≥18×10^9/L，有临床意义。

2. B超

是简单安全的检查方法，可见阑尾呈低回声管状结构，僵硬，压之不变形、横切面呈同心圆似的靶向图像，直径≥7mm。

3. X线和CT

可显示阑尾区气影、阑尾改变、脓肿等，对阑尾炎诊断价值不大，妊娠期应慎用。

【治疗原则】

妊娠期急性阑尾炎的治疗原则是早期诊断和及时手术治疗。早期手术既简单又安全，还可降低近期或远期并发症的发生率。故一旦高度怀疑急性阑尾炎，无论妊娠时期，均应及时手术。

【护理评估】

1. 健康史

评估孕妇既往有无慢性阑尾炎病史。

2. 身体状况

评估患者疼痛的部位、性质、疼痛持续的时间。评估患者有无消化道症状，包括恶心、呕吐、食欲缺乏等症状。

3. 心理-社会状况

评估患者的精神心理状态，担心阑尾炎引起胎儿的危险。

【护理诊断】

1. 知识缺乏

与缺乏有关急性阑尾炎相关知识及母儿危害及预防保健知识等有关。

2. 预感性悲哀

与急性阑尾炎造成的后果有关。

3. 急性疼痛

与阑尾炎的炎症病变有关。

【护理措施】

妊娠期合并急性阑尾炎不主张保守治疗。一旦确诊，应在积极抗感染治疗的同时，立即进行手术治疗，尤其在妊娠中、晚期。对妊娠期高度可疑合并急性阑尾炎者，也是剖腹探查的指征。此外，尚需考虑流产、早产及婴儿存活的问题。

1. 妊娠早期（1～12 周）合并急性阑尾炎

无论其临床表现轻重，均应手术治疗。此时对子宫干扰不大，不会影响继续妊娠。若待妊娠中晚期复发时再行手术，既增加手术难度，对母子也有危险。

2. 妊娠中期（13～24 周）合并急性阑尾炎

其临床表现轻且拒绝手术者，可采用非手术治疗，静脉给予大剂量青霉素或氨苄青霉素。若病情进展不能控制，应手术治疗。此时胚胎已固着，手术对子宫干扰不大，不易流产，可继续妊娠。一般认为，妊娠 4~6 个月是手术切除阑尾的较佳时机。

3. 妊娠晚期（28~36 周）合并急性阑尾炎

应手术治疗，即使因手术刺激引起早产，手术对孕妇影响亦不大。

妊娠期合并急性阑尾炎时，胎儿能否存活不取决于阑尾切除手术，而是决定于延误诊断或延误手术切除。妊娠不是阑尾手术的禁忌，手术未必一定引起早产。为了预防流产和早产，术后常规应用镇静剂、沙丁胺醇（舒喘灵）或孕酮等保胎治疗也是十分必要的。

第十章　妊娠特有疾病的护理

第一节　妊 娠 剧 吐

妊娠剧吐是指妊娠期少数孕妇早孕反应严重，恶心、呕吐频繁，不能进食，导致营养障碍、水电解质紊乱并威胁孕妇生命。多见于6~12周出现，妊娠3月后症状逐渐好转、消失。剧吐严重时可导致脱水、电解质紊乱及代谢性酸中毒，甚至肝肾衰竭、死亡。

【临床表现】

1. 恶心、呕吐

常于停经6周左右出现，多见于初孕妇。首先出现恶心、呕吐等早孕反应，以后症状逐渐加剧，直至不能进食，呕吐物中有胆汁和咖啡渣样物。

2. 水、电解质紊乱

严重呕吐和不能进食可导致脱水及电解质紊乱，使氢、钠、钾离子大量丢失。患者明显消瘦，神疲乏力，皮肤黏膜干燥，口唇干裂，眼球内陷，脉搏增快，尿量减少，尿比重增加并出现酮体。

3. 酸、碱平衡失调

可出现饥饿性酸中毒，呕吐物中盐酸的丢失可致碱中毒和低钾血症。

4. 脏器功能损伤

如呕吐严重，不能进食，可出现脏器功能损伤。如肝功能受损，则出现血转氨酶和胆红素增高；如肾功能受损，则血尿素氮、肌酐升高，尿中可出现蛋白和管型；眼底检查可有视网膜出血。严重并发症如Wernicke-Korsakoff综合征主要表现为中枢神经系统症状，病情继续发展，可致患者意识模糊，陷入昏迷状态。

【辅助检查】

1. 血液检查

测定血红细胞计数、血红蛋白、血细胞比容、全血及血浆黏度，可了解有无血液浓缩及其程度。查血清电解质、CO_2 结合力或血气分析以判断有无电解质紊乱及酸碱平衡失调。测定血钾、钠、氯，以了解有无电解质紊乱。监测肝肾功能以了解其有无受损。

2. 尿液检查

记 24 小时尿量，测定尿量、尿比重、尿酮体等情况，检查有无尿蛋白及管型。

3. 肝肾功能检查

包括胆红素、转氨酶、尿素氮、尿酸和肌酐等。

4. 心电图检查

此项尤为重要，可及时发现有无低血钾或高血钾所致的心率失常及心肌损害。

5. 眼底检查

了解有无视网膜出血。

6. MRI

一旦出现神经系统症状，需要采用 MRI 头颅检查，排除其他的神经系统病变。同时，Wernicke-Korsakoff 综合征可有特征性的表现：对称性第三、四脑室，中脑导水管周围，乳头体、四叠体、丘脑等为主要受累部位；MRI 上可见上述部位病变呈稍长 T_1 长 T_2 信号，FILAIR 序列呈现高信号，DWI 序列病变急性期为高信号，亚急性期为低信号，急性期由于血脑屏障破坏病变可强化。

【治疗原则】

1. 输液治疗

禁食 2~3 天，每天静脉滴注葡萄糖液和葡萄糖盐水共 3000ml，但需根据患者体重酌情增减。同时应根据化验结果决定补充电解质和碳酸氢钠溶液的剂量，输液中加入维生素 C 及维生素 B_6。每天尿量至少应达到 1000ml。贫血严重或营养不良者，也可输血或静脉滴注复方氨基酸 250ml。尿酮体阳性者应适当多给予葡萄糖液。在此期间，医护人员对患者的关心、安慰及鼓励是很重要的。

2. 口服药物治疗

呕吐停止后，可少量多次进食及口服多种维生素，同时输液量可逐天递减至停止静脉补液。输液期间及停止补液以后，必须每天早晚各一次查尿酮体，阳性者恢复原输液量。若效果不佳（包括复发病例），可用氢化可的松 200~300ml 加入 5% 葡萄糖液内缓慢静脉滴注。同时进行静脉高营养疗法，每 5~7 天监测体重以判断疗效。对于孕周大于 12 周的患者可酌情给予镇吐药，如甲氧氯普胺（胃复安）10mg，tid；或异丙嗪 25mg，tid；或苯海拉明 12.5~25mg，q4~6 小时肌内注射，均可缓解恶心和呕吐等症状。甲氧氯普胺可能有嗜睡、头晕和肌张力障碍等不良反应。此外，可试用针灸疗法，在手腕掌侧折痕近端 5cm 处针灸，30 分钟 1 次，每天 3 次，可有效缓解剧吐。

3. 并发症治疗

若剧吐后出现青紫窒息，应考虑是否有胃液吸入综合征；若剧吐后出现胸痛、呕血，应考虑是否有 Mallory-Weiss 综合征，即由于剧吐引起的食管和胃交界处黏膜破裂出血，必须紧急手术治疗。

4. 终止妊娠

经上述治疗，若病情不见好转，而出现以下情况，应考虑终止妊娠：①体温升高达 38℃ 以上，卧床时心率每分钟超过 120 次。②持续性黄疸和（或）蛋白尿，肝肾功能严重受损。③有多发性神经炎及中枢神经系统病变，经治疗后不见好转。④有颅内或眼底出血，经治疗后不见好转。

【护理评估】

1. 健康史

询问孕妇的停经史、早孕反应情况、本次发生的时间；评估孕妇妊娠前的饮食量及饮食习惯。

2. 身体状况

评估孕妇呕吐发生的时间、频率、呕吐物的量及性质；评估孕妇的全身情况，测量体温、脉搏、血压；评估有无面色苍白，皮肤干燥，脉搏细数，尿量减少，血压下降等症状。

3. 心理-社会状况

评估孕妇有无焦虑、恐惧、烦躁不安等症状。

【护理诊断】

1. 舒适改变：恶心、呕吐

与妊娠后血中绒毛膜促性腺激素水平显著升高及孕妇焦虑紧张有关。

2. 活动无耐力

与严重呕吐和长期入量不足有关。

3. 体液不足

与恶心、呕吐有关。

4. 潜在并发症

视网膜出血、意识障碍。

【护理措施】

1. 一般护理

保持室内整洁、安静，避免异味、异物刺激，每日通风2次，每次30分钟。保证充足休息睡眠(7~8小时/日)，待病情恢复后鼓励孕妇下床活动，促进胃肠蠕动，增加食欲。

2. 饮食护理

呕吐剧烈时遵医嘱先禁食2~3日，给予补液治疗，2000~3000ml/d，待病情好转后少量进流食，给予清淡、易消化、适合口味、营养丰富饮食，少量多餐（每2小时1次），逐渐增加食量。

3. 心理护理

向孕妇解释妊娠反应属生理现象，告知其发生原因及持续时间，消除顾虑，缓解情绪，树立信心。

4. 症状护理

每日测体温、心率、呼吸2~3次，观察孕妇精神状态、皮肤弹性、巩膜颜色、尿量（每日尿量应在1000ml以上），准确记录液体出入量，发现异常及时报告医生。

5. 镇吐药护理

遵医嘱应用镇吐药。

6. 适时终止妊娠

经过处理，病情无改善，并出现持续黄疸，体温在38℃以上。

【健康教育】

（1）保持心情舒畅，有充分的休息和睡眠，注意口腔卫生。心率超过120次/分者，应考虑终止妊娠。

（2）饮食宜清淡，易消化，少量多餐，禁食过甜、油炸及味道过浓食物。

（3）指导孕妇起床前吃一些干食物（饼干），可吃一些咸的食物，或尝试一些冷饮如酸奶、清凉果汁等。

（4）教会孕妇自测脉搏，如活动后脉搏>100次/分，应停止活动，立即休息，活动后如有头晕，应立即蹲下或坐下以防摔伤。协助生活护理及外出检查。

第二节 妊娠期高血压病

妊娠期高血压疾病是发生于妊娠期特有的疾病，多数病例表现为妊娠期一过性高血压、蛋白尿症状，分娩后随之消失。该疾病严重影响母婴健康，是孕产妇及围生儿死亡的重要原因之一。

【临床表现及分类】

1. 妊娠期高血压

血压≥140/90mmHg，妊娠期首次出现，并于产后12周恢复正常；尿蛋白（-）；患者可伴有上腹部不适或血小板减少，产后方可确诊。

2. 子痫前期

（1）轻度：血压≥140/90mmHg，孕20周后出现；尿蛋白≥300mg/24h或（+）。可伴有上腹不适、头痛等症状。

（2）重度：血压≥160/110mmHg；尿蛋白含量≥2g/24h或（++）；血肌酐>106μmol/L；血小板<100×10^9/L；血LDH升高；血清ALT或AST升高；持续性头痛或其他脑神经或视觉障碍；持续性上腹不适。

3. 子痫

子痫前期孕妇抽搐不能用其他原因解释。

4. 慢性高血压并发子痫前期

高血压孕妇孕20周以前无尿蛋白，若出现尿蛋白含量≥300mg/24h；高血压孕妇孕20周后突然尿蛋白增加，血压进一步升高或血小板<100×10^9/L。

5. 妊娠合并慢性高血压

孕前或孕20周以前血压≥140/90mmHg，或孕20周后首次诊断高血压并持续到产后 12 周后。

子痫前可有不断加重的重度子痫前期，但子痫也可发生于血压升高不显著者、无蛋白尿或水肿病例。通常产前子痫较多，约 25% 子痫发生于产后 48 小时。

子痫抽搐进展迅速，前驱症状短暂，表现为抽搐、面部充血、口吐白沫、深昏迷；随之深部肌肉僵硬，很快发展成典型的全身痉挛、惊厥、有节律的肌肉收缩和紧张，持续 1~1.5 分钟，其间孕妇无呼吸运动；此后抽搐停止，呼吸恢复，但仍昏迷，最后意识恢复，但困惑、易激惹、烦躁。

【辅助检查】

1. 尿液检查

测定尿相对比重、尿常规、观察有无蛋白尿。必要时可做 24 小时尿蛋白定量、定性分析。

2. 血液检查

测定血常规、血凝全套、电解质及二氧化碳结合力、肝肾功能测定。

3. 眼底检查

眼底小动脉痉挛，动静脉比例可由正常的 2:3 变为 1:2，甚至 1:4，或出现视网膜水肿、渗出、出血，甚至视网膜剥离、一过性失明。

4. 其他检查

心电图、胎盘功能和胎儿成熟度检查等。

【治疗原则】

妊娠期高血压疾病的治疗目的是控制病情、延长孕周，确保母儿安全。基本处理原则是休息、镇静、解痉，有指征的降压、利尿，密切监测母儿情况，适时终止妊娠。

1. 妊娠期高血压

一般门诊处理，加强孕期监测，保证休息，合理调节饮食，采取左侧卧位，孕妇自测胎动。

2. 子痫前期

应住院治疗，防止子痫及并发症。治疗原则为镇静、解痉、降压、合理扩容及必要时利尿，密切监测母儿情况，适时终止妊娠。

3. 终止妊娠的指征

（1）妊娠期高血压、轻度子痫前期的孕妇可期待至足月分娩。

（2）重度子痫前期患者：妊娠<26 周经治疗病情不稳定者建议终止妊娠；妊娠 26~28 周根据母儿情况及当地诊治能力决定是否期待治疗；妊娠 28~34 周，若病情不稳定，经积极治疗 24~48 小时病情仍加重，促胎肺成熟后终止妊娠；若病情稳定，可期待治疗；妊娠≥34 周患者，胎儿成熟后可考虑终止妊娠；妊娠 37 周后的重度子痫前期应终止妊娠。

4. 终止妊娠的方式

妊娠期高血压疾病患者，若无产科剖宫产指征，原则上考虑阴道试产。但如果不能在短时间内阴道分娩，可考虑放宽剖宫产指征。

5. 子痫处理原则

（1）控制抽搐：硫酸镁为首选药物；地西泮、苯妥英钠、冬眠合剂酌情应用。

（2）改善缺氧纠正酸中毒：面罩和气囊吸氧、根据二氧化碳结合力及尿素氮值，给予适量 4%碳酸氢钠纠正酸中毒。

（3）适时终止妊娠：抽搐控制 2 小时后可考虑终止妊娠。

【护理评估】

1. 健康史

详细询问是否存在妊娠期高血压疾病的诱发因素，本次妊娠后血压变化情况，是否伴有蛋白尿、水肿；有无头痛、视力改变及上腹不适等症状。

2. 身体状况

（1）血压：血压高低与病情有直接关系，测出的血压值应与基础血压比较，初次测血压升高者应休息 1 小时后复测。

（2）尿蛋白：应取中段尿检查，凡尿蛋白定量≥0.3g/24h 者为异常。尿蛋白量的多少直接反映了肾血管痉挛的程度及肾小管上皮细胞缺氧及其功能损害的程度。

（3）水肿：妊娠期高血压疾病孕妇的水肿，一般休息后不缓解。应评估有无水肿及水肿的范围。水肿局限于膝以下为“+”，延及大腿为“++”，延及外阴、腹部为“+++”，全身水肿或伴有腹腔积液为“++++”。若孕妇体重于一周内增加超过 0.5kg，表明有隐性水肿的可能。

（4）自觉症状：孕妇出现头痛、视物模糊、上腹部不适等症状时，提示病情进一步发展，应引起高度重视。

（5）子痫：子痫发作时抽搐、昏迷是最严重的临床表现，护士应特别注意发作状态、频率、持续及间隔时间、神志情况；有无唇舌咬伤、摔伤、窒息等。

3. 心理-社会状况

妊娠期高血压孕妇常因担心胎儿安危而表现出沮丧、郁闷、烦躁不安；如疾病控制效果不明显会表现悲观、失望、不知所措；家属则表现紧张。

【护理诊断】

1. 体液过多

与下腔静脉受增大子宫压迫使血液回流受阻或营养不良性低蛋白血症有关。

2. 有受伤的风险

与发生抽搐有关。

3. 潜在并发症

胎盘早期剥离。

【护理措施】

1. 一般护理

（1）饮食与休息

保持病室整洁、安静，保证充足睡眠，每日不少于10小时，取左侧卧位为宜；指导孕妇进食富含蛋白质、维生素、铁、钙和锌等微量元素的食物；减少过量食盐和脂肪摄入。

（2）病情观察

关注孕妇有否头痛、视物模糊、上腹部不适等症状；每日测血压及体重一次，每日或隔日复查尿蛋白；注意监测胎心、胎动和宫缩等情况。

（3）间断吸氧

增加血氧含量，改善全身主要脏器与胎盘的氧供。

2. 用药护理

（1）硫酸镁

治疗子痫的一线药物，也是子痫前期预防子痫的预防药物。

1）用药指征：控制子痫抽搐及防止再抽搐；预防重度子痫前期发展为子痫；子痫前期临产前用药预防抽搐。

2）用药方法：静脉给药结合肌内注射。①控制子痫静脉用药：负荷剂量硫酸镁2.5~5g，溶于10%葡萄糖20ml静推（15~20分钟），或者5%葡萄糖100ml快速静滴，继而1~2g/h静滴维持。或者夜间睡前停用静脉给药，改为肌内注射，用法：25%硫酸镁20ml+2%利多卡因2ml深部臀肌内注射。24小时硫酸镁总量25~30g，疗程24~48小时。②预防子痫发作：负荷和维持剂量同控制子痫处理。用药时间长短依病情而定，一般为日静滴6~12小时，24小时总量不超过25g。用药期间每日评估病情变化，决定是否继续用药。

3）毒性反应：硫酸镁的治疗浓度与中毒浓度相近，用药过程中应严密观察其毒性作用。硫酸镁过量可导致膝反射减弱或消失，全身肌张力减退，呼吸肌麻痹，甚者心跳停止。

4）注意事项：用药过程中加强患者血压监测；在用药前、用药中及用药后均应监测以下指标：膝腱反射必须存在；呼吸不少于16次/分；尿量≥400ml/24h或≥17ml/h；尿少提示排泄功能受抑制，镁离子易蓄积而发生中毒。出现毒性反应时应立即停用硫酸镁并静脉缓慢推注（5~10分钟）10%葡萄糖酸钙10ml。

（2）镇静剂

用地西泮、冬眠药物时嘱孕妇绝对卧床休息，防止体位性低血压。

（3）降压药

用降压药物时，严密监测血压，根据监测血压来调节用药速度及药量。

（4）利尿剂

在全身或主要脏器严重水肿的情况下应用利尿剂，应严密监测有无血容量不足的临床表现。

3. 分娩期与产后护理

（1）分娩期护理

应严密观察产程进展，加强全产程护理。第一产程应让产妇保持安静、休息；密切监测血压、脉搏、尿量、胎心、宫缩情况，重视产妇的主诉；尽量缩短第二产程、避免产妇过度用力屏气，做好接产与会阴切开、手术助产准备；第三产程中高度重视预防产后出血，在胎儿前肩娩出后立即注射缩宫素，及时娩出胎盘并按摩宫底监测血压变化；使用缩宫素时监测血压、宫缩及胎心；做好抢救母儿的准备；需剖宫产者做好手术准备。

(2) 产后护理

胎儿娩出后监测血压，病情稳定后方可送回病房。病情严重者仍需使用硫酸镁 24~48 小时，产后 48 小时内至少每 4 小时观察 1 次血压，防止产后子痫；大量硫酸镁治疗的患者易发生宫缩乏力性产后出血，应密切观察子宫复旧情况，严防产后出血。

4. 子痫护理

(1) 协助医生控制抽搐

控制患者抽搐是首要任务。硫酸镁为首选药物，必要时同时应用高效镇静剂等药物。

(2) 保持呼吸道通畅

立即给氧；患者抽搐昏迷时禁食、禁水，取头低偏侧位，防止呕吐物吸入引起窒息或吸入性肺炎，并备好气管插管和吸引器，以利及时吸出呕吐物及呼吸道分泌物。

(3) 专人护理，严密监护

密切观察血压、脉搏、呼吸、体温及尿量，记录出入量；做好血、尿检验和各项特殊检查，及时发现肺水肿、急性肾功能衰竭、脑出血等并发症。

(4) 防止受伤

取出义齿；用开口器或缠裹纱布的压舌板置于上下磨牙间，用舌钳固定舌以防舌唇咬伤；用床护栏防止患者坠床，必要时用约束带。

(5) 避免刺激

将患者置于单人暗室，保持绝对安静，避免声光刺激；治疗、护理集中操作、动作轻柔，防止诱发抽搐。

(6) 做好终止妊娠准备

子痫发作后多自然临产，应及时发现产兆并做好母儿抢救准备。一般抽搐控制 2 小时后可考虑终止妊娠。

5. 心理护理

耐心倾听患者主诉，了解心理变化；说明本病的病理过程及转归，解释治疗、护理方法和目的，取得配合；教会患者自我放松的方法，如听轻音乐、与人交流、倾诉、以减轻紧张、忧虑的情绪，积极配合治疗护理。

【健康教育】

1. 告知指导

（1）告知孕妇和家属妊娠、分娩、产褥期的一般常识；详细说明妊娠期高血压疾病发生、发展、转归以及对孕妇和胎儿的影响。

（2）孕妇作B超、心电图、胎儿监护、眼底检查等之前，护士均要说明该项检查的目的、意义和注意事项。患者应如何配合，并由专人将孕妇送到检查科室，以消除紧张心理。

2. 自我观察的指导

（1）休息：保证充足睡眠，每晚不少于8~9小时，且保证每日有1~2小时的午休时间。中度高血压以上者卧床休息，减少刺激，切忌情绪激动，活动量过大。重度者应安置暗室，避免声光刺激。

（2）左侧卧位：告知孕妇休息及睡眠取左侧卧位，可纠正右旋子宫，减轻下腔静脉受压，增加回心血量，改善子宫胎盘血液循环。

（3）自数胎动：嘱孕妇早、中、晚自数胎动1小时，正常为每小时3~5次，3次胎动次数乘以4即为12小时胎动次数，不少于30次为正常。

（4）饮食：低盐饮食（每日盐的摄入量不超过6g，减轻水钠潴留），注意摄入足够蛋白质、蔬菜、水果、补充铁和钙剂。

（5）体重：每周测1次，每次要穿基本上相同重量的衣服；若每周增长大于0.5kg，说明体内有水分的潴留，应增加测体重次数，隔日或每周测2次体重，了解水肿程度。

（6）留取尿标本：留尿前清洁外阴，防止阴道分泌物混入尿中，影响检查结果。

3. 特殊用药指导

（1）妊娠期高血压疾病的治疗原则：解痉、降压、镇静、利尿、适时终止妊娠。硫酸镁为首选药物，肌注和静滴能扩张血管、解痉、降压，能有效预防和控制子痫发作。

（2）硫酸镁静滴时，可出现皮肤潮红、发热、恶心、四肢麻木等。为了减少其毒性，速度不宜过快，滴速应控制在15~30滴/分，不要随便调快静滴速度。硫酸镁深部肌注后，可做局部热敷，加快药物吸收，减轻药物对局部的刺激。

（3）告知孕妇及家属硫酸镁的中毒反应及注意事项，定时检查膝腱反射、呼吸及尿量。如出现四肢无力、呼吸减慢<16次/分、尿量<600ml/24h，应及时告知医生协同处理。

（4）长时间使用利尿、脱水剂，要注意有无乏力、腹胀、肌张力减弱等低血钾、脱水的情况，出现上述症状要告诉医生协同及时处理。

4. 加强产前、产时、产后的监护，防止子痫发生

（1）严密监测血压、脉搏、呼吸、尿量及宫缩，胎心情况。子痫前期重度患者应置于单间暗室，保持室内空气流通，尽量减少声光刺激，保持安静，治疗和护理操作相对集中，避免干扰，防止受伤和坠床。

（2）当患者出现规律宫缩，腹部阵痛、阴道出血等临产征兆时，护士要做好心理护理．解除其紧张、恐惧心理，密切观察生命体征、神志及尿量。宫口开全后尽量不让产妇用力，应手术助产尽快结束分娩。第三产程注意宫缩及阴道出血情况，重视患者的主诉。

5. 产后指导

产后绝对卧床休息，待血压稳定在正常范围，体力恢复后才能逐渐下床活动和哺乳。

第三节　妊娠期肝内胆汁淤积症

妊娠期肝内胆汁淤积症（ICP）是妊娠期特有的并发症，主要发生在妊娠晚期，少数发生在妊娠中期，以皮肤瘙痒和黄疸为特征，主要危害胎儿及新生儿，可引起胎膜早破、自发性早产、胎儿生长受限、胎儿宫内窒息、新生儿颅内出血及神经系统后遗症等，使围生儿发病率和死亡率明显增高。

ICP 仅为孕妇发生，产后迅速消失，发病率冬季高于夏季，且有明显的家族倾向。发病原因目前尚不清楚，可能与高雌激素水平或肝脏对雌激素高敏感性、遗传因素、环境因素、应用某些药物有关。其中，遗传因素决定患者的易感性，非遗传因素决定 ICP 的严重程度。

【临床表现】

1. 瘙痒

孕晚期无皮肤损伤的瘙痒为本病的首发症状，一般先从手掌和足底开始，然后逐渐向肢体近端延伸甚至可发展到面部，有昼轻夜重现象，分娩后很快消失。

2. 黄疸

黄疸多发生在瘙痒发生数日至数周内出现，部分病例黄疸与瘙痒同时发生，于分娩后数日内消退。

3. 其他症状

严重瘙痒时引起失眠和疲劳、恶心、呕吐、食欲缺乏。

【辅助检查】

1. 血清胆酸测定

肝内胆汁淤积症患者血清胆酸较正常可增加 10~100 倍，并持续至产后下降，5~8 周可恢复正常。因血清胆酸升高是肝内胆汁淤积症最特异的指标，并且与胎儿预后关系密切，其水平越高，则病情越重。因此，动态地监测孕妇血清胆酸值是判断病情严重程度和胎儿预后的最敏感指标。

2. 肝功能测定

多数患者门冬氨酸转氨酶（AST），丙氨酸转氨酶（ALT）表现为轻至中度升高，高于正常值 2~10 倍。肝内胆汁淤积症患者的 ALT 较 AST 更为敏感；部分患者血清胆红素轻-中度升高，一般不超过 85.5μmol/L，其中直接胆红素占 50%以上。

3. NST 检查及胎儿生物物理评分法

从孕 34 周开始每周行 NST 试验，必要时行胎儿生物物理评分，以便及早发现隐性胎儿缺氧。NST 基线胎心率变异消失可作为预测肝内胆汁淤积症胎儿宫内缺氧的指标。

【治疗原则】

（1）缓解瘙痒症状，降低血胆酸水平，考来烯胺、苯巴比妥、地塞米松、熊去氧胆酸（UDCA）等药物能使孕妇临床症状减轻，胆汁淤积的生化指标和围生儿预后改善。

（2）加强胎儿监护，及时发现胎儿缺氧并采取相应措施：从孕34周开始每周行NST，有条件者每日行1~2次NST，必要时行胎儿生物物理评分，以便及早发现胎儿窘迫。NST基线变异率消失可作为预测ICP胎儿宫内缺氧的指标。

（3）适时终止妊娠，改善妊娠结局：孕妇出现黄疸，胎龄已达36周；无黄疸、妊娠已足月或胎肺已成熟者；有胎盘功能明显减退或胎儿窘迫者应及时终止妊娠。应以剖宫产为宜，经阴道分娩会加重胎儿缺氧，甚至死亡。

【护理评估】

1. 健康史

评估既往有无不良孕产史，如流产、早产、死胎、死产、围生儿死亡及低体重儿等；既往妊娠或家庭中有无类似病史；口服避孕药后有无胆汁淤积病史等。

2. 身体状况

重点评估瘙痒发生的时间、程度、有无黄疸、尿色加深、粪色变浅等症状；同时重点评估胎儿宫内发育情况，有无胎儿生长受限、宫内缺氧及早产征象等。

3. 心理-社会状况

因严重瘙痒可引起失眠和情绪变化，因此，应评估孕妇的心理耐受程度，有无焦虑感以及孕妇及家属对疾病的认知程度。

【护理诊断】

1. 胎儿有受伤的风险

与可能发生早产或胎儿宫内窒息有关。

2. 舒适的改变

与胆盐刺激皮肤感觉神经引起瘙痒有关。

3. 焦虑

与担心胎儿的生命安全有关。

【护理措施】

1. 一般护理

（1）保持病室安静、舒适、温湿度适宜、床铺整洁。指导孕妇选择宽松、舒适、透气性及吸水性良好的纯棉内衣裤、袜，并保持良好的卫生习惯。

（2）避免挠抓加重瘙痒和皮肤损伤，可压、拍局部以减轻痒感，保持手部清洁。禁用过热的水洗浴，勿使用肥皂擦洗。

（3）有计划安排好护理活动，减少对孕妇睡眠的影响。如因瘙痒严重影响睡眠时，可遵医嘱给予抗组胺类或镇静、安眠类药物，并观察疗效。

（4）指导孕妇饮食宜清淡，禁食辛辣刺激性食物及蛋白含量高的食物，多食水果和蔬菜，补充各种维生素及微量元素。

2. 医护治疗配合

（1）加强母儿监护，预防并发症发生

1）增加产前检查的次数，定期测定孕妇血中胆酸、转氨酶及胆红素，动态了解病情变化。孕 34 周后每周行 NST 检查，并将基线胎心率变异消失作为预测 ICP 胎儿宫内窘迫的指标。结合胎动必要时胎儿生物物理评分法，用以早期发现隐性胎儿宫内窘迫。对于在 32 周内发病的 ICP 患者，伴有黄疸、妊娠高血压疾病或双胎妊娠、或既往有死胎、死产等不良孕产史者，应立即住院监护，每日吸氧 2 次，每次 30~60 分钟。适当增加休息时间，取左侧卧位，改善胎盘循环。同时遵医嘱给予高渗葡萄糖、维生素及能量合剂，既达到保肝作用又可提高胎儿对缺氧的耐受性，从而改善妊娠结局。

2）出现黄疸的孕妇，胎龄达 36 周；无黄疸、妊娠足月或胎肺已成熟者；胎盘功能减退或胎儿宫内窘迫者应及时终止妊娠，降低围生儿病死率。因阴道分娩会加重胎儿缺氧，以剖宫产为宜，以减少母儿并发症。于分娩前遵医嘱补充维生素 K_1，防止产后出血。

3）在分娩期和产后，由于产妇维生素 K 的吸收量较少，所以应注意缩短第二产程，胎儿娩出后积极按医嘱给孕妇注射止血药物，预防产后出血的发生。

（2）药物治疗的护理

药物可改善孕妇瘙痒症状和围生儿预后，减轻胆汁淤积。临床中常用药物有考来烯胺、苯巴比妥、地塞米松、熊去氧胆酸等。

1）因考来烯胺影响脂溶性维生素 A、维生素 D、维生素 K 及脂肪的吸收，用药时注意补充维生素；

2）苯巴比妥可增加新生儿呼吸抑制的风险，因此临近产前不宜应用；

3）地塞米松遵医嘱每日 12mg 连用 1 周，在后 3 日内应逐渐减量至停药，以防止不良反应的发生。

3. 心理护理

孕妇常因瘙痒影响休息而心情烦躁，担心胎儿及新生儿预后而焦虑。护理人员应耐心倾听孕妇的叙述和提问，评估瘙痒程度及睡眠质量，详细讲解疾病的相关知识，及时提供其所需的信息，帮助孕妇及家人认识疾病并保持良好心态，积极配合治疗。同时发挥家庭支持系统作用，减轻其心理应激，增加孕妇的心理耐受性和舒适感，使其顺利地度过妊娠期和分娩期。

【健康教育】

1. 疾病知识指导

向产妇讲解妊娠期胆汁淤积的基本知识，使孕妇及家属了解本病的特点，积极配合治疗。

2. 饮食指导

孕妇宜清淡饮食，避免辛辣刺激性强的食物，以免加重瘙痒的症状。

3. 卫生指导

勤换内衣，保持局部清洁，增加舒适感。清洗局部，水温不可过高。告诉孕妇不可留长指甲，避免抓破皮肤。

4. 自我监护指导

教会孕妇自数胎动的方法，发现胎动过多、过少都应及时报告医护人员。

第十一章 分娩期并发症的护理

第一节 脐带异常

脐带正常长度为 30~70cm，平均长度为 55cm，位于胎儿先露部后面，无缠绕、打结等异常。脐带异常包括脐带先露、脐带异常、脐带缠绕、脐带长度异常、脐带打结、脐带扭转和脐带附着异常。脐带先露、脱垂或绕颈等阻碍了胎儿的血液循环，易造成胎儿窘迫，甚至引起死亡。其中，以脐带绕颈是较严重的并发症之一。

脐带围绕胎儿颈部、四肢或躯干者，称为脐带缠绕。90%为脐带绕颈，以绕颈一周者居多。发生原因与脐带过长、胎儿小、羊水过多及胎动频繁等有关。脐带绕颈对胎儿影响与脐带缠绕松紧、缠绕周数及脐带长短有关。

脐带短于 30cm 者，称为脐带过短。妊娠期间脐带过短常无临床症状，临产后因胎先露部下降，脐带被牵拉过紧，使胎儿血循环受阻，因缺氧出现胎心率异常，严重者导致胎盘早剥。胎先露部下降受阻引起产程延长，以第二产程居多。

脐带长度超过 80cm 者，称为脐带过长。过长的脐带易造成脐带绕颈、绕体、打结、脱垂或脐带受压。

脐带打结有假结和真结两种。脐带假结是指因脐血管较脐带长，血管卷曲似结，或因脐静脉较脐动脉长形成迂曲似结，通常对胎儿无大危害。脐带真结多先为脐带缠绕胎体，后因胎儿穿过脐带套环而形成真结。若脐带真结未拉紧则无症状，拉紧后胎儿血循环受阻可致胎死宫内。

脐带扭转少见。胎儿活动可使脐带顺其纵轴扭转呈螺旋状，生理性扭转可达 6~11 周。脐带过分扭转在近胎儿脐轮部变细呈索状坏死，引起血管闭塞或伴血栓形成，胎儿可因血运中断而致死亡。

脐带附着异常包括球拍状胎盘或脐带帆状附着。脐带附着于胎盘边缘者，称为球拍状胎盘，分娩过程中对母儿无大影响。脐带附着于胎膜上，脐带血管通过羊膜与绒毛膜间进入胎盘者，称为脐带帆状附着。

【临床表现】

脐带先露或脱垂对产妇的影响不大，只是增加剖宫产率，对胎儿则危害甚大。发生在胎先露部尚未衔接、胎膜未破时的脐带先露，因宫缩时胎先露部下降，一过性压迫脐带可致使胎心率异常。胎先露部已衔接、胎膜已破者，脐带受压于胎先露部与骨盆之间，引起胎儿缺氧，甚至胎心完全消失。头先露最严重，肩先露最轻。若脐带血循环阻断超过8分钟，则胎死宫内。

【辅助检查】

1. 胎心监护

监护手段包括胎儿监护仪、超声多普勒或听诊器检测胎心率以及行胎儿生物物理监测。

2. 阴道检查

胎膜已破者一旦胎心率出现异常，应行阴道检查，了解有无脐带脱垂和脐带血管有无搏动。

3. B型超声检查

判定脐带位置，脐血流图以及彩色多普勒等均有助于诊断。脐带缠绕处的皮肤有明显的压迹，脐带缠绕1周者为U形压迹，内含一小圆形衰减包块，并可见其中小短光条；脐带缠绕2周者，皮肤压迹为W形；脐带缠绕3周或3周以上，皮肤压迹为锯齿状，其上为一条衰减带状回声。

【治疗原则】

（1）一旦发生脐带脱垂，胎心音尚好者，应在数分钟内娩出胎儿。

（2）脐带脱垂且胎儿存活，如宫口开全、胎头已入盆者，应立即行产钳术或胎头吸引术，臀先露应行臀牵引术，肩先露可行内倒转术及臀牵引术协助分娩，上述处理有困难者应立即行剖宫产术。

（3）若宫口未开全者，应做好术前准备，立即行剖宫产术。在准备手术期间，产妇取头低臀高位，必要时用手将胎先露部推至骨盆上口以上，以减轻脐带受压，术者的手保持在阴道内，以阻止胎先露部下降，避免脐带受压，脐带则消毒后还纳阴道内。

(4) 经产妇、胎膜未破而宫缩良好者，取头低臀高位，密切观察胎心率，等待胎头衔接，宫口逐渐扩张，胎心保持良好者，可经阴道分娩，初产妇或为不完全臀先露或肩先露者，应行剖宫产术。

(5) 胎心音消失超过 10 分钟者可确定为胎死宫内，应将情况通告家属，任其经阴道自然娩出，为避免会阴裂伤，可行穿颅术。

【护理评估】

1. 健康史

评估患者的孕产史、既往病史。

2. 身体状况

主要评估产妇的临床表现及情绪变化。监测胎心及胎动情况，了解有无胎儿宫内窘迫表现。

3. 心理-社会状况

评估产妇的精神状态有无烦躁不安，疼痛难忍，恐惧、焦虑，担心母儿健康，盼望尽早结束分娩，产妇丈夫及家属等社会支持系统等。

【护理诊断】

1. 潜在并发症

胎儿窘迫。

2. 焦虑、恐惧

与担心胎儿的安危有关。

【护理措施】

(1) 加强孕期监护，积极预防脐带显露与脐带脱垂。

1) 对胎先露部未衔接者应绝对卧床休息，以左侧卧位为宜，防止脐带脱垂。

2) 对临产后胎先露部未入盆者，尽早做 B 型超声检查有助于诊断脐带先露。尽量不做或少做肛诊或阴道检查。

3) 必须行人工破膜者，应采取高位破膜，以避免脐带随羊水流出时脱出。检查时应动作迅速轻柔，以免延误处理时间加重脐血管受压。

（2）严密观察产妇的生命体征、胎儿情况，如密切观察胎心率的变化。

（3）应及时给予吸氧等处理，必要时做好剖宫产术的准备尽快结束分娩。

（4）提供心理支持，减少焦虑和恐惧，帮助患者分析目前状况，使患者积极参与护理。

【健康教育】

（1）超声检查有助于尽早发现脐带先露。

（2）对临产后胎先露部迟迟不入盆者，尽量不作或少作肛查或阴道检查。

（3）需人工破膜者，应行高位破膜，避免脐带随着羊水流出而脱出。

第二节　产后出血

产后出血（PPH）是指胎儿娩出后 24 小时内失血量超过 500ml，剖宫产时超过 1000ml，是分娩期的严重并发症，居我国产妇死亡的原因之首。引起产后出血的主要原因为子宫收缩乏力、胎盘因素、软产道损伤及凝血功能障碍。以上原因可共存或相互影响，在诊断中应给予重视。

【临床表现】

分娩后 2 小时是产后出血的高发时段，应密切关注。产后出血的主要临床表现为胎儿娩出后阴道出血及出现失血性休克、严重贫血等相应症状。

1. 症状

出血量多，出血速度快时，产妇面色苍白、皮肤湿冷，主诉口渴、头晕、心慌，血压下降、脉搏细速等休克表现；严重时表现畏寒、寒战、打哈欠，懒言或表情淡漠，呼吸急促甚至烦躁不安，继而可转入昏迷状态。软产道损伤或阴道壁血肿的产妇，可有尿频或肛门坠胀感。

2. 体征

(1) 子宫收缩乏力出血

往往有产程延长、胎盘剥离延缓。出现间歇性阴道出血、血色暗红、有凝血块。子宫轮廓不清，触不清宫底，按摩后子宫收缩变硬，停止按摩又变软，按摩子宫时有大量血液或血块自阴道流出。

(2) 胎盘因素出血

胎儿娩出后 15 分钟胎盘未娩出并伴大量阴道出血，可能为胎盘剥离不全、粘连或植入所致。如胎盘娩出后出血，多为胎盘、胎膜残留。

(3) 软产道裂伤出血

胎儿娩出后，立即出现持续不断的阴道流血，且颜色鲜红能自凝。出血量与裂伤程度相关。

(4) 凝血功能障碍

表现为阴道大量出血或少量持续不断出血，血液不凝，并可伴有全身各部位出血，止血困难。

【辅助检查】

1. 正确评估产后出血量

目前临床常用方法有 3 种：

（1）称重法：失血量（ml）=［胎儿娩出后所有敷料湿重（g）-胎儿娩出前所有敷料干重（g）］/1.05［血液比重（g/ml）］。

（2）容积法：用有刻度的容器收集阴道流出血液，较简便、可靠地了解出血量。

（3）面积法：将血液浸湿的敷料面积按 10cm×10cm 为 10ml 计算，目前临床较少用。目测失血量往往只有实际出血量的一半，临床一般不用。

（4）休克指数法（SI）：休克指数=脉率/收缩压（mmHg），SI=0.5 为正常；SI=1 为轻度休克；1.0~1.5 时，失血量为全身血容量的 20%~30%；1.5~2.0 时为 30%~50%；若 2.0 以上为 50%以上，重度休克。

2. 实验室检查

检查血常规、出凝血时间、凝血酶原时间及纤维蛋白原等。

【治疗原则】

1. 一般治疗

（1）立即建立静脉通道，做好输血准备，加快输液速度。

（2）遵医嘱应用止血药或宫缩药、输血。

2. 产后子宫收缩乏力

（1）产后宫缩乏力者，立即按摩子宫促进子宫收缩，按摩子宫有3种方法。第一种方法：用一手置于产妇腹部，触摸子宫底部，拇指在子宫前壁，其余4指在子宫后壁、均匀而有节律地按摩子宫，促使子宫收缩，是最常用的方法。第二种方法：一手在产妇耻骨联合上缘按压下腹中部，将子宫向上托起，另一手握住宫体，使其高出盆腔，在子宫底部进行有节律地按摩子宫，同时间断地用力挤压子宫，使积存在子宫腔内的血块及时排出。第三种方法：一手在腹部按压子宫体后壁，另一手握拳置于阴道前穹隆挤压子宫前壁，两手相对紧压子宫并做按摩，不仅可刺激子宫收缩，还可压迫子宫血窦，减少出血，此法快捷有效。

（2）胎肩娩出后立即使用宫缩药，常用缩宫素10U加入5%葡萄糖注射液500ml中静脉滴注，可预防或减少宫缩乏力的发生，也可用10U直接注射于子宫体；或使用麦角新碱0.2~0.4mg肌内注射或宫体直接注射（心脏病、妊娠期高血压疾病者慎用）；还可使用前列腺素类药物$PGF_{2\alpha}$ 500~1000μg肌内注射或子宫体注射，米索前列醇200μg舌下含化，卡前列甲酯1mg经阴道或直肠给药。

（3）采用宫腔纱布条填塞止血者，应24小时取出纱布条，取出前滴注缩宫素10U，并应给予抗生素预防感染，取出纱布条后应密切观察子宫收缩和阴道流血情况。

（4）结扎盆腔血管止血。

3. 胎盘因素导致的出血

（1）协助医生清除残留的胎盘碎片和血块。

（2）剥离困难疑有植入性胎盘者，根据医嘱做好子宫切除的手术准备。

4. 软产道损伤所致出血

（1）彻底止血，并按解剖层次缝合伤口，不留死腔，避免缝线穿透直肠黏膜。

（2）对软产道血肿者可行血肿切开清除术，彻底止血，同时注意补充血容量。

5. 凝血功能障碍所致出血

（1）应针对不同病因和疾病种类进行治疗。

（2）尽快输新鲜全血，补充血小板、纤维蛋白原或凝血酶原复合物、凝血因子。

6. 手术治疗

如发生产后出血，经上述治疗无效仍出血不止者，为抢救产妇生命，可行手术治疗，充分做好术前准备，严密监测产妇的生命体征、神志变化，及早发现休克征兆。

【护理评估】

1. 健康史

护士除收集一般病史外，尤其要注意收集与诱发产后出血有关的病史，如孕前患有出血性疾病、重症肝炎、子宫肌瘤；多次人工流产史及产后出血史；妊娠期合并妊娠高血压疾病、前置胎盘、胎盘早剥、多胎妊娠、羊水过多；分娩期产妇精神过度紧张，过多使用镇静剂、麻醉剂；产程过长，产妇衰竭或急产以及软产道损伤等。

2. 身体状况

（1）观察阴道出血是否凝固，同时估计出血量。

（2）观察血压下降情况，若改变体位时收缩压下降>10mmHg，脉率增加>20 次/分，提示血容量丢失 20%~25%；呼吸急促、脉细数，体温开始可低于正常随后也可增高。

3. 心理-社会状况

一旦产后出血发生，产妇会表现出异常惊慌、恐惧、手足无措，担心自己的生命安危，把全部希望寄托于医护人员，但由于出血过多与精神过度紧张，有些产妇很快进入休克昏迷状态。

【护理诊断】

1. 潜在并发症

失血性休克。

2. 有感染的风险

与失血过多，抵抗力低下有关。

3. 恐惧

与阴道大出血有关。

4. 疲乏

与失血性贫血、产后体质衰弱有关。

【护理措施】

1. 预防产后出血

分娩期正确处理产程，合理使用宫缩剂，并仔细检查胎盘及软产道有无裂伤；尤应加强产后2小时内的监护和处理，产后4～6小时及时督促产妇排空膀胱，以免影响宫缩致产后出血；早期哺乳，刺激子宫收缩，减少阴道出血量；鼓励产妇翻身、活动、早期下床，以促进恶露的排出。

2. 观察病情变化

严密监测产妇的生命体征、子宫收缩、阴道出血的量和性质、会阴切口情况。测量产后出血量有多种方法，归纳起来有目测估计法、面积换算法、称重法、盆接法及比色法，其中盆接法较简便、准确。观察尿量的变化，若每小时尿量<30ml为少尿；观察产妇的意识、皮肤黏膜的颜色，重视产妇主诉。检查软产道，如宫颈、阴道后穹隆及会阴部有无裂伤、血肿，必要时行肛诊。检查胎盘及胎膜的完整性，胎盘边缘有无断裂的血管，胎盘表面有无陈旧性血块附着，胎膜破口距胎盘边缘的距离等。

3. 针对病因止血

（1）子宫收缩乏力性出血：立即按摩子宫，同时遵医嘱注射缩宫药以加强子宫收缩。

（2）胎盘因素出血：原则是助娩胎盘。明确胎盘是否剥离，如已剥离，可协助胎盘娩出；若为胎盘部分残留，可用手取出，必要时行刮宫术，防止子宫穿孔；若为植入性胎盘，切除植入部分或行次全子宫切除术，切忌用手强行挖取。

（3）软产道裂伤出血：协助医生及时准确地修补缝合。若为阴道血肿，在补充血容量的同时，切开血肿，清除血块，缝合止血。

（4）凝血功能障碍：若发现出血不凝、会阴伤口出血不止等，应立即通知医生，并抽血做有关凝血功能的检查。针对不同病因、病种进行护理，必要时请内科医生会诊。

4. 纠正失血性休克

对失血较多但尚未休克者，应及早补充血容量；对失血多发生休克者，注意为其提供安静的环境，保持平卧位、吸氧、保暖、快速建立静脉通道并保持通畅，遵医嘱及时输液、输血等，以维持足够的循环血量。医护人员必须密切配合，在确定原因的同时争分夺秒地进行抢救。

5. 预防和控制感染

各项操作严格遵守无菌原则；遵医嘱给予抗生素预防感染；产后加强会阴护理，同时观察切口及恶露的量、色、味的变化。

6. 心理护理

在采取各种护理措施前，给予产妇详细地解释，消除其顾虑，主动关心产妇，鼓励产妇说出内心的感受，减轻焦虑、恐惧感。

【健康教育】

1. 产后饮食指导

产妇应进食富含蛋白质、维生素、微量元素的食物及新鲜蔬菜和水果，特别是含铁丰富的食物，如瘦肉、猪肝、大枣等，有利于纠正贫血，避免生冷、辛辣食品。

2. 产后活动指导

嘱产妇充分休息，病情好转后逐步增加活动量，告知产妇在活动期间，如果出现心慌、口渴、头晕、恶心、呕吐等不适，应暂停活动，及时通知医护人员。

3. 卫生指导

嘱产妇勤换会阴垫，保持外阴清洁，讲解子宫复旧的过程和恶露的变化。42 天内禁止盆浴及性生活。

4. 母乳喂养指导

根据产妇身体情况指导母乳喂养，保持乳汁通畅，建议产妇纯母乳喂养 6 个月以上。

5. 复诊指导

嘱产妇常规 42 天后来院复查，如出现阴道出血增多、体温升高、恶露有异味等异常情况，应随时复诊。

第三节　羊水栓塞

羊水栓塞（AFE）是指在分娩过程中羊水进入母体血循环引起急性肺栓塞、过敏性休克、DIC、肾衰竭等一系列严重分娩并发症的综合征。羊水栓塞也可发生在足月分娩和妊娠10~14周钳刮术时，死亡率高达60%以上，是孕产妇死亡的主要原因之一。羊水栓塞主要是过敏反应，建议命名为"妊娠过敏反应综合征"。

【临床表现】

1. 症状

临床经过分为急性休克、DIC引起的出血及急性肾衰竭3个阶段。破膜后，任何时间都可能发生羊水栓塞，但多于第一产程末、第二产程宫缩较强时，也可发生在胎儿娩出后的短时间内。患者在强烈阵痛后突感烦躁不安、气促、呛咳、发绀、寒战、恶心、呕吐，迅速出现循环衰竭，进入休克或昏迷状态；还表现为全身皮肤黏膜、胃肠道、肾出血等；严重者发病急骤，可于数分钟内死亡。

2. 体征

肺部听诊有湿啰音，心率增快，血压急剧下降，呼吸困难，少尿或无尿，全身皮肤黏膜有出血点。

【辅助检查】

1. 症状检查

全身皮肤、黏膜有出血点及淤斑、阴道出血、切口渗血、心率增快、肺部可听到湿啰音。

2. 床旁胸部X线检查

可见双肺有弥漫性点片状浸润影，沿肺门周围分布，伴有右心扩大。

3. 床旁心电图

提示右心房、右心室扩大，ST段下降。

4. DIC有关的实验室检查

凝血因子缺乏检查（血小板计数、血浆纤维蛋白原测定、凝血酶原时间测定）及凝血功能检查有阳性指征，心内血、肺小动脉或毛细血管、子宫阔韧带血管内可查见羊水有形物质。

【治疗原则】

一旦出现羊水栓塞的临床表现，应立即进行抢救，重点针对过敏和急性肺动脉高压所致低氧血症及呼吸循环衰竭、预防 DIC 及肾功能衰竭。

1. 解除肺动脉高压，改善肺血流

（1）盐酸罂粟碱：能直接松弛血管平滑肌，解除痉挛，同时对冠状动脉、肺动脉、脑血管均有扩张作用。

（2）阿托品：心率慢时应用 1mg 每 15~30 分钟静脉注射 1 次，直至患者面色潮红，症状缓解为止，心率快者不宜使用。可阻断迷走神经反射所引起的肺血管痉挛及支气管痉挛，与盐酸罂粟碱合用效果更好。

（3）氨茶碱：250mg 加入 25% 的葡萄糖注射液 20ml 中缓慢静脉注射，可扩张冠状动脉及支气管平滑肌。

（4）酚妥拉明：5~10mg 以 0. 3mg/min 速度静脉滴注，为 α-肾上腺素能抑制剂，有解除肺血管痉挛、降低肺动脉阻力、消除肺动脉高压的作用。

2. 吸氧

取半卧位，立即面罩加压给氧，必要时行气管插管或气管切开，保证供氧，减轻肺水肿症状，改善心、脑、肾等重要脏器的缺氧状况。

3. 抗过敏

立即静脉注射地塞米松 20mg，继以 20mg 加入 5% 葡萄糖注射液中继续静脉滴注维持；也可用氢化可的松 100~200mg 加入 5%~10% 的葡萄糖注射液中快速静脉注射，再用 300~800mg 加入 5% 葡萄糖注射液 250~500ml 中静脉滴注。

4. 抗休克

（1）补充血容量：扩容可用右旋糖酐 500ml 静脉滴注（每天量不超过 1000ml），并应补充新鲜血液和血浆。抢救过程中应做中心静脉压测定（CVP），以了解心脏负荷状况；指导输液量及速度，并可抽血做有

关羊水有形成分的检查。

（2）用升压药物抗休克：休克时可选用多巴胺 10~20mg 加于 10% 葡萄糖注射液 250ml 静脉滴注。或选用间羟胺 20~80mg 加于 5% 葡萄糖注射液中静脉滴注，滴速 20~30 滴/分，可根据休克时的血压调整速度。

5. 纠正酸中毒

做血氧分析及血清电解质测定，若有酸中毒可用 5%碳酸氢钠溶液 250ml 静脉滴注，早期及时应用能较快纠正休克和代谢失调。

6. 预防纠正心衰

脉快者可应用冠状动脉扩张剂，并应考虑较早应用强心剂，如毛花苷丙 0.2~0.4mg加于 10% 葡萄糖注射液 20ml 静脉缓慢注射；或毒毛花苷 K 0.125~0.25mg 同法静脉缓慢注射，必要时 4~6 小时重复用药。

7. 防治 DIC

尽早应用抗凝剂，羊水栓塞发生 10 分钟内，DIC 高凝阶段应用肝素效果佳；在 DIC 纤溶亢进期可给予抗纤溶药、凝血因子合并应用防止大出血。

8. 预防肾功能衰竭

应用利尿剂有利于消除肺水肿，并防治急性肾功能衰竭。

9. 应用抗生素

应选用肾毒性小的广谱抗生素预防感染。

10. 积极进行产科处理

羊水栓塞发生后立即抢救产妇生命。胎儿娩出前发病者应等产妇病情稳定后行剖宫产终止妊娠。若第二产程期间发病，在条件允许情况下阴道助产结束分娩。若有产后大出血，积极采取措施，无法止血者可行子宫切除术。

【护理评估】

1. 健康史

评估发生羊水栓塞临床表现的各种诱因，如是否有胎膜早破或人工破膜、前置胎盘或胎盘早剥、宫缩过强或强直性宫缩、中期妊娠引产或钳刮术、羊膜腔穿刺术等病史。

2. 身体状况

患者破膜后，多于第一产程末、第二产程宫缩较强时，或在胎儿娩出后的短时间内，突然出现烦躁不安、呛咳、气促、呼吸困难、发绀、面色苍白、四肢厥冷、咳泡沫痰、心率加快，并迅速出现循环衰竭，进入休克和昏迷状态；还表现为全身黏膜出血，消化道、阴道大出血且不凝；切口渗血不止，继而出现少尿、无尿等肾衰竭表现。

3. 心理-社会状况

羊水栓塞往往是导致产妇死亡甚至胎儿死亡的结果，家属通常无法接受这样的结果，而在情绪上会比较激动，甚至否认、愤怒。

【护理诊断】

1. 组织灌注量改变

与弥散性血管内凝血及失血有关。

2. 气体交换受损

与肺血管阻力增加、肺动脉高压、肺水肿有关。

3. 有胎儿窘迫的风险

与羊水栓塞、母体循环受阻有关。

【护理措施】

1. 纠正呼吸循环衰竭

（1）纠正缺氧：取半卧位，加压给氧，病情重者，配合医生行气管切开或气管插管。

（2）纠正肺动脉高压：遵医嘱给予解痉药，如盐酸罂粟碱30~90mg加入10%~25%葡萄糖注射液20ml中缓慢静脉滴注，能解除支气管及血管平滑肌痉挛，扩张冠状动脉、肺及脑血管；心率慢时，可用阿托品1mg加入10%~25%葡萄糖注射液10ml中每15~30分钟静脉注射1次，直至患者面部潮红或呼吸困难好转为止；心率快时，则用氨茶碱0.25g加入10%葡萄糖注射液20ml中缓慢静脉滴注。

（3）抗过敏：立即遵医嘱静脉注射地塞米松20~40mg，再依病情静脉滴注维持；也可用氢化可的松500mg静脉注射，之后将氢化可的松500mg加入液体中静脉滴注维持。

（4）抗休克：首选右旋糖酐-40静脉滴注，24小时内输入500~1000ml；补充血容量后血压仍不回升，可用多巴胺20mg加入5%的葡萄糖注射液中静脉滴注，最初每分钟 20~30 滴，以后根据病情调整滴速和浓度。

（5）防治心力衰竭：可遵医嘱用毛花苷 C 0.4mg 加入 10%葡萄糖注射液 20ml 中缓慢静脉注射，必要时 0.5~2 小时再静脉注射 0.2~0.4mg，6 小时后可再酌情用 0.2~0.4mg，可达到饱和量。

（6）纠正酸中毒：通过动脉血气分析，了解酸碱失调情况。遵医嘱静脉滴注 5%碳酸氢钠。

2. 纠正 DIC 及继发性纤溶

遵医嘱输入新鲜血或凝血因子；羊水栓塞发生 10 分钟内，DIC 高凝阶段应用肝素效果佳；在 DIC 纤溶亢进期可用抗纤溶药物及凝血因子，防止大出血。

3. 防治肾衰竭

可遵医嘱用呋塞米（速尿）20~40mg 或依他尼酸 25~50mg 稀释后静脉推注，还有利于消除肺水肿。

4. 严密观察生命体征和产程进展

重视产妇的主诉，迅速辨认羊水栓塞的表现及症状；持续心电、血压、血氧饱和度监测；准确记录出入量；测量出血量，观察凝血情况，如出血不止，应做好子宫切除的术前准备；注意观察宫缩强度、宫口开大情况及胎儿宫内情况，及时处理产程。抢救的同时做好特护记录。

5. 心理护理

若产妇神志清醒，应给予安慰，增强信心。对家属紧张、焦虑的心情表示理解和安慰，适当的时候允许家属陪伴产妇，向家属介绍产妇病情的实际情况，但应避免重度焦虑状态的家属与产妇接触，以免影响产妇的情绪，待产妇病情稳定后，鼓励其参与制订康复计划，并针对其具体情况提供相应的出院指导。

【健康教育】

1. 家属指导

本病病情危急，患者多处于昏迷状态，医护人员应向家属详细交待病情，请家属积极配合抢救和治疗。

2. 自我监测指导

产妇清醒后，告诉其如有胸闷、心慌或阴道出血增多情况要及时报告医护人员，向产妇讲解保持管道通畅的重要性，嘱其翻身、活动时注意保持各管道通畅。

3. 心理指导

待产妇病情稳定后，鼓励其说出发病前后的心理感受，给予心理疏导，如果产妇因病情需要行子宫切除，告知产妇术后会没有月经，但不影响性生活和女性特征，减轻其焦虑恐惧情绪。

4. 活动指导

疾病早期，可床上翻身；待病情好转后，逐渐床上坐起、床边活动、下地活动，如有头晕、心悸要暂停活动。

第四节 子宫破裂

子宫破裂是指在妊娠晚期或分娩过程中子宫体部或子宫下段发生破裂，是产科极严重的并发症，严重威胁母婴生命，多见于经产妇。子宫破裂如未能及时诊断、处理，常导致胎儿及产妇死亡。

【临床表现】

1. 先兆子宫破裂

（1）产妇烦躁不安，心率、呼吸加快，下腹疼痛难忍，子宫下段压痛明显。

（2）排尿困难或血尿。

（3）子宫呈强直性或痉挛性收缩；子宫体及下段之间可出现病理性缩复环，且此凹陷随产程进展逐渐上升达脐平。

（4）胎动频繁，胎心加快或减慢，出现胎儿窘迫征象。

2. 子宫破裂

（1）完全性子宫破裂：宫壁全层破裂，使宫腔与腹腔相遇。产妇突感下腹撕裂样剧痛，强烈的宫缩突然停止，疼痛暂时缓解，但因血液、羊水、胎儿进入腹腔，很快又感全腹疼痛。产妇很快出现呼吸急促、脉搏细速、血压下降等休克表现，腹部检查全腹压痛及反跳痛，腹壁下清楚扪及胎体，缩小的子宫位于胎儿侧方，胎心消失。阴道可有鲜血流出，扩张的宫口可回缩，拨露或下降中的胎先露消失。

（2）不完全性子宫破裂：指子宫肌层全部或部分破裂，浆膜层未穿破，宫腔与腹腔不相通。胎儿尚在宫腔内。腹部检查，在子宫不完全破裂处有压痛，宫体一侧可触及逐渐增大且有压痛的包块。胎心音多不规则。

【辅助检查】

1. 实验室检查

血红蛋白下降，白细胞数增加，尿常规检查可见有红细胞或肉眼血尿。

2. 胎心监护

连续胎心监护示胎心异常，晚期减速持续较长时间、不恢复。

3. 阴道或肛门检查

扩张的宫口回缩，下降中的胎先露消失（胎儿进入腹腔）。

4. B 超检查

常可发现胎盘后血肿。

【治疗原则】

1. 先兆子宫破裂

立即给予抑制宫缩的药物，肌内注射哌替啶 100mg 或静脉全身麻醉，并立即行剖宫产术。

2. 子宫破裂

输液、输血、吸氧、抢救休克，同时尽快行手术治疗。手术方式应根据产妇的全身情况，破裂的时间、部位、程度及有无严重感染而决定。

【护理评估】

1. 健康史

主要收集与子宫破裂有关的既往史及现病史，如有无子宫手术瘢痕、剖宫产史；此次妊娠有无胎位不正、头盆不称；是否滥用催产素引产或催产史；是否有阴道助产手术操作史。

2. 身体状况

主要评估产妇的临床表现及情绪变化。评估产妇宫缩的强度、间歇时间的长短，腹部疼痛的程度、性质，产妇有无排尿困难，有无出现病理缩复环，监测胎心及胎动情况，了解有无胎儿宫内窘迫表现。

3. 心理-社会状况

评估产妇的精神状态有无烦躁不安，疼痛难忍，恐惧、焦虑，担心母儿健康，盼望尽早结束分娩。

【护理诊断】

1. 组织灌流量改变

与子宫破裂后大出血有关。

2. 疼痛

与强直性子宫收缩或子宫破裂后血液刺激腹膜有关。

3. 预感性悲哀

与子宫破裂后胎儿死亡有关。

【护理措施】

1. 预防子宫破裂

（1）加强产前检查，宣传孕期保健知识。

（2）对有瘢痕子宫、产道异常等高危因素的患者，提前收入院待产。

（3）严格掌握缩宫素、前列腺素等宫缩剂的用药指征及方法，严防发生宫缩过强。

2. 先兆子宫破裂患者的护理

（1）密切观察产程进展，及时发现导致难产的诱因，注意胎心率的变化。

（2）若产程中出现宫缩过强、下腹压痛或病理性缩复环时，应立即报告医师并停止缩宫素引产及一切加速产程的操作，按医嘱给予宫缩抑制剂。

（3）监测产妇生命体征，给予吸氧，开通静脉，并快速做好剖宫产术前准备。

（4）协助医师向家属交代病情，并获得家属同意签订手术同意书。

3. 子宫破裂患者的护理

（1）迅速给予输液、输血，尽快补足血容量；同时补充电解质及碱性药物，纠正酸中毒；积极抗休克处理。

（2）密切观察并记录生命体征、出入量；保暖，给氧；急查血红蛋白，正确评估出血量以指导治疗护理方案。

（3）迅速做好剖宫产术前准备及新生儿抢救准备。

（4）术中、术后按医嘱应用大剂量抗生素，防治感染。

（5）为产妇提供舒适的环境，给予生活上的照顾及饮食指导。

4. 心理护理

向产妇和家属解释子宫破裂治疗，取得治疗护理的配合；对胎儿已死亡的产妇，鼓励其宣泄焦虑、恐惧与悲痛的情绪，表示同情与理解；给予心理安抚，帮助产妇尽快调整情绪，接受现实，适应现实生活。

【健康教育】

1. 孕期指导

对于有剖宫产史、子宫手术史、产道异常及胎位异常的孕产妇，建议其增加产检次数，提前到医疗条件较好的医院待产。

2. 自我监测指导

向产妇宣教子宫破裂的先兆症状，如持续腹痛、上腹不适、下腹部压痛、血尿等，发现异常应立即就诊。

3. 产后饮食指导

鼓励产妇进食富含蛋白质、维生素、微量元素的食物及新鲜蔬菜和水果，特别是瘦肉、猪肝、大枣等含铁丰富的食物，有利于纠正贫血。

4. 乳房护理指导

如果胎儿存活，根据产妇身体情况指导母乳喂养，保持乳汁通畅。如死产者需及时给予退乳措施。

5. 复诊指导

嘱产妇常规42天后到医院复查，如有阴道出血增多、腹痛、发热等异常情况，随时复诊。

第十二章 异常产褥的护理

第一节 产褥感染

产褥期内生殖道受病原体侵袭而引起局部或全身的感染称为产褥感染。患病率约为6%，是产妇死亡的四大主要原因之一。

产褥病率是指分娩24小时以后的10天内，每日测量4次体温，凡体温有2次达到或超过38℃者。产褥病率的原因主要为产褥感染、其他原因的感染，如上呼吸道、泌尿道、乳腺感染等。

产褥感染与产科出血、妊娠合并心脏病、严重的妊娠期高血压疾病，是孕产妇死亡的四大原因。

【临床表现】

发热、疼痛、异常恶露是产褥感染的三大主要症状，由于感染部位、程度、扩散范围不同，其临床表现也不同。

1. 急性外阴炎、急性阴道炎、急性宫颈炎

分娩时会阴部损伤或手术产导致感染，葡萄球菌和大肠杆菌是主要致病菌。会阴裂伤或会阴切开创口感染是外阴部感染最常见部位，主要表现为会阴局部灼热、疼痛，坐位困难。检查可见局部创口红肿、硬结、脓性分泌物流出、压痛明显，甚至创口裂开，伴有低热。阴道裂伤及挫伤感染表现为黏膜充血、溃疡、脓性分泌物增多，感染部位较深时，可引起阴道旁结缔组织炎。宫颈裂伤感染症状多不明显，但若向深部蔓延，可引起盆腔结缔组织炎。产妇可有轻度发热、畏寒、脉速等全身表现。

2. 子宫感染

包括急性子宫内膜炎、子宫肌炎。病原体经胎盘剥离面侵入，扩散到子宫蜕膜层称为子宫内膜炎，侵及子宫肌层称为子宫肌炎。两者常伴发。若为子宫内膜炎，可表现为子宫内膜充血、坏死，阴道内有大量脓

性分泌物且伴有臭味。若为子宫肌炎，腹痛，恶露增多呈脓性，子宫压痛明显，尤其是宫底部，子宫复旧不良，产妇可出现高热、寒战、头痛、心率加快，白细胞明显增多等全身感染征象。

3. 急性盆腔结缔组织炎、急性输卵管炎

病原体沿宫旁淋巴和血行达宫旁组织，出现急性炎性反应而引起急性盆腔结缔组织炎，同时累及输卵管时可引起输卵管炎。产妇表现为高热、寒战、脉速、头痛等全身症状，下腹明显压痛、反跳痛、肌紧张及肛门坠胀感，宫旁一侧或两侧结缔组织增厚，触及炎性包块，子宫复旧差，严重者侵及整个盆腔形成“冰冻骨盆”。淋球菌沿生殖道黏膜上行感染，达输卵管与盆腹腔，形成脓肿后，高热不退。

4. 急性盆腔腹膜炎及弥漫性腹膜炎

炎症继续发展，扩散至子宫浆膜，形成盆腔腹膜炎，继而发展成弥漫性腹膜炎，产妇出现全身中毒症状，如高热、恶心、呕吐、腹胀，检查时下腹部有明显压痛、反跳痛、肌紧张。腹膜面分泌大量渗出液，纤维蛋白覆盖引起肠粘连，也可在直肠子宫陷凹形成局限性脓肿，若脓肿波及肠管与膀胱则可出现腹泻、里急后重与排尿困难。急性期治疗不彻底可发展成盆腔炎性疾病后遗症导致不孕。

5. 血栓静脉炎

盆腔内栓塞静脉炎常侵及子宫静脉、卵巢静脉、髂内静脉、髂总静脉及阴道静脉，厌氧性链球菌为常见病原体，这类细菌分泌肝素酶分解肝素，促成凝血。病变单侧居多，产后1~2周多见，产妇表现为寒战、高热并反复发作，持续数周。临床表现随静脉血栓形成的部位不同而有所不同，下肢血栓静脉炎，病变多在股静脉、腘静脉及大隐静脉，表现弛张热，下肢持续性疼痛，局部静脉压痛或触及硬索状，使血液回流受阻，引起下肢水肿，皮肤发白，称“股白肿”。小腿深静脉血栓时可出现腓肠肌及足底部疼痛和压痛。小腿浅静脉炎症时，可出现水肿和压痛。

6. 脓毒血症及败血症

感染血栓脱落进入血液循环可引起脓毒血症，随后可并发感染性休克和迁移性脓肿（肺脓肿、左肾脓肿）。若病原体大量进入血液循环并繁殖可形成败血症，表现为持续高热、寒战、脉细数、血压下降、呼吸急促、尿量减少等，全身中毒症状明显，可危及生命。

【辅助检查】

1. 血常规

白细胞总数及分类计数增高，血沉加快。

2. 确定病原体

宫腔分泌物培养+药物敏感试验，查找病原体，合理选择抗生素。

3. 其他

CT、B 超检查等，对炎性包块、脓肿及静脉血栓作出定位及定性诊断。

【治疗原则】

处理原则为积极控制感染，并改善全身状况。

1. 支持疗法

加强营养，增强全身抵抗力，纠正水、电解质失衡。病情严重或严重贫血者，可多次少量输新鲜血或血浆，以增加抵抗力。

2. 清除感染灶

患者取半卧位以利于引流或促使炎症局限于盆腔。会阴伤口感染或盆腔脓肿时，应及时切开引流。胎盘胎膜残留时应及时清除宫腔内容物，若患者急性感染伴高热，应先控制感染再行刮宫。感染严重经积极治疗无效时，应及时行子宫切开术。

3. 抗生素的应用

未确定病原体时应选用广谱高效抗生素，然后根据细菌培养和药敏试验结果选择抗生素种类和剂量，中毒症状严重者，短期选用肾上腺皮质激素，提高机体应激能力。

4. 血栓静脉炎的治疗

在应用大量抗生素的同时，可加用肝素钠，即 150U/(kg · d) 肝素加于 5% 葡萄糖液 500ml 中静脉滴注，每 6 小时 1 次，体温下降后改为每日 2 次，连用4~7 日。用药期间注意监测凝血功能。口服双香豆素、阿司匹林等，也可用活血化瘀的中药治疗。

【护理评估】

1. 健康史

评估是否有产褥感染的诱发因素，评估产妇的个人卫生习惯，询问是否有贫血、营养不良或生殖道、泌尿道感染病史，了解本次妊娠经过，是否有妊娠合并症及并发症，分娩时是否有胎膜早破、产程延长、手术助产、软产道损伤，是否有产前及产后出血史等。

2. 身体状况

评估产妇体温，产褥早期发热常见的原因是脱水，但在2~3 日低热后突然出现高热，应警惕感染可能。对产后发热者，应首先考虑产褥感染，再排除引起产褥病率的其他疾病。评估产妇全身情况、子宫复旧及伤口恢复情况，是否有发热、寒战、头痛、恶心、呕吐等，评估体温、脉搏、血压，检查宫底高度、子宫软硬度、有无压痛等，观察会阴局部伤口是否有红肿、硬结及脓性分泌物，观察恶露的色、质、量、气味等。评估腹部是否有压痛、反跳痛、肌紧张等。评估下肢皮肤颜色、温度、感觉及是否有疼痛等。

3. 心理-社会状况

产妇可能因为感染，产生心理上的沮丧、烦躁及焦虑情绪，应评估产妇的心理变化及感受。

【护理诊断】

1. 体温过高

与感染及机体抵抗力下降有关。

2. 舒适改变

与疼痛及恶露增多且有异味有关。

3. 焦虑

与疾病导致恢复慢及担心自身健康有关。

【护理措施】

1. 一般护理

保持病室及床单位整洁，促进产妇良好休息和睡眠。指导孕妇加强营养，给予高蛋白、高热量、高维生素、易消化饮食，以增强抵抗力。鼓励产妇多饮水，保证足够液体摄入，出现不适症状，如高热、呕吐、疼痛时应对症处理。指导产妇取半卧位，有利于恶露引流及促进炎症局限于盆腔。

2. 病情观察

密切观察产妇生命体征的变化，每 4 小时测体温 1 次，评估脉搏及血压变化，询问是否有恶心、呕吐、腹胀、疼痛等状况。观察并记录恶露的色、质、量及气味，观察子宫复旧及会阴伤口情况。

3. 治疗护理

需要做脓肿引流术、清宫术、后穹隆穿刺术者应做好术前准备及术后护理，抗生素治疗时应严格按照给药时间给药，给药剂量充足，维持血液中有效浓度，达到最佳治疗效果。出现感染性休克及肾功能衰竭者应配合医生积极抢救。

4. 心理护理

向家属及产妇详细介绍病情及治疗情况，促进家庭支持，增加治疗信心，以配合治疗，促进康复。

5. 出院指导

教会产妇自我观察，识别异常恶露。指导产妇保持会阴部清洁，及时更换会阴垫，每日用温水清洗会阴。采用半卧位，以促进恶露引流。

6. 健康指导

加强孕期卫生宣传，临产前两个月避免性生活及盆浴，加强营养，增强体质。及时治疗外阴、阴道炎及宫颈炎等慢性疾病和并发症，避免胎膜早破、滞产、产道损伤与产后出血。消毒产妇用物，接产时严格无菌操作，正确掌握手术指征，保持外阴清洁。必要时给以抗生素预防感染。

【健康教育】

1. 孕期指导

加强孕期保健即卫生宣教，如临产前 2 个月避免性生活、盆浴，妊娠前或妊娠期间患妇科炎症者，应及时治疗，防止转为慢性。

2. 饮食护理

产褥期加强营养，给予高热量、高蛋白质、高维生素的饮食。高热期多饮水，进食易消化的流食或半流食，忌食生、冷、辣的食物。

3. 体位指导

卧床休息时应采取半卧位，能活动时经常坐起，有利于恶露排出，使炎症局限，避免感染扩散。

4. 母乳喂养指导

如有败血症、菌血症则立即停止哺乳，教会产妇排空乳房及人工喂养的方法。当体温降至 38℃以下，败血症、菌血症好转后则可继续哺乳。

5. 出院指导

保持居室通风良好、空气新鲜，保证足够的休息与营养。养成良好的个人卫生习惯，学会正确的乳房护理方法，保持乳腺管的通畅，以防发生乳腺炎。如有发热、腹痛、恶露异常需及时就诊。

第二节　产褥中暑

产褥中暑是由于产后产妇体质虚弱而又处于高温、高湿环境，致使中枢性体温调节发生障碍而产生的急性热病。某些产褥期产妇受旧习惯影响，为了“避风”，暑天也紧闭门窗，穿厚衣、戴厚帽、盖厚棉被，使体温不能散发，热积体内。体内过高的温度可加速体内多种代谢过程，最后引起体温调节中枢功能衰竭，水、电解质代谢紊乱，甚至意识丧失以及循环呼吸功能衰竭。

【临床表现】

1. 中暑先兆

发病急骤，发病前有短暂的先兆症状称为中暑先兆。表现为口渴、多汗、心悸、恶心、胸闷、四肢无力。此时体温正常或低热。

2. 轻度中暑

中暑先兆未能得到及时处理，产妇体温开始升高达38.5℃以上，随后出现面色潮红、胸闷、脉搏增快、呼吸急促、口渴，痱子布满全身。

3. 重度中暑

产妇体温高达41～42℃，呈稽留热型，可出现面色苍白，呼吸急促、谵妄、抽搐、昏迷。若不及时抢救，数小时内可因呼吸、循环衰竭而死亡。即或幸存也常遗留中枢神经系统不可逆的后遗症。

【辅助检查】

实验室检查中，血常规未提示有感染征象，但有电解质及酸碱平衡紊乱。

【治疗原则】

1. 先兆及轻症产褥期中暑的治疗

产妇若有头晕、头痛、口渴、多汗、疲乏，或面色潮红、脉率快、出汗多、体温升高至38℃的症状，首先应迅速降温，置患者于室温25℃或以下的房间中，同时采用物理降温，在额部、两侧颈、腋窝、腹股沟、腘窝部有浅表大血管经过处置冰袋，全身可用酒精擦浴、通风，同时注意水和电解质的平衡，适时补液及给予镇静剂。

2. 重症产褥期中暑的治疗

（1）物理降温

体温40℃或以上，出现痉挛、谵妄、昏迷、无汗的患者，为达到迅速降温的目的，可使患者仰卧在恒温毯上，按摩四肢皮肤、使皮肤血管扩张、加速血液循环以散热，降温过程中以肛表测体温，为肛温已降至38.5℃，即将患者置于室温25℃的房间内，用冰袋置于前面以述的颈、腋窝、腹股沟部继续降温。

（2）药物降温

氯丙嗪是首选的良药，它有调节体温中枢、扩张血管、加速散热、松弛肌肉、减少震颤、降低器官的代谢和氧消耗量的功能，防止身体产热过多。剂量为25～50mg加入生理盐水500ml补液中静脉滴注1～2小时，用药时需动态观察血压，情况紧急时可将氯丙嗪25mg或异丙嗪25mg溶于5%生理盐水100～200ml中于10～20分钟滴入。若在2小时内体温并无下降趋势，可重复用药。降温过程中应加强护理，注意体温、血压、心脏情况，待肛温降至38℃左右时，应即停止降温。

（3）对症治疗

①积极纠正水、电解质紊乱，24小时补液量控制在2000～3000ml，并注意补充钾、钠盐。②抽搐者可用地西泮。③血压下降者用升压药物，一般用多巴胺及阿拉明。④疑有脑水肿者，用甘露醇脱水。⑤有心力衰竭者，可快速使用洋地黄类药物，如毛花苷丙。⑥有急性肾衰竭者，在适度时机用血透。⑦肾上腺皮质激素有助于治疗脑水肿及肺水肿，并可减轻热辐射对机体的应激和组织反应，但用量不宜过大。⑧预防感染：患者在产褥期易有产褥感染，同时易并发肺部其他感染，可用抗生素预防。⑨重症产褥期中暑抢救时间可以长达1～2个月或更多，有

时需用辅助呼吸，故需有长期抢救的思想准备。

【护理评估】

1. 健康史

评估产褥中暑的诱发因素，评估产妇产褥中暑的病史、本次妊娠情况，有无疾病并发症，分娩的过程是否顺利。评估环境温度及湿度。评估产妇个人的卫生习惯。

2. 身体状况

评估产妇的生命体征的变化，特别是产妇体温的变化。评估产妇主诉，有无口渴、多汗、心悸、恶心、胸闷、四肢无力。

3. 心理-社会状况

了解产妇的情绪与心理状态，是否存在心理沮丧、烦躁与焦虑情绪。

【护理诊断】

1. 潜在并发症

休克，水，电解质失衡。

2. 体温过高

与体温调节障碍有关。

3. 舒适的改变

与体温高、呼吸循环功能异常有关。

4. 知识缺乏

缺乏产褥期体温调节知识。

【护理措施】

1. 中暑先兆

立即将产妇移至凉爽通风处，解开衣服，多喝凉开水或淡盐水，使其安静休息。

2. 轻度中暑

除上述处理外，适度应用仁丹、十滴水内服，涂擦清凉油，体温上升者可采用物理降温如置冰袋、电扇或给予解热药物退热。

3. 重度中暑

迅速将患者移至通风处，用冰水或冰水加酒精全身擦浴，在头、颈、腋下、腹股沟浅表大血管分布区放置冰袋，并同时电扇吹风，应尽早尽快送往医院进一步抢救。

【健康教育】

产褥中暑关键在于预防，做好卫生宣教，能识别产褥中暑的先兆症状。破除旧风俗习惯，居室保持通风，避免室温过高，产妇衣着应宽大透气，有利于散热，以舒适为度。

（1）女性在产后尤其在产后1~2天最好吃些清淡而易消化的饮食，以后再逐渐增加含有丰富蛋白质、碳水化合物及适量脂肪的食物，此外还要注意补充维生素及矿物质，可多吃些新鲜水果和蔬菜等。

（2）夏天分娩的产妇，切忌包额头，也不能身穿长衣、长裤和袜子。住房必须通风凉爽，但应注意不让风直接吹在身上，以免着凉。

（3）产妇的居室应通风换气，衣着要恰当，以舒适为度，以免影响散热。

（4）多喝水，尤其要补充盐水。

第三节　产褥期抑郁症

产褥期抑郁症（PPD）是指产妇在产褥期间出现抑郁症状，是产褥期精神综合征最常见的一种类型。主要表现为持续和严重的情绪低落以及一系列症候，如动力减低、失眠、悲观等，甚至影响对新生儿的照料能力。该病通常在产后2周内发病，产后4~6周症状明显，通常在3~6个月内自行恢复。

【临床表现】

1. 情绪改变

心情压抑、沮丧、情绪淡漠，甚至焦虑、恐惧、易怒，夜间加重；有时表现为孤独、不愿见人或伤心、流泪。

2. 自我评价降低

自暴自弃、自罪感，对身边的人充满敌意，与家人、配偶关系不协调。

3. 创造性思维受损

主动性降低。

4. 对生活和家庭缺乏信心

对生活厌倦，出现厌食、睡眠障碍、易疲倦、性欲减退。严重者甚至绝望、自杀或杀婴倾向，有时陷于错乱或昏睡状态。

【辅助检查】

1. 产褥期抑郁症的筛查

可采用爱丁堡产后抑郁量表（EPDS）对产褥期抑郁症进行筛查，该量表包括 10 个条目，分别涉及心境、乐趣、自责、焦虑、恐惧、失眠、应对能力、悲伤、哭泣和自伤等。每个条目根据症状严重程度分为 4 级：从不、偶尔、经常、总是，评分为 0~3 分。得分范围 0~30 分，总分≥13 分可诊断为产褥期抑郁症（表 12-1）。

表 12-1　爱丁堡产后抑郁量表

在过去的 7 日内			
1. 我能够笑并能看到事物美好的方面			
和以前一样	0 分	现在不常做到	1 分
现在偶尔能做到	2 分	绝对做不到	3 分
2. 我会很开心地期待一些事情			
和以前一样	0 分	比以前减少一些	1 分
比以前减少许多	2 分	几乎做不到	3 分
3. 当事情变糟时，我会责备自己			
经常	3 分	有时	2 分
偶尔	1 分	从不	0 分
4. 在无明显原因的情况下，我会感到非常焦虑或担忧			
从不	0 分	偶尔	1 分

续 表

有时	2分	经常	3分
5. 在无明显原因的情况下，我会感到恐惧或惊慌			
经常	3分	有时	2分
偶尔	1分	从不	0分
6. 事情超出我预期时			
大多我无法像过去一样应对	3分	有时候我不能像过去一样应对	2分
大部分时间我能较好地应对	1分	我能像过去一样应对	0分
7. 我感到不愉快，以致引起睡眠困难			
经常	3分	有时	2分
偶尔	1分	从不	0分
8. 我感到忧伤或痛苦			
经常	3分	有时	2分
偶尔	1分	从不	0分
9. 我因为感到非常不幸而哭泣			
经常	3分	有时	2分
偶尔	1分	从不	0分
10. 我曾出现伤害自己的念头			
经常	3分	有时	2分
偶尔	1分	从不	0分

2. 产褥期抑郁症的诊断

可参考美国精神病学会（1994）在《精神疾病的诊断与统计手册》（DSM-Ⅳ）中关于产褥期抑郁症的诊断标准（表12-2）。

表12-2 产褥期抑郁症的诊断标准

1. 在产后2周内出现下列5条或5条以上的症状，必须具备（1）（2）两条
（1）情绪抑郁
（2）对全部或多数活动明显缺乏兴趣或愉悦

续　表

（3）体重显著下降或增加
（4）失眠或睡眠过度
（5）精神运动性兴奋或阻滞
（6）疲劳或乏力
（7）遇事均感毫无意义或注意力不集中
（8）思维能力减退或注意力不集中
（9）反复出现想死亡的想法
2. 在产后 4 周内发病

【治疗原则】

主要处理原则是识别诱因，对症处理。

1. 心理治疗

心理治疗是重要的治疗手段。增强产妇自信心，提高产妇的自我价值意识；根据产妇的个性特征、心理状态、发病原因给予心理支持、咨询及社会干预，解除致病的心理因素。

2. 药物治疗

适用于中重度患者。选用抗抑郁药物以不影响哺乳为原则。常用药物有 5-羟色胺再吸收抑制剂，如盐酸帕罗西汀、盐酸舍曲林及三环类抗抑郁药，如阿米替林。

【护理评估】

1. 健康史

全面评估病史包括抑郁症、精神病的个人史和家族史；有无重大精神创伤史；本次妊娠过程心理状态及分娩情况是否顺利、有无难产、滞产、手术产以及产时产后的并发症；婴儿健康状况；婚姻家庭关系及社会支持系统等因素并识别诱因。

2. 身体状况

评估产妇的情绪变化与心理状态，是否有孤独、焦虑、恐惧感；观察产妇的日常活动及行为，如自我照顾能力与照顾婴儿的能力；观察母婴之间接触和交流的情况，了解产妇对婴儿的喜恶程度及对分娩的体验与感受；评估产妇的人际交往能力与社会支持系统，了解产妇的夫妻关系及家庭其他成员的关系；判断病情的严重程度。

3. 心理-社会状况

评估产妇的情绪变化与心理状态，是否有孤独、焦虑、恐惧感；观察产妇的日常活动和行为，如自我照顾能力与照顾婴儿的能力；观察母婴之间接触和交流的情况，了解产妇对婴儿的喜恶程度及对分娩的体验与感受；评估产妇的人际交往能力与社会支持系统，了解产妇的夫妻关系及与其他家庭成员的关系。

【护理诊断】

1. 个人应对无效

与产妇的抑郁行为有关。

2. 有暴力行为的风险

与产后严重的心理障碍有关。

【护理措施】

1. 一般护理

提供舒适的修养环境，指导合理的饮食，保证产妇良好的休息和充足营养摄入，产后最初几日协助产妇完成日常生活，促进产妇自我护理能力和哺乳技能的掌握。

2. 治疗护理

遵医嘱指导产妇正确服用抗抑郁药物，耐心解释，解除产妇服用药物的心理压力，并注意观察药物疗效及不良反应。重症患者需要心理医生或精神科医生进行会诊治疗。

3. 促进产妇适应母亲角色

帮助产妇适应母亲角色的转换，指导产妇多与婴儿沟通、交流，并鼓励产妇多参与到照顾新生儿的活动中来，在母婴互动中转移产妇的注意力，亦可培养产妇的自信心。

4. 预防暴力行为发生

使用爱丁堡产后抑郁量表时，若产妇第 10 条评分≥1 分，应密切观察产妇的行为和心理表现，警惕伤害自己或婴儿的行为，并将可能的危险告知家人，做好安全保护，合理安排产妇的生活和居住环境。

5. 心理护理

护士要关爱产妇，鼓励产妇宣泄，诉说内心感受，耐心倾听并给予适当陪伴，做好心理疏导工作，减少不良精神刺激和压力。给产妇提供更多的情感和社会支持，指导产妇对情绪和生活进行自我调节。鼓励家庭成员多陪伴、参与照顾产妇及婴儿的日常生活，使产妇感受到被支持、被尊重、被理解，增强自信心和自我控制，建立与他人的良好沟通，缓解内心的压力和不良情绪。

6. 出院指导

产妇出院后，社区人员应及时进行家庭访视，评估产妇抑郁症状的变化，提供心理咨询和指导。

【健康教育】

（1）产褥期抑郁症的发生受社会因素、心理因素及妊娠因素的影响，故应加强对孕产妇的精神关怀。

（2）利用孕妇学校等多种渠道普及有关妊娠、分娩常识，减轻孕产妇对妊娠、分娩的紧张、恐惧心理，完善自我保健。

（3）运用医学心理学、社会学知识对产妇在分娩过程中多加关心和爱护，对预防产褥期抑郁症有价值。

第十三章 新生儿的护理

第一节 正常新生儿

新生儿指从脐带结扎到生后28日内的婴儿。新生儿按照胎龄分为足月儿、早产儿与过期产儿。正常足月儿指孕龄≥37周并<42周，出生体重≥2500g并且≤4000g，无畸形或疾病的活产婴儿。

【正常新生儿的生理特点】

1. 体温

新生儿体温调节中枢发育不完善，基础代谢较低，皮下脂肪少，因此，体温可受外环境的变化而波动。

2. 皮肤黏膜

新生儿出生时体表覆盖一层白色胎脂，它具有保护皮肤、减少散热的作用。新生儿皮肤薄嫩，易受损伤而发生感染。

3. 呼吸

新生儿出生后约10秒钟发生呼吸运动，主要以腹式呼吸为主，呼吸浅而快，安静时约40次/分，如连续超过70次/分称为呼吸急促，常由呼吸或其他系统疾病所致。新生儿呼吸道狭小，气道内比较干燥，轻度炎症即可产生严重发绀和呼吸困难。

4. 循环系统

新生儿耗氧量大，故心率较快，睡眠时平均心率为120次/分，醒时可增至140~160次/分，且易受啼哭、吸乳等因素影响而发生波动，波动范围为90~160次/分。新生儿血流多集中分布于躯干及内脏，因此四肢容易畏寒、发绀和温度偏低。

5. 消化系统

足月儿胃容量小，肠道容量相对较大，胃肠蠕动较快以适应流质食物的消化；足月儿吞咽功能不完善，食管无蠕动，胃贲门括约肌不发达，胃呈水平状，贲门较松，幽门紧，哺乳后常易发生呕吐和溢乳。

足月儿出生后24小时内排墨绿色胎便，2~3天排完。出生后24小时仍不排便，应及时检查原因。

6. 泌尿系统

足月儿出生时肾结构发育已完成，但功能仍不成熟，对于药物排泄较慢，应严格掌握用药指征及剂量。新生儿一般在生后24小时内开始排尿，少数在48小时内排尿。新生儿尿中含尿酸盐结晶，在尿布上有时出现红褐色粉末状物，随着哺乳量增加，排尿次数增加，可一日达10~20次。

7. 神经系统

新生儿大脑皮层及椎体未发育成熟，故新生儿动作慢而不协调，肌张力稍高，哭闹时可有肌强直；大脑皮层兴奋性低，睡眠时间长；眼肌活动不协调，对明暗有感觉，具有凝视和追视能力，有角膜反射及视、听反射；味觉、触觉、温觉较灵敏，痛觉、嗅觉、听觉较迟钝；有吸吮、吞咽、觅食、握持、拥抱等先天性反射活动。新生儿每日平均睡眠时间约18~22小时。

8. 免疫系统

新生儿在胎儿期从母体获得IgG，故出生后6个月内具有抗感染病的免疫力；缺乏分泌型IgA，易患消化道和呼吸道感染。

9. 乳腺肿大及假月经

由于受胎盘分泌的雌孕激素的影响，男女新生儿出生后4~7天均可出现乳腺增大，2~3周后消退，切忌挤压，以免感染。部分女婴出生后5~7天阴道流出少量血性分泌物，或大量非脓性分泌物，可持续1周。

10. 生理性黄疸

由于新生儿胆红素的代谢特点，约50%~60%的足月儿和80%的早产儿出现生理性黄疸，其特点为：①一般情况良好。②足月儿生后2~3天出现黄疸，4~5天达高峰，5~7天消退，但最迟不超过2周；早产儿黄疸多于生后3~5天出现，5~7天达高峰，7~9天消退，最长可延迟到3~4周。③每日血清胆红素升高 <85μmol/L（5mg/dl）。

11. 生理性体重下降

生后由于体内水分丢失较多、进入量少、胎脂脱落、胎粪排出等体重出现下降，约1周末降至最低点（小于出生体重的10%，早产儿为15%~20%），10天左右恢复到出生体重，称生理性体重下降。早产儿体重恢复的速度较足月儿慢。

【出生时评估】

采用 Apgar 评分法对新生儿进行评估。Apgar 评分法用于判断有无新生儿窒息及窒息的程度，以出生后即刻、1 分钟、5 分钟及 10 分钟时，新生儿的心率、呼吸、肌张力、喉反射及皮肤颜色 5 项体征为依据，每项 0~2 分（表 13-1），满分为 10 分。

表 13-1 新生儿 Apgar 评分法

体征	0 分	1 分	2 分
心率	0	<100 次/分	≥100 次/分
呼吸	0	浅、慢，不规则	佳
肌张力	松弛	四肢稍屈曲	四肢屈曲活动好
喉反射	无反射	有些动作	咳嗽、恶心
皮肤颜色	全身苍白	躯干红、四肢青紫	全身粉红

此外，还需评估新生儿的体重、身长，体表有无畸形，有无头皮血肿等。具体方法如下：

1. 头部

用手轻轻抚摸新生儿头部，感觉有无肿块、有无凹陷。新生儿张嘴时，了解口腔内有无异常。

2. 颈部

观察颈部是否端正、有无肿块、活动是否自如。

3. 胸部

观察胸部两侧是否对称，有无特别隆起。呼吸动作是否协调，有无呼吸困难。双侧乳房有无红肿和渗液。

4. 腹部

先观察有无腹胀，然后用手轻轻抚摸腹部，感觉是否柔软。

5. 生殖器

男婴尿道口是否在正前方，双侧阴囊是否对称、柔软；女婴有无尿道口，尿道口是否红肿等。

6. 肛门

肛门外观有无闭锁。

7. 四肢

是否有多指（趾），双下肢是否一样长，双侧大腿纹是否一致，双大腿能否放平，以了解有无先天性髋关节脱位。

【入母婴同室的护理】

1. 病史

了解母亲既往妊娠史，本次妊娠的经过，有无合并症、并发症等；妊娠时胎儿的生长发育及其监测结果；分娩经过，产程中胎儿情况，出生体重、性别、Apgar评分及出生后检查结果等。检查出生记录是否完整，包括床号、住院号、母亲姓名、性别、出生时间、新生儿脚印等，并与新生儿身上的手圈及胸牌核对。

2. 体格检查

体格检查可在各项操作中进行，如换尿布时可看到新生儿腹部、臀部和排便情况；与新生儿交流时可发现新生儿听力、视力或精神状态有无异常。若要专门检查，应选择在两次哺乳中间，采用从上到下、由前至后的顺序进行。

（1）一般检查

注意新生儿的发育、反应，观察皮肤颜色，有无淤斑或感染灶。

1）体重：一般于沐浴后测裸体体重。正常体重为2500～4000g。体重≥4000g见于父母身材高大、多胎经产妇、过期妊娠或孕妇有糖尿病等；体重<2500g见于早产儿或足月小样儿。

2）身长：测量头顶最高点至足跟的距离，正常为45～55cm。

3）体温：一般测腋下体温。正常为36～37.2℃，体温超过37.5℃见于室温高、保暖过度或脱水；体温低于36℃见于室温较低、早产儿或感染。

4）呼吸：正常为40～60次/分。新生儿呼吸减慢见于母亲在产时使用了麻醉药、镇静剂或新生儿有产伤；新生儿呼吸过快见于新生儿呼吸窘迫、膈疝等。

5）心率：一般通过心脏听诊获得。正常心率为120～140次/分。若心率持续增快或减慢，应提高警惕，怀疑是否有先天性心脏病。

(2) 头面部

观察头颅大小、形状，有无产瘤、血肿及皮肤破损；检查囟门大小和紧张度，有无颅骨骨折和缺损；巩膜有无黄染或出血点；口腔外观有无唇腭裂。

(3) 颈部

注意颈部对称性、位置、活动范围和肌张力。

(4) 胸部

观察胸廓形态、对称性，有无畸形；呼吸时是否有肋下缘和胸骨上下软组织下陷；通过心脏听诊了解心率、节律，有无杂音；通过肺部听诊判断呼吸音是否清晰，有无啰音及啰音的性质和部位。

(5) 腹部

出生时腹形平软，以后肠管充满气体，腹略膨出，观察呼吸时胸腹是否协调，外形有无异常；听诊肠鸣音。

(6) 脐带

观察脐带残端有无出血或异常分泌物。如脐带红肿或分泌物有臭味，提示脐部感染。

(7) 脊柱、四肢

检查脊柱、四肢发育是否正常，四肢是否对称，有无骨折或关节脱位。

(8) 臀部

皮肤是否光滑，臀后部有无包块或红肿。肛门周围有无红肿。观察便的次数和性状。出生 24 小时内排胎便，若 24 小时后仍未排便，应检查有无消化道发育异常。

(9) 肌张力、活动情况

新生儿正常时反应灵敏、哭声洪亮、肌张力正常。如中枢神经系统受损可表现为肌张力及哭声异常。嗜睡时，予以刺激引起啼哭后观察。

(10) 反射

通过观察各种反射是否存在，可以了解新生儿神经系统的发育情况。持久存在的反射有觅食反射、吸吮反射、吞咽反射等，而拥抱、握持等反射随着婴儿的发育逐渐减退，一般于出生后 3~4 个月消失。

(11) 亲子互动

观察母亲与孩子间沟通的频率、方式及效果；评估母亲是否存在拒绝喂养新生儿的行为。

(12) 其他

洗澡换衣服时观察皮肤皱褶处有无小脓点，皮肤黄疸是否已消退或加深或退后又出现；观察新生儿的精神状态；对眼睛的评估可用红球放在距双眼前 30cm 左右，观察新生儿双眼能否追视红球。

【护理诊断】

1. 体温调节无效	2. 有感染的风险
与体温调节功能不完善有关。	与免疫功能不成熟有关。
3. 有窒息的风险	**4. 有皮肤完整性受损的风险**
与溢乳、呕吐有关。	与皮肤、黏膜薄嫩有关。

【护理措施】

1. 正常新生儿常规护理内容

（1）保暖

1）出生后立即对新生儿采取保暖措施，如适当的衣物及包裹、戴帽等，必要时可采取母亲胸前怀抱、住婴儿暖箱等措施对新生儿进行保暖。

2）保持母婴同室的清洁整齐，通风良好，空气清新。

3）定期监测新生儿体温以便选择不同的保暖措施。

4）母婴同室的室温应保持在 22～24℃，湿度保持在 55%～65%。

（2）皮肤、黏膜护理

1）出生 24 小时以内的新生儿可使用消毒植物油等轻轻擦去皮肤皱褶处及臀部的胎脂。

2）24 小时后，脐带结扎处干燥、体温稳定后即可沐浴。医院以淋浴为主，家中以盆浴为主。沐浴时室温 26～28℃，水温 38～42℃。根据新生儿皮肤清洁程度决定沐浴的频率，沐浴前不要哺乳。沐浴时一个婴儿一套沐浴用品，所有婴儿沐浴后用消毒液浸泡浴池。

3）每次排便后用清水洗净臀部或用湿纸巾擦净臀部。

4）尿布松紧适度，及时更换尿布。

5）新生儿口腔不宜擦洗，可喂温开水清洗口腔。

（3）预防交叉感染

1）建立母婴同室消毒隔离制度。

2）工作人员入室应更换衣、鞋，接触新生儿前后均应洗手或使用快速手消毒液消毒手，避免交叉感染。

3）注意房间通风，定期用消毒机对病房进行空气消毒。

4）新生儿用物应一人一用。

（4）保持呼吸道通畅

1）新生儿娩出后，立即迅速清除口、鼻中的羊水等，防止吸入性肺炎。

2）将新生儿卧于舒适体位。

3）避免将物品尤其是塑料袋等放在新生儿口、鼻腔附近。

（5）脐部护理

1）脐部残端应保持清洁干燥。

2）脐带脱落以前，每次沐浴后可使用碘伏或其他消毒液消毒脐带残端及脐轮周围。

3）使用尿布时，注意勿使粪便污染脐部。

4）脐带脱落后，如有黏液或少量渗血，可用碘伏或其他消毒液涂抹，如有肉芽组织增生，可用2.5%硝酸银溶液烧灼，再用生理盐水棉签擦洗局部。

（6）新生儿筛查

对新生儿开展先天性甲状腺功能减低症、苯丙酮尿症等先天性代谢缺陷病的复查，有条件的医院可开展新生儿听力复查。

（7）预防接种

出生24小时内接种乙肝疫苗1次，以后分别于生后1个月、6个月再注射一次。

（8）新生儿安全措施

1）出生后，向产妇确认新生儿性别后将新生儿足印印在病历上。

2）新生儿腕带上写上母亲姓名、新生儿性别及住院号。

3）新生儿由助产人员或医生护送至母婴同室，并与主管护士交接新生儿出生时评分、羊水情况、早吸吮及其他事宜。同时，主管护士应全面核对母亲姓名、床号、新生儿性别、出生时间、腕带内容、胸牌、病历等。

4）对新生儿外观进行全面体检，检查有无畸形、产伤等。

5）新生儿床应配有围栏，床上不放危险物品，如锐角玩具、过烫的热水袋等。

6）出院时与家属一起再次确认新生儿性别、手腕标记、胸牌等。

2. 喂养护理

新生儿喂养方法有：母乳喂养、人工喂养及混合喂养。应根据新生儿及其母亲情况选择最适合新生儿的喂养方式。

(1) 母乳喂养护理

1) 准备工作

①每次哺乳前产妇应洗净双手，用清水擦洗乳房和乳头。

②母亲可采取卧位或坐位进行喂养，但不论采取哪种姿势，都应保证母亲及婴儿处于舒适体位。

③提倡按需哺乳。

2) 哺乳时间

①自然分娩后半小时内，剖宫产母亲清醒后半小时内开始哺乳。

②产后 1 周内，哺乳次数应频繁，每 1~3 小时哺乳 1 次，开始每次吸吮时间 3~5 分钟，以后逐渐延长。

③哺乳时，先挤压乳晕周围组织，挤出少量乳汁以刺激婴儿吸吮。

④把乳头和大部分乳晕放在婴儿口中，用一只手托扶乳房，防止乳房堵住婴儿鼻孔。

3) 哺乳方法

①婴儿的嘴应尽可能地覆盖乳晕而非仅仅覆盖住乳头，不恰当的乳头含接会造成产妇乳头疼痛且可能导致乳头皲裂。

②哺乳结束时，用示指轻轻向下按压婴儿下颏，避免在口腔负压情况下拉出乳头而引起局部疼痛或皮肤损伤。

③哺乳后，挤出少许乳汁涂在乳头和乳晕上。

④每次哺乳时都应吸空一侧乳房后，再吸吮另一侧乳房。

4) 注意事项

①每次哺乳后，应将婴儿抱起轻拍背部 1~2 分钟，排出胃内空气，以防吐奶。

②哺乳后，产妇佩戴合适棉质乳罩。

③哺乳期以 10 个月至 1 年为宜。

(2) 人工喂养护理

不宜母乳喂养者可选用人工喂养。

1) 奶品的选择

①牛奶：人工喂养的主要奶品，其含量与人乳接近，但酪蛋白的含量为人乳的3倍，矿物质和维生素的比例与人乳也不同，因此容易产生消化不良，不利于婴儿吸收，而且牛奶中缺乏抗体和酶。

②羊奶：营养价值与牛奶接近，但叶酸和铁的含量较少。

③豆浆：营养价值比牛奶和羊奶差。

④配方奶：市售配方奶与母乳成分非常接近，其来源以牛奶和羊奶为主。标准的配方奶和母乳大约含有66kcal/100ml的热量。配方奶比母乳食有更多的蛋白质和大多数的矿物质，以补偿相对较低的吸收和利用度。配方奶在制造过程中添加或未添加铁。低铁配方奶与牛奶一样基本不含铁。贫血常见于用低铁配方奶喂养的婴儿中。对未接受母乳喂养的婴儿，1岁以内使用强化铁的配方奶喂养能够为膳食铁提供较为可靠的来源。

2）奶量

足月新生儿出生第一天30~60ml/(kg·d)；第二天60~90ml/(kg·d)；第三天90~120ml/(kg·d)；以后每天增加10ml/(kg·d)，10天后为体重（g）的1/5；具体的奶量应根据新生儿的情况酌情增减。

3）奶的配制

①奶粉配制：奶粉与水以1:4的容量比混合，相当于牛奶的浓度1:6的容量比，相当于3:1的牛奶浓度配方奶粉按照其说明书进行配制即可。

②牛奶配制：用鲜牛奶稀释成3:1的浓度，加入适量糖。

4）注意事项

①牛奶配制前应检查奶的质量。

②牛奶食用前应煮沸1~3分钟，使其蛋白质、脂肪颗粒变小，有利于吸收；配方奶无须煮沸，直接使用温开水进行配制。

③喂哺前测量奶温，避免过烫或过冷。

④喂养时要将婴儿抱稳，不能在喂养过程中把奶瓶放在高处或无人照顾婴儿，这不仅是从安全的角度考虑，而且喂养是养育婴儿的重要时间。一般3~4小时喂哺一次，夜间可适当延长喂哺时间。室内温度高时，在两次喂哺之间加喂水。

⑤不要强迫婴儿摄入超过其需要的量，喂哺完毕后，将婴儿竖起轻拍其背部，使其打嗝，防止溢乳。

⑥如新生儿吸吮能力低，胃纳不佳或容易溢乳，可行少量多次喂哺。

⑦遇新生儿腹泻或其他不适时，应适当稀释奶浓度并减量。

⑧婴儿食具应妥善保管，定时煮沸消毒，避免污染。

【健康教育】

（1）对新生儿父母进行母乳喂养知识宣教，鼓励母乳喂养。

（2）向新生儿父母讲解新生儿护理要点，示范并教会换尿布、洗澡及哺乳方法。

（3）交待安全注意事项；防烫伤、防昆虫叮咬、防呛奶和窒息。防止婴儿丢失。

（4）交待新生儿日常观察要点，疫苗注射后注意事项。

（5）交待新生儿出生医学证明办理及领取方法。

第二节　早　产　儿

早产儿是指妊娠满 28 周至不足 37 周间娩出的婴儿。

【早产儿的生理特点】

（1）早产儿大多身长<45cm，体重<2500g，颅骨较软，囟门宽大，皮下脂肪少，皮肤鲜红薄嫩，毳毛及胎脂多，指（趾）甲软，多未超过指（趾）端，趾纹不清或极少，男婴睾丸未下降，女婴大阴唇未能覆盖小阴唇。

（2）体温调节功能差，呼吸功能差，易出现呼吸不规则和呼吸暂停。吸吮力和吞咽反射低弱，在喂养中易引起窒息。

【护理诊断】

1. 体温过低

因早产儿体温中枢发育不完善，皮下脂肪少，散热快而产热少引起。

2. 呼吸不足或困难

由呼吸中枢发育不完善、肺部感染引起。

3. 清理呼吸道无效

由咳嗽反射不良引起。

4. 潜在营养失调：低于机体需要量

由禁食或不能合理喂养引起。

5. 潜在并发症

主要为感染、低血糖、出血。

【护理措施】

（1）除正常新生儿护理外，早产儿出生 24~48 小时应置于保暖箱中进行观察和护理。尽量取侧卧位，经常更换体位。

（2）严格执行消毒隔离制度。

（3）定时测量生命体征，严密观察体温、呼吸、面色、排便排尿等，注意有无水肿或硬肿。

（4）体温护理

1）保暖，添加衣物或加被保暖；早产儿体温维持在 36~37℃。尽量不使用热水袋，紧急状况下使用棉布或毛巾包裹热水袋，水温不得超过 40℃，防止烫伤。

2）使用保暖箱应经常进行检查，确保操作正常。保暖箱温度按早产儿体重和出生日数调节。每日应更换保暖箱水槽内水，水槽内使用蒸馏水或无菌注射用水。保暖箱使用完后进行终末消毒。

3）一切操作护理应集中，防止散热过多。

（5）合理喂养

1）喂养时间：早产儿易发生隐性脱水，脱水和低血糖可损害脑循环，影响智力发育。故主张早吸吮。一般情况和吸吮力良好的早产儿可在出生后 3~4 小时后开始喂淡糖水，试喂几次无呕吐者，6~8 小时后再喂配方奶或母乳。体重过低、一般情况差如发生青紫或呼吸困难者可适当推迟喂哺时间。呼吸困难综合征的早产儿，在其呼吸改善和出现饥饿征象之前应禁食，保持空腹，以防止发生呕吐和造成并发症。

2）方法：根据早产儿体重和生活能力决定选用；由于早产儿吞咽反射不佳需注意防止呕吐而引起吸入性肺炎。哺乳时注意将婴儿抱起或轻轻转向一侧，喂完奶后轻拍背部，防止呛奶。奶瓶应一用一消毒。

(6) 预防感染，严格执行消毒隔离制度防止感染，接触每一个早产儿前，换尿布后和哺乳前均应清洗双手，严格奶具的消毒。

(7) 预防颅内出血，出生后肌注维生素 K_1 3~5mg，每日1次，连用3日，有出血倾向时酌情延长。

【健康教育】

早产儿出院前向其父母详细的做出院指导。包括：体温监测，正确的母乳喂养方法，监测体重，如何观察病情，预防感染措施，查体及疫苗接种，新生儿护理知识，神经精神发育指导，保证出院后早产儿生存质量。

第三节　新生儿窒息

胎儿娩出后1分钟仅有心跳而无呼吸或未建立规律呼吸的缺氧状态，称为新生儿窒息。国内发病率为5%~10%，是新生儿死亡的主要原因之一。必须积极抢救，精心护理，降低新生儿死亡率，预防远期后遗症。

【临床表现】

1. 胎儿宫内窒息

早期有胎动增加，胎心率≥160次/分；晚期则胎动减少，甚至消失，胎心率<100次/分；羊水胎粪污染。

2. 新生儿窒息

脐动脉血显示严重代谢性或混合性酸中毒，pH<7；Apgar评分0~3分，并且持续时间>5分钟；有神经系统表现，如惊厥、昏迷或肌张力低；多脏器受损。

3. 多脏器受损症状

缺氧缺血可造成多器官受损。但不同组织细胞对缺氧的易感性各异，其中脑细胞最敏感，其次为心肌、肝和肾上腺；而纤维、上皮及骨骼肌细胞耐受性较高，因此各器官损伤发生的频率和程度有差异。

(1) 中枢神经系统：缺血缺氧性脑病和颅内出血。

(2) 呼吸系统：羊水或胎粪吸入综合征、肺出血以及急性肺损伤或急性呼吸窘迫综合征等。

(3) 心血管系统：持续性肺动脉高压、缺氧缺血性心肌损害，后者表现为各种心律失常、心力衰竭、心源性休克等。

(4) 泌尿系统：肾功能不全、衰竭及肾静脉血栓形成等。

(5) 代谢方面：低血糖或高血糖、低血钙及低钠血症等。

(6) 消化系统：应激性溃疡、坏死性小肠结肠炎及黄疸加重或时间延长等。

(7) 血液系统：DIC（常在生后数小时或数天内出现）；血小板减少（骨髓缺血性损伤可致骨髓抑制，5~7 天后可逐渐恢复）。

【治疗原则】

以预防为主，估计胎儿娩出后有窒息风险者，应作好新生儿窒息的抢救准备工作，包括人员、氧气、保暖、急救药品及器械等。急救必须及时、迅速、准确、有效、避免损伤。

【护理评估】

1. 健康史

了解有无胎儿宫内窘迫的诱因，如：产妇为妊娠高血压综合征、重度贫血、急性失血、心脏病、产程过长、胎膜早破、前置胎盘、胎盘早剥，使用大量镇静剂；了解胎儿有无先天性心脏病、胎儿畸形、脐带脱垂、脐带过长或过短、羊水胎粪污染、是否有晚期胎心减速等。

2. 身体状况

重点评估窒息程度，对胎儿出生后 1 分钟，5 分钟进行 Apgar 评分。

3. 心理-社会状况

评估产妇是否产生焦虑、悲伤心理，害怕失去自己的孩子。

【护理诊断】

1. 新生儿气体交换受损

与呼吸道内存在羊水、黏液有关。

2. 新生儿有受伤的风险

与抢救操作、脑缺氧有关。

3. 母亲恐惧

与新生儿的生命受到威胁有关。

4. 母亲功能障碍性悲哀

与现实的或预感的失去孩子及孩子可能留有后遗症有关。

【护理措施】

1. 积极配合医生进行新生儿复苏

（1）清理呼吸道，胎头娩出后迅速清除口鼻咽部黏液及羊水，也可用气管插管吸取，动作轻柔。

（2）建立呼吸，确认呼吸道通畅后进行人工呼吸，同时氧气吸入。

（3）维持正常循环。

（4）药物治疗。

（5）评价。

2. 保暖

在 30～32℃的开放式远红外线辐射台上进行抢救，胎儿出生后立即使用温暖的软布或毛巾擦干净体表的血迹和羊水，减少散热。

3. 氧气吸入

（1）鼻内插管给氧：流量＜2L/min，避免气胸发生。

（2）气管插管加压给氧：一般维持呼吸 30 次/分，压力不可过大。待新生儿皮肤逐渐转红，建立自主呼吸后拔除气管内插管，给予一般吸氧。

4. 复苏后护理

保证呼吸道通畅，密切观察面色、呼吸、心率、体温、预防感染，做好记录。窒息儿延迟哺乳。如需转科，做好中途转运。

5. 母亲护理

提供情感支持，预防产后大出血。抢救时避免大声喧哗，以免加重产妇思想负担。

【健康教育】

指导产妇学会观察新生儿的面色、呼吸、哭声、尿便的变化，发现异常及时就诊。指导产妇注重观察新生儿的精神状态及远期表现，以防后遗症的发生。

第十四章　女性生殖系统炎症的护理

第一节　阴道炎症

阴道炎是阴道黏膜及黏膜下结缔组织的炎症，是妇科门诊常见疾病。当阴道的自然防御功能下降时，病原体易于侵入，导致阴道炎症。婴幼儿及绝经后女性由于缺乏雌激素，阴道上皮菲薄，细胞内糖原含量减少，阴道 pH 高达 7，导致阴道抵抗力低下，故比青春期及育龄期女性易受感染。常见的阴道炎有滴虫性阴道炎、外阴阴道白色念珠菌病、老年性阴道炎。

【临床表现】

1. 滴虫性阴道炎

主要表现为阴道分泌物增多及外阴瘙痒，或有灼热、疼痛、性交痛等。分泌物特点为稀薄脓性、黄绿色、泡沫状、有臭味。瘙痒部位主要为阴道口及外阴，若尿道口有感染，可有尿频、尿痛，有时可见血尿。检查见阴道黏膜充血，严重者有散在出血点，甚至宫颈有出血斑点，形成“草莓样”宫颈，后穹隆有多量白带，呈灰黄色、黄白色稀薄液体或黄绿色脓性分泌物，常呈泡沫状。

2. 外阴阴道白色念珠菌病

主要表现为外阴瘙痒、灼痛、性交痛以及尿痛，部分患者阴道分泌物增多。尿痛特点是排尿时尿液刺激水肿的外阴及前庭导致疼痛。外阴瘙痒程度居各种阴道炎症之首，严重时坐卧不宁，异常痛苦。分泌物特征为白带稠厚呈凝乳或豆腐渣样。妇科检查可见外阴红斑、水肿，常伴有抓痕，严重者可见皮肤皲裂、表皮脱落。阴道黏膜红肿，小阴唇内侧及阴道黏膜附有白色块状物，擦除后露出红肿黏膜面，急性期还可见到糜烂及浅表溃疡。

3. 细菌性阴道病

多发生在性活跃期女性。10%~40%患者无临床症状，有症状者主要表现为阴道分泌物增多，有鱼腥味，性交后加重，可伴有轻度外阴瘙痒或烧灼感。检查见阴道黏膜无充血的炎症表现，分泌物为灰白色，均匀一致，稀薄，常黏附于阴道壁，但黏度很低，容易将分泌物从阴道壁拭去。

4. 萎缩性阴道炎

常见于自然绝经及卵巢去势后女性。主要症状为阴道分泌物增多及外阴灼热不适、瘙痒。阴道分泌物稀薄，呈淡黄色，严重者呈脓血性白带。检查见阴道呈老年性改变，上皮皱襞消失，萎缩、菲薄。阴道黏膜充血，有小出血点，有时见浅表溃疡。

【辅助检查】

在阴道分泌物中寻找病原体，滴虫阴道炎分泌物涂片镜检可见滴虫；外阴阴道白色念珠菌病阴道分泌物涂片镜检可见白色念珠菌的芽生孢子或假菌丝；萎缩性阴道炎阴道分泌物镜检可见大量基底层细胞及白细胞。

【治疗原则】

1. 滴虫性阴道炎

(1) 全身用药

甲硝唑 2g，单次口服，或 0.4g 口服，3 次/日，连续 7 天为一疗程。妊娠 20 周前及哺乳期女性禁用。性伴侣同时治疗。

(2) 局部用药

①弱酸性：选用1%乳酸溶液、0.5%乙酸溶液、稀释食醋溶液冲洗阴道或坐浴。

②杀菌剂：甲硝唑泡腾片 0.2g 塞入阴道后穹隆，每晚 1 片，7 天为一疗程。

2. 外阴阴道白色念珠菌病

(1) 消除病因

积极治疗糖尿病，正确使用抗生素、肾上腺皮质激素、雌激素、免疫抑制剂。

(2) 改变阴道酸碱度

用 2%～4%碳酸氢钠溶液或10%洁尔阴冲洗阴道或坐浴，1 次/日，10 次为 1 疗程。

(3) 药物治疗

用硝酸咪康唑栓（达克宁栓）每晚1粒（200mg）塞入阴道内，连用7天；克霉唑栓或制霉菌素片，每晚1片塞入阴道深部，连用7~10天。全身用药，氟康唑150mg，顿服；伊曲康唑200mg，1次/日，连用3~5日。

3. 细菌性阴道炎

以全身和局部抗厌氧菌治疗为主，口服甲硝唑连续服用7天；甲硝唑置于阴道内，连续7天；同时用酸性溶液冲洗阴道，可改善阴道内环境，巩固和提高疗效。

4. 萎缩性阴道炎

(1) 增加阴道内酸度

用0.1%~0.5%乙酸溶液或1%乳酸溶液灌洗阴道，以增加阴道酸度，增加抵抗力。

(2) 局部上药

选用甲硝唑200mg或已烯雌酚0.125mg放入阴道深部，每晚1次，7~10天为一疗程。顽固病例遵医嘱指导患者口服尼尔雌醇。在排除癌症后可口服小剂量雌激素，如尼尔雌醇。

【护理评估】

1. 健康史

询问患者的年龄、发病可能的诱因，追问月经史、婚育史、哺乳史、糖尿病史及肺结核史，有无接受大剂量雌激素治疗或长期应用抗生素治疗病史。

2. 身体状况

询问外阴皮肤瘙痒、疼痛、烧灼等主观感觉，及其与活动、性交、排尿、排便的关系；询问患者白带的量、性状、气味；评估患者的阴道出血量、出血时间、伴随症状；当炎症扩散到盆腔时，可有腰骶部疼痛，盆腔部下坠痛；若有腹膜炎，则出现消化系统症状；若有脓肿形成，则有下腹包块及局部压迫刺激症状。

3. 心理-社会状况

通过与患者接触、交谈、观察其行为变化，以了解患者情绪、心理状态的改变。

【护理诊断】

1. 皮肤黏膜的完整性受损

与炎症引起的阴道、外阴皮肤黏膜充血、破损有关。

2. 睡眠型态紊乱

与局部瘙痒不适、住院环境等有关。

3. 焦虑

与病程长、易反复发作有关。

4. 知识缺乏

与不了解生殖系统炎症的防范知识有关。

5. 性生活型态改变

与炎症引起性交痛，治疗期间禁性生活有关。

【护理措施】

（1）加强预防，注意个人卫生，经常更换内裤，保持外阴清洁、干燥。加强营养，增强体质，提高机体抵抗力，避免治疗不彻底和重复感染的可能。

（2）缓解症状，促进舒适，指导患者定时更换消毒会阴垫。炎症急性期，患者采取半坐卧位姿势，便于引流。外阴瘙痒时不可用力搔抓及涂刺激性药物，以免加重感染，使皮损范围扩大，可酌情给予止痒药膏。

（3）执行医嘱，配合治疗，护士应尽可能陪伴患者并为其提供有助于保护隐私的环境，解除患者不安、恐惧情绪。执行医嘱时尽量使用通俗易懂的语言与患者及家属沟通，认真回答其问题，准确执行医嘱。及时、正确收集各种送检标本，协助医师完成诊疗过程。

（4）心理护理，精神支持，生殖系统炎症的患者一般心理负担较重，常出现不安、烦躁、焦虑、紧张等情绪，应帮助患者树立治疗信心，减轻心理负担，坚持治疗。

（5）病情观察，做好记录，巡视患者过程中，注意观察生命体征、分泌物的量和性状、用药反应等客观情况，详细记录。

（6）适当休息，指导患者安排好日常生活，避免劳累。

【健康教育】

1. 卫生宣教

注意个人卫生，保持外阴清洁、干燥。治疗期间勿去公共浴池、游泳池，浴盆、浴巾等用具应消毒。注意经期、孕期、分娩期和产褥期的卫生。指导性生活卫生，减少性传播疾病，经期禁止性交。

2. 普查普治

积极开展普查普治，指导患者定期进行妇科检查，及早发现异常，并积极治疗。

3. 指导用药

生殖器炎症常需局部用药，教会患者自已用药的方法及注意事项。此外，向患者讲解有关药物的作用、副作用，使患者明确各种不同的用药途径，以保证疗程和疗效。

4. 知识宣教

向患者及家属讲解常见妇科炎症的病因、诱因、预防措施。

第二节　前庭大腺炎

病原体侵入前庭大腺引起炎症，称为前庭大腺炎。前庭大腺位于两侧大阴唇后 1/3 深部，腺管开口于处女膜与小阴唇之间，在性交、分娩等情况污染外阴部时易发生炎症。前庭大腺炎包括前庭大腺脓肿和前庭大腺囊肿，急性炎症发作时，病原体首先侵犯腺管，腺管口因炎症肿胀阻塞，渗出液不能外流、积存形成前庭大腺脓肿；当急性炎症消退后，腺管口粘连闭塞，分泌物不能排出，脓液逐渐转为清液形成前庭大腺囊肿。本病育龄女性多见，婴幼儿及绝经后女性少见。

【临床表现】

1. 前庭大腺脓肿

炎症多发生于一侧。初起局部肿胀、疼痛、灼热感，行走不便，有时会致排便排尿困难。患者出现发热等全身症状。检查见局部皮肤红肿、发热、压痛明显。当脓肿形成时，呈鸡蛋大小肿块，表皮皮肤发红、变薄，可触及波动感，周围组织水肿。

2. 前庭大腺囊肿

囊肿多为单侧，也可为双侧，大小不等，多由小逐渐增大，有些可持续数年不变。若脓肿小且无感染，患者可无自觉症状，常于妇科检查时发现；若脓肿大，患者可感外阴有坠胀感或性交不适。

【辅助检查】

1. 局部穿刺检查

可鉴别脓肿与囊肿。

2. 病理检查

明确肿物性质。

【治疗原则】

1. 急性期处理

（1）卧床休息，保持局部清洁。

（2）根据病原体选用有效抗生素。

2. 中药治疗

选用清热、解毒的中药，如蒲公英、金银花、连翘等局部热敷或坐浴。

（3）手术治疗

脓肿形成后可切开引流并做造口术，但切口闭合后，仍可形成囊肿或反复感染。

【护理评估】

1. 健康史

了解患者有无不良卫生习惯，既往有无患前庭大腺炎或外阴阴道炎等病史，既往婚育史、月经史。

2. 身体状况

评估患者有无局部肿胀、疼痛、灼热感、行走不便、是否伴有发热、周身不适、乏力等，有无性交不适或外阴坠胀感。查体有无发现局部红肿、压痛及腹股沟淋巴结肿大；有无脓肿或囊肿形成。

3. 心理-社会状况

评估患者有无因炎症反复发作影响生活，家人的支持程度，患者及家属对该疾病的认识及应对情况。

【护理诊断】

1. 疼痛

与局部炎症刺激有关。

2. 体温过高

与炎症有关。

3. 有皮肤完整性受损的风险

与手术或脓肿自溃有关。

【护理措施】

1. 心理护理

解释疾病的原因及预防措施，减少患者的病耻感及焦虑。理解患者急切的求医心理，耐心解答患者的疑问。

2. 一般护理

（1）急性期卧床休息，避免劳累。

（2）保持外阴清洁、干燥，勤换内裤。

（3）症状护理：①按医嘱给予抗生素并观察疗效。②教给患者非药物镇痛的方法，必要时按医嘱给予镇痛药。③局部热敷或坐浴。④禁止挠抓、热水烫洗及涂刺激性药物。

3. 手术护理

（1）术前护理：①告知手术的目的、意义及注意事项。②认真评估患者的心理状态，给予相应的心理护理。③坐浴，清洗外阴，做好手术区皮肤准备。

（2）术后护理：①卧床休息。②密切观察术后伤口有无出血。③用消毒棉球擦洗外阴，每日 2 次；伤口愈合后，行坐浴，每日 2 次。

【健康教育】

（1）向患者讲解疾病的病因。

（2）告知坐浴液的配制、温度，坐浴的时间及注意事项。

（3）经期、孕期及产褥期的卫生宣教。

（4）告知患者术后1个月返院复查。

第三节　宫颈炎症

子宫颈炎症是妇科最常见的下生殖道炎症之一，包括宫颈阴道部炎症及宫颈管黏膜炎症，临床上宫颈管黏膜炎较多见。若急性宫颈炎得不到及时彻底治疗，可导致慢性宫颈炎。

【临床表现】

1. 急性子宫颈炎

大部分患者无症状，有症状者主要表现为阴道分泌物增多。分泌物的性状依据病原体的种类、炎症的程度而不同，可呈乳白色黏液状，或呈淡黄色脓性，或血性白带。阴道分泌物刺激可引起外阴瘙痒及灼热感，有时也可出现经间期出血、性交后出血等症状。若合并尿路感染，可出现尿急、尿频、尿痛等症状。

妇科检查时可见宫颈充血、水肿、黏膜外翻，有黏液脓性分泌物附着甚至从宫颈管流出，宫颈管黏膜质脆，容易诱发出血。若为淋球菌感染，因尿道旁腺、前庭大腺受累，可见尿道口、阴道口黏膜充血、水肿以及多量脓性分泌物。

2. 慢性子宫颈炎

多无症状，少数患者可有阴道分泌物增多，淡黄色或脓性，性交后出血或月经间期出血，偶有分泌物刺激，引起外阴瘙痒或不适。妇科检查可见患者宫颈外口处的宫颈阴道部外观呈细颗粒状的红色区，称为宫颈糜烂样改变，或有黄色分泌物覆盖子宫颈口或从此流出，也可表现为子宫颈肥大或子宫颈息肉。

【辅助检查】

1. 宫颈细胞学检查

巴氏涂片检查法是传统的宫颈细胞学检查方法，其分级标准为巴氏Ⅰ~Ⅴ级，其中巴氏Ⅱ级为宫颈炎症。

2. 阴道镜检查

从视觉和组织学上确定宫颈和下生殖道的状况，全面观察鳞柱状细胞交界处，评定其病变，确定并取活体组织，做出组织学诊断，为进一步处理提供依据。

3. 活体组织检查

为确诊的最可靠方法，可检出宫颈湿疣、癌细胞、结核、梅毒等，以与一般慢性宫颈炎鉴别。

【治疗原则】

1. 急性子宫颈炎

主要是抗生素治疗。可根据不同情况采用经验性抗生素治疗或针对病原体的抗生素治疗。若为淋球菌或沙眼衣原体感染，性伴侣要进行相应的检查和治疗。

2. 慢性子宫颈炎

宫颈糜烂样改变若无临床症状，不需治疗，仅需要做细胞学筛查。若细胞学异常，则根据细胞学结果进行相应处理。对糜烂样改变伴有分泌物增多、乳头状增生或接触性出血者，常给予物理治疗，包括激光、冷冻和微波治疗，也可辅以保妇康栓等中药治疗。治疗前应排除宫颈上皮内瘤样病变和宫颈癌。慢性子宫颈管黏膜炎可针对病因进行治疗；病原体不清者，尚无有效治疗方法，可使用物理治疗；子宫颈息肉可行息肉摘除术；子宫颈肥大一般无需治疗。

【护理评估】

1. 健康史

了解婚育史、阴道分娩史及妇科手术史、宫颈损伤等情况，以评估发病的原因。

2. 身体状况

评估白带性状及量，是否有阴道分泌物增多或性质的改变。有无外阴瘙痒，有无腰酸或下腹部坠痛。有无尿急、尿频、尿痛等泌尿系统症状。妇科检查见宫颈有无充血、水肿、糜烂或黏膜脓性分泌物从宫颈管流出。

3. 心理-社会状况

患者因有不洁性生活史而出现典型的临床症状而产生恐惧心理，但又不敢及时就医或去医院治疗，加重了患者的思想负担。

【护理诊断】

1. 排尿异常

与慢性宫颈炎症蔓延至膀胱三角区或膀胱周围组织造成尿频或排尿困难有关。

2. 皮肤完整性受损

与外阴瘙痒而搔抓过度所致有关。

3. 焦虑

与担心患宫颈癌有关。

4. 自尊紊乱

与慢性子宫颈炎致不孕有关。

【护理措施】

1. 一般护理

给予高蛋白、高热量、高维生素饮食，适当卧床休息。做好会阴护理，及时更换会阴垫，保持床单位及衣物清洁。

2. 病情观察

监测生命体征，发现体温异常或感染性休克的症状，应报告医生及时处理。此症常合并子宫内膜炎、阴道炎，注意观察有无相关症状出现。

3. 治疗护理

（1）急性宫颈炎：按医嘱规范使用抗生素，观察药物副作用。

（2）慢性宫颈炎：物理治疗为主要方法。临床常用的物理治疗方法有激光治疗、冷冻治疗、红外线凝结疗法及微波疗法等。其原理都是将宫颈糜烂面的单层柱状上皮破坏，结痂脱落后新的鳞状上皮覆盖创面，为期3~4周，病变较深者，需6~8周，宫颈恢复光滑外观。接受物理治疗的患者应注意：①治疗前应常规做宫颈刮片行细胞学检查，排除宫颈癌和宫颈上皮内瘤样病变；②有急性生殖器炎症者列为禁忌；③治疗时间选择在月经干净后3~7日内进行；④术后应每日清洗外阴2次，保持外阴清洁，在创面尚未愈合期间（4~8周）禁盆浴、性交和阴道冲洗；⑤患者术后均有阴道分泌物增多，在宫颈创面痂皮脱落前，阴道有大量黄水流出，在术后1~2周脱痂时可有少量血水或少许流血，若出血量多需急诊处理，局部用止血粉或压迫止血，必要时加用抗生素；⑥一般于两次月经干净后3~7日复查，了解创面愈合情况，同时注意观察有无宫颈管狭窄。未痊愈者可择期再作第2次治疗。

【健康教育】

1. 定期复查

指导育龄女性定期妇科检查，发现宫颈炎应常规先做宫颈刮片细胞学检查，筛查宫颈癌后及时治疗。

2. 告知物理治疗后注意事项

①阴道分泌物会增多，甚至有大量水样排液，术后1~2周脱痂时，可有少许出血。应每日擦洗外阴2次，勤换卫生垫，保持清洁、干燥。若分泌物有臭味或量多，应及时复诊。②治疗后2个月内禁止性生活、盆浴及阴道灌洗。③一般在治疗后的两次月经干净后3~7日复查，效果欠佳者可遵医嘱做第2次治疗。

第四节　盆腔炎症

盆腔炎症（PID）是指女性内生殖器及其周围结缔组织、盆腔腹膜发生的炎症。PID的主要的病原体为葡萄球菌、链球菌、大肠杆菌、厌氧菌、结核杆菌以及性传播疾病的病原体。按其发病过程可分为急性与慢性两种，急性盆腔炎性疾病发展可引起弥漫性腹膜炎、败血症、感染性休克，严重者可危及生命。

PID感染途径可分为上行性蔓延、血行传播、淋巴系统蔓延和直接蔓延四种方式。炎症可局限于一个部位，也可同时累及几个部位，最常见的是输卵管炎及输卵管卵巢炎。单纯的子宫内膜炎或卵巢炎较少见。

【临床表现】

因炎症范围大小及轻重不同而有不同的临床表现。

1. 急性盆腔炎性疾病

（1）症状：①轻者无症状或症状轻微不易被发现，常因延误正确治疗而导致上生殖道感染后遗症。常见症状为下腹痛、发热、阴道分泌物增多。腹痛为持续性、活动或性交后加重。②重者可有寒战、高热、头痛、食欲缺乏等。月经期发病者可出现经量增多、经期延长。腹膜炎者出现消化系统症状，如恶心、呕吐、腹胀、腹泻。若有脓肿形成，可有下腹包块及局部压迫刺激症状。患者若有输卵管炎的症状及体征并同时伴有右上腹疼痛者，应怀疑有肝周围炎。

（2）体征：患者呈急性病容，体温升高，心率加快；下腹部有压痛、反跳痛及肌紧张，叩诊鼓音明显，肠鸣音减弱或消失。盆腔检查：阴道充血，可见大量脓性臭味分泌物从宫颈口外流；穹隆有明显触痛，宫颈充血、水肿、举痛明显；宫体增大，有压痛，活动受限；宫旁一侧或两侧片状增厚，或有包块，压痛明显。

2. 盆腔炎性疾病后遗症

患者有时出现低热、乏力等，临床多表现为不孕、异位妊娠、慢性盆腔痛，或盆腔炎性疾病反复发作等症状。妇科检查通常发现子宫大小正常或稍大，常呈后位，活动受限，或粘连固定、触痛；宫旁组织增厚，骶韧带增粗，触痛；或在附件区可触及条索状物，囊性或质韧包块，活动受限，有触痛。如果子宫被固定或封闭于周围瘢痕化组织中，则呈“冰冻骨盆”状态。

【辅助检查】

1. 实验室检查

①血常规可见白细胞计数明显升高，中性粒细胞比例增高、核左移并有中毒颗粒。②血培养或阴道后穹隆穿刺涂片、细菌培养及药物敏感试验。

2. 特殊检查

B 超或腹腔镜检查有助于诊断。腹腔镜的肉眼诊断标准有：①输卵管表面明显充血；②输卵管壁水肿；③输卵管伞端或浆膜面有脓性渗出物。

在作出急性盆腔炎的诊断后，要明确感染的病原体，通过剖腹探查或腹腔镜直接采取感染部位的分泌物做细菌培养及药物敏感试验结果最准确，但临床应用有一定的局限性。宫颈管分泌物及后穹隆穿刺液的涂片、培养及免疫荧光检测对明确病原体有帮助。

【治疗原则】

1. 急性盆腔炎

主要为及时足量的抗生素治疗，必要时手术治疗。

2. 盆腔炎性疾病后遗症

多采用综合性治疗方案控制炎症，同时注意增强机体抵抗力，缓解症状，增加受孕机会。包括：

（1）物理疗法，能促进盆腔局部血液循环，改善组织营养状态，提高新陈代谢，有利于炎症吸收和消退，常用的有激光、短波、超短波、微波、离子透入等。

（2）中药治疗，结合患者特点，通过清热利湿、活血化瘀或温经散寒、行气活血达到治疗目的。

（3）西药治疗，针对病原菌选择有效抗生素控制炎症，还可采用透明质酸酶等使炎症吸收。

（4）输卵管积水者可手术治疗。

（5）不孕女性可选择辅助生育技术达到受孕目的。

【护理评估】

1. 健康史

询问近期有无流产和宫腔内手术操作史，经期卫生保健情况，有无邻近器官炎症、有无宫腔内授精的病史。

2. 身体状况

测量生命体征。评估下腹疼痛程度及腹痛的性质，有无肌紧张、压痛、反跳痛。观察阴道分泌物状态，评估阴道分泌物性质、量、气味。

3. 心理-社会状况

患者发病较急，病情重，身体虚弱，要评估患者的心理反应，有无手术治疗恐惧或无助不安，是否需要咨询指导。

【护理诊断】

1. 疼痛

与生殖器官及周围结缔组织炎症有关。

2. 体温过高

与盆腔炎症有关。

3. 知识缺乏

与缺乏经期卫生知识有关。

4. 舒适的改变：腹胀

与盆腔腹膜炎症使肠蠕动减慢有关。

5. 自理缺陷

与卧床休息、输液有关。

【护理措施】

1. 一般护理

①卧床休息，取半卧位，有利于脓液积聚于子宫直肠陷凹，使炎症局限；②给予高热量、高蛋白、高维生素、流质或半流饮食，并遵医嘱纠正电解质紊乱和酸碱失衡；③高热时采用物理降温，若有腹胀应行胃肠减压；④每日消毒外阴2次，保持外阴清洁，减少不必要的盆腔检查，以避免炎症扩散。

2. 病情观察

观察患者精神状态及营养；检查生命体征，是否有寒战，发热、恶心、呕吐、食欲减退、疲乏无力；下腹痛的部位、持续时间及伴随症状，是否有阴道分泌物增多；是否用药，观察疗效及不良反应。

3. 治疗护理

（1）要使患者了解及时、足量的抗生素治疗的重要性。经恰当的抗生素积极治疗，绝大多数盆腔炎性疾病患者能彻底治愈，使其建立信心，主动配合。

（2）护士应经常巡视患者，保证药液在体内的有效浓度，并观察患者的用药反应。对于药物治疗无效、脓肿持续存在、脓肿破裂者需要手术切除病灶，根据患者情况选择经腹手术或腹腔镜手术。需要手术治疗者，为其提供相应的护理措施。

（3）对于接受抗生素治疗的患者，应在72小时内随诊以确定疗效，评估有无临床情况的改善，若此期间症状无改善，则需进一步检查，重新进行评估，必要时行腹腔镜或手术探查。对沙眼衣原体及淋病奈瑟菌感染者，可在治疗后4~6周复查病原体。

4. 检查配合

协助抽血检查血常规、血或阴道分泌物化验检查或培养及药物敏感试验等；B 超检查有助于发现盆腔积液或包块。

5. 预防并发症

严密观察，防止脓毒血症、败血症及肝周围炎的发生。

6. 防治后遗症

为预防盆腔炎性疾病后遗症的发生，应该注意：①严格掌握手术指征，严格遵循无菌操作规程，为患者提供高质量的围术期护理；②及时诊断并积极正确治疗下生殖道感染及盆腔炎性疾病；③注意性生活卫生，减少性传播疾病。对于被确定为盆腔炎性疾病后遗症的患者，要使其了解通过中、西医结合的综合性治疗方案有望缓解症状，以减轻患者的焦虑情绪。

7. 心理护理

关心患者的疾苦，耐心倾听患者的诉说，尽可能满足患者的需求，并告知患者绝大多数盆腔炎性疾病是可以治愈的，使其建立信心，减轻焦虑。

【健康教育】

（1）讲解有关疾病知识和经期卫生知识，改变个人不良卫生习惯，避免不必要的妇科检查。

（2）针对患者的心理状况，帮助其利用有助于健康的社会保健。

（3）对无生育计划的女性，应采取有效的避孕措施，减少人工流产的次数。

第十五章 女性生殖系统肿瘤的护理

第一节 外阴恶性肿瘤

外阴恶性肿瘤较少见，占女性生殖道恶性肿瘤的3%~5%，常见于60岁以上女性。其组织类型较多，以外阴鳞状细胞癌最常见，其他有恶性黑色素瘤、基底细胞癌、前庭大腺癌等。病因尚不清楚，目前认为单纯疱疹病毒Ⅱ型、人乳头状瘤病毒、巨细胞病毒等与外阴鳞状细胞癌的发生可能有关。外阴长期受慢性刺激如乳头状瘤、尖锐湿疣、慢性溃疡等可发生癌变。

【临床表现】

1. 外阴鳞状细胞癌

多见于60岁以上女性。主要为不易治愈的外阴瘙痒和各种不同形态的肿物，如结节状、菜花状、溃疡状。肿物易合并感染，较晚期癌可出现疼痛、渗液和出血。癌灶可生长在外阴任何部位，大阴唇最多见，其次为小阴唇、阴蒂、会阴、尿道口或肛周等。早期局部丘疹、结节或小溃疡；晚期呈不规则肿块，伴或不伴破溃或呈乳头样肿瘤。

2. 外阴恶性黑色素瘤

常来自结合痣或复合痣，可发生于任何年龄。多见于小阴唇和阴蒂，特征是病灶稍隆起，有色素沉着，结节状或表面有溃疡；表现有外阴瘙痒、出血、色素沉着范围增大。需根据病理检查结果区别良恶性。

3. 外因基底细胞癌

很少见，多见于55岁以上绝经后期女性。临床表现为局部瘙痒和烧灼感，也可无症状。大阴唇有小的表浅肿块，有的肿块中央呈现侵袭性溃疡，发展缓慢，很少侵犯淋巴结。

【辅助检查】

1. 细胞学检查

病灶有糜烂、溃疡或色素沉着者可作细胞学涂片或切片。由于外阴病灶合并有感染，其阳性率仅50%左右。

2. 病理组织学检查

对一切外阴赘生物，包括菜花灶、溃疡灶、结节灶、白色病灶等均需作活体组织检查，对有合并坏死的病灶取材应有足够的深度，避免误取坏死组织。常采用1%甲苯胺蓝涂抹外阴病变皮肤，待干后用1%醋酸液擦洗脱色，在蓝染部位做活检，或借助阴道镜做定位活检，以提高活检的阳性率。

3. 其他

B超、CT、MRI、膀胱镜检查、直肠镜检查有助诊断。

【治疗原则】

1. 手术治疗

此为外阴癌的主要治疗手段，手术的范围取决于临床分期、病变的部位、肿瘤细胞分化的程度、浸润的深度、患者的身体状况及年龄等。一般采用外阴根治术及双侧腹股沟深浅淋巴结清扫术。

2. 放射治疗

适用于不能手术、晚期患者或复发可能性大的患者。

3. 化学治疗

适用于晚期或复发癌症的患者，常用药物有多柔比星类、铂类及博来霉素等。

【护理评估】

1. 健康史

外阴鳞状细胞癌一般发生在60岁以上的老年人，该年龄组人群常伴有高血压、冠心病、糖尿病等，应仔细评估患者各系统的健康状况。了解患者有无不明原因的外阴瘙痒史、外阴赘生物史等。

2. 身体状况

早期患者外阴部有瘙痒、烧灼感等局部刺激的症状。注意外阴局部有无丘疹、硬结、溃疡或赘生物，并观察其形态、涉及范围及伴随症状。晚期患者主要症状是疼痛，应评估患者双侧腹股沟有无增大、质硬、固定的淋巴结。

3. 心理-社会状况

外阴癌患者为恶性肿瘤，患者常感到悲哀、恐惧、绝望；外阴部手术使身体的完整性受到影响等原因常使患者出现自尊低下、自我形象紊乱等心理方面的问题。

【护理诊断】

1. 慢性疼痛

与晚期癌肿侵犯神经、血管和淋巴系统有关。

2. 潜在并发症：感染

与手术切口及长期留置尿管有关。

3. 自我形象紊乱

与外阴切除有关。

4. 焦虑

与疾病确诊后无助，或在治疗过程中不知结果有关。

5. 有性生活障碍的风险

有手术改变女性生殖器的结构，造成性心理障碍有关。

【护理措施】

1. 心理护理

提供心理支持，讲解外阴恶性肿瘤相关知识，鼓励患者表达造成恐惧的因素，给予耐心解释，增强患者信心、主动配合治疗。

2. 医护治疗配合

（1）术前准备

1）阴道准备：手术前3天，外阴局部用1∶5000高锰酸钾坐浴，每日2次。

2）皮肤准备：范围上至耻骨联合上10cm，下至会阴部、肛门周围、腹股沟及大腿内侧上1/3。备皮后洗净皮肤。

3）胃肠道准备

①妇科手术患者一般于手术前一日灌肠1~3次，选用的灌肠剂有温

肥皂液、等渗盐水或甘油溶液等，必要时可先口服缓泻剂后（如25%硫酸镁溶液、20%甘露醇溶液、聚乙二醇电解质溶液、番泻叶水等）再灌肠，效果更佳。

②术前晚可进食易消化食物，术前禁食6~8小时，禁水4~6小时。

③因病情需要，手术有可能累及肠道时，术前需进行充分肠道准备，清洁灌肠。

4）膀胱准备：术前常规安置保留尿管。

（2）术后护理

1）体位：术后取平卧外展屈膝体位，并在腘窝垫一软枕。

2）严密观察切口有无渗血，皮肤有无红、肿、热、痛等感染征象以及皮肤湿度、温度、颜色等移植皮瓣的愈合情况。

3）保持引流通畅，注意观察引流物的量、色、性状等。

4）按医嘱给予抗生素，外阴切口术后5天拆线，腹股沟切口术后7天拆线。

5）会阴部、腹股沟部可用红外线照射，每天2次，每次20分钟，促进伤口愈合。

6）指导患者合理饮食，术后第5天按医嘱给予液体石蜡30ml口服，每日1次，连服3次，软化粪便，预防便秘。

7）鼓励患者上半身及上肢活动，预防压疮。

（3）放射治疗后皮肤护理

放射线治疗者常在照射后8~10天出现皮肤反应，应随时观察皮肤颜色、结构及完整性，根据损伤程度进行护理。

【健康教育】

（1）出院后保持外阴清洁，定期随访。

（2）化疗及放疗患者按时治疗。

（3）指导患者休息时适当抬高下肢，如发现有下肢肿胀或疼痛时，及时就诊。

（4）鼓励患者进高热量、高蛋白、富含纤维素的食物，并适量饮水，每日2000~3000ml。

第二节　子宫肌瘤

子宫肌瘤为女性生殖器官最常见的良性肿瘤，是由子宫平滑肌组织增生而形成，也称为子宫平滑肌瘤。多发生于30~50岁的女性，以40~50岁最为多见。由于子宫肌瘤生长较快，当供血不良时，可以发生不同变性，使肌瘤失去原有结构，包括玻璃样变、囊性变、红色变、肉瘤变、钙化，肌瘤愈大，缺血愈严重，则继发变性愈多。

子宫肌瘤确切病因不明，可能有：①体内雌激素水平过高，长期受雌激素刺激有关。雌激素能使子宫肌细胞增生肥大，肌层变厚，子宫增大。雌激素还通过子宫肌组织内的雌激素受体起作用。②近年来发现，孕激素也可以刺激子宫肌瘤细胞核分裂，促进肌瘤生长。③由于卵巢功能、激素代谢均受高级神经中枢的调节控制，故有人认为神经中枢活动对肌瘤的发病也可能起作用。

【临床表现】

1. 月经改变

为最常见的症状。可出现月经周期缩短、经量增多、经期延长、不规则阴道出血等。肌瘤一旦发生坏死、溃疡、感染时，则有持续性或不规则阴道出血或脓血性排液等。

2. 腹部肿块

腹部胀大，下腹扪及肿物，伴有下坠感，尤其是膀胱充盈将子宫推向上方时更容易扪及。

3. 阴道分泌物增多

肌壁间肌瘤使宫腔内膜面积增大内膜腺体分泌增加，并伴盆腔充血致阴道分泌物增多，脱出于阴道内的黏膜下肌瘤表面极易感染、坏死，产生大量脓血性排液及腐肉样组织排出伴臭味。

4. 腹痛、腰酸、下腹坠胀

一般患者无腹痛，当肌瘤压迫盆腔器官、神经、血管时，常有下腹坠胀、腰背酸痛等，月经期加重。当浆膜下肌瘤蒂扭转时，可出现急性腹痛；肌瘤红色变时，腹痛剧烈且伴发热。

5. 压迫症状

肌瘤向前或向后生长，可压迫膀胱、尿道或直肠，引起尿频、排尿困难、尿潴留或便秘。当肌瘤向两侧生长，则形成阔韧带肌瘤，其压迫输尿管时，可引起输尿管或肾盂积水；如压迫盆腔血管及淋巴管，可引起下肢水肿。

6. 不孕或流产

肌瘤压迫输卵管使之扭曲，或使宫腔变形，影响精子运行、妨碍受精卵着床，导致不孕或流产。

7. 继发性贫血

若患者长期月经过多可导致继发性贫血，出现全身乏力、面色苍白、气短、心慌等症状。

8. 低血糖症

子宫肌瘤伴发低血糖症亦属罕见。主要表现为空腹血糖低，意识丧失以致休克，经葡萄糖注射后症状可以完全消失。肿瘤切除后低血糖症状即完全消失。

9. 体征

肌瘤较大时，腹部检查可触及形状不规则、质硬的结节状肿物。妇科检查有时可见宫口扩张，肌瘤位于宫口内或脱出宫颈外口，呈粉红色，表面光滑，伴感染时，表面有坏死、出血及脓性分泌物。双合诊检查子宫增大，表面有单个或多个结节状突起，形状不规则；浆膜下肌瘤可扪及单个实质性球形肿物与子宫有蒂相连；黏膜下肌瘤在宫腔内时，子宫呈均匀性增大。

【辅助检查】

1. B超

B超能较准确地显示肌瘤数目、大小和部位，为更好确定肌瘤的位置，最好在分泌期子宫增厚，内膜回声清楚时检查。表现为：（1）子宫增大：增大的程度视肌瘤的大小和部位而定，微小的肌瘤子宫增大可不明显。（2）子宫形态改变：大的子宫肌瘤引起子宫形态失常，局部突起或凹凸不平。（3）瘤体样回声：肌瘤回声一般表现为较均匀的圆形低回声光团，边界清楚，可见包膜回声；当肌瘤含纤维的成分多、细胞的成分少时，也可表现为近似漩涡状结构的不规则较强回声光团；如肌瘤变性或为几个肌瘤融合的大肌瘤可表现为混合性回声，囊性变时可见液性暗区并可有分隔。（4）子宫内膜线移位或受压中断：黏膜下肌瘤或肌壁间肌瘤可导致内膜线移位，肌瘤占据宫腔可使内膜受压而内膜线中断。（5）子宫肌壁不对称增厚：由于生长部位的子宫壁明显增厚引起。

2. 子宫输卵管碘油造影

现已少用于子宫肌瘤的诊断，主要用于不孕症患者，可以显示宫腔是否变形，有无占位性病变，输卵管是否通畅及阻塞的部位。

3. 腹腔镜检查

子宫旁发现的实质性肿块难以确定其来源和性质，尤其在B超检查也难以确定时，可行腹腔镜检查并可在直视下进行穿刺活检以明确诊断。

4. 宫腔镜检查

宫腔镜可直视观察宫腔内情况，有助于黏膜下肌瘤及内突型肌壁间肌瘤的诊断。此外，可在直视下确定病变部位，准确取材活检，并能同时切除黏膜下肌瘤。在宫腔镜下，可见瘤体位于宫腔内或部分在宫腔内，呈圆形或半球形隆起，表面有被膜包裹且光滑，较规则，基底部较宽或有蒂，不随宫液移动，表面浅粉或苍白，有溃疡或出血者呈紫红色，有时可见粗大血管，血管走向规则，大肌瘤可致宫腔狭窄变形，呈芽形裂隙状。

5. 宫腔探查及诊断性刮宫

通过宫腔探针探测宫腔的大小，感觉宫腔形态（有肌瘤的宫腔一般较深或有变形），尤其应注意宫腔底部有无突起，有无肿瘤悬吊的感觉，并将刮出的子宫内膜送病理检查，以除外子宫内膜增生过长或其他内膜疾病。对小的黏膜下肌瘤的诊断有帮助，但常有10%～35%宫腔内病变被漏诊。

【治疗原则】

根据患者年龄、症状、肌瘤大小、数目、生长部位及对生育功能的要求等情况进行全面分析后选择处理方案。

1. 随访观察

肌瘤小，症状不明显或已近绝经期的女性，可每3～6个月定期复查，加强随访观察，必要时再考虑进一步治疗措施。

2. 药物治疗

子宫小于2个月妊娠大小，症状不明显或较轻者，尤其已近绝经期或全身情况不能手术者，在排除子宫内膜癌的情况下，可采用药物对症治疗。常用雄激素对抗雌激素，促使子宫内膜萎缩；直接作用于平滑肌，使其收缩而减少出血。也可用抗雌激素制剂他莫昔芬治疗。月经量明显增多者，用药后月经量明显减少，肌瘤也能缩小，但停药后又逐渐增大；不良反应为出现潮热、急躁、出汗、阴道干燥等围绝经期综合征的症状。也可用米非司酮，是受体水平的孕激素拮抗药，达到控制症状和抑制肌瘤生长的目的。还可以选用促性腺激素释放激素激动药（GnRH-a），通过抑制垂体、卵巢功能，降低体内性激素水平，达到治疗目的。

3. 手术治疗

（1）肌瘤切（剔）除术：年轻又希望生育的患者，术前排除子宫及宫颈的癌前病变后可考虑经腹或经腹腔镜切（剔）除肌瘤，保留子宫。突出于子宫颈口或阴道内的黏膜下肌瘤可经阴道或宫腔镜切除。

（2）子宫切除术：子宫大于2.5个月妊娠子宫大小，或临床症状明显者，或经非手术治疗效果不明显，又无需保留生育功能的患者可行子宫切除术。年龄50岁以下，或虽50岁以上但未绝经，卵巢外观正常者应考虑保留。

【护理评估】

1. 健康史

询问患者月经史、生育情况、流产史和有无长期服用雌激素等用药史的因素存在；询问患者家族中有无子宫肌瘤发病史。

2. 身体状况

（1）症状：重点详细评估患者月经情况，包括何时月经发生改变，与以往比较经量和经期的变化情况；对长期经量增多的患者还要评估有无嗜睡、乏力、心悸等症状的发生及发生时间；同时还要评估阴道分泌物有无改变有无异味，有无接触性阴道出血和阴道不规则流血或血样脓性排液等现象的发生；对腹部触及包块的肌瘤患者主要评估有无下腹坠胀、排尿异常或便秘等现象发生；当浆膜下肌瘤患者出现急性腹痛、恶心等急腹症表现时，应及早评估有无肌瘤蒂扭转发生；对妊娠和产褥期肌瘤患者出现症状，应首先评估有无肌瘤红色变性的发生。

（2）体征：子宫增大变硬，可呈不规则或均匀增大，表面可触及单个或多个结节状突起。若黏膜下肌瘤脱出于宫颈口，可见表现光滑的红色实质性肿块，伴感染者则表面有渗出物或溃疡形成。肌瘤较大者，可在下腹部正中扪及肿块。

3. 心理-社会状况

（1）由于患者多数无明显临床症状，是体检偶然发现，缺少思想准备和对肿瘤的相关知识。一部分患者在得知诊断时表现出惊讶、恐惧心理，多家医院看病重复检查，甚至坚决要求住院手术切除等心理；另一部分患者因为子宫肌瘤是良性肿瘤而表现出轻视心理，不能配合医生检查，不能按期随诊观察。

（2）有月经改变、阴道不规则流血的患者，由于影响起居和性生活，可表现出焦虑、失眠烦躁等社会心理现象。

【护理诊断】

1. 知识缺乏

与患者对疾病不了解，缺乏对疾病的正确认识，而不重视随访观察，不配合治疗方案有关。

2. 焦虑

与担心肌瘤恶变、害怕手术有关。

3. 有感染的风险

与失血、手术、机体抵抗力下降有关。

4. 潜在并发症

贫血。

【护理措施】

1. 一般护理

（1）为患者提供舒适清洁的环境，保证充足的休息。

（2）注意补充高蛋白、高热量、高维生素、富含铁的饮食，禁止吃含有雌激素类的药品、食品或补品。

2. 随访、药物治疗患者的护理

（1）随访患者的随访时间为每3~6个月随访1次，通过盆腔B超检查了解肌瘤生长速度；通过月经/经量的动态观察，了解子宫肌瘤的生长情况。在随访中，一定要耐心讲解随访的重要性，引起患者重视，若有病情变化，应及时到医院就诊。

（2）药物治疗过程中，观察症状缓解情况和有无药物副作用的发生。

1）促性腺激素释放激素类似物（GnRH-a）：可通过性腺轴反馈调节作用，降低雌激素水平，抑制子宫肌瘤生长，临床常用亮丙瑞林或戈舍瑞林。此类药物长期服用，可引起围绝经期综合征、骨质疏松等副作用，也可导致老年痴呆症高发风险。

2）米非司酮：常用于术前用药，但长期应用可出现拮抗糖皮质激素的副作用。

3）近绝经期的女性，可用抗雌激素制剂雄激素或他莫昔芬治疗，雄激素每月总量不应超过 300mg，以防男性化。他莫昔芬长期服用可使子宫内膜增生，需定期检查随访。

3. 手术治疗患者的护理

（1）手术前护理

1）术前观察症状的变化，有无并发症、继发性改变的发生。若有异常变化应立即报告医生，并做好急诊手术准备。

2）术前教会、督促患者进行术后卧床时生活习惯改变的锻炼，如呼吸的锻炼、排尿、排便习惯的锻炼。教会患者进行肛门阴道缩、舒练习，提高盆底肌肉的韧性。

3）术前常规护理：术前 1 日进流食，术前 8~12 小时禁饮水。经腹子宫次全切除的患者，术前 1 日灌肠 2 次；经腹子宫全切的患者，术前 3 日进无渣半流食，术前 1 日行清洁灌肠。术前半小时插导尿管，术中持续开放，并注意观察。腹腔镜手术术前，腹部皮肤准备时应着重注意脐部的清洁护理。

4）术前专科护理：阴道擦洗与上药。经腹子宫次全切除的患者，术前 1 日行阴道灌洗；经腹子宫全切的患者，术前 3 日每日阴道灌洗 1 次，手术当日早晨常规阴道擦洗后，宫颈口、阴道穹隆部消毒处理；保持外阴清洁干燥，防止感染。腹腔镜手术时，遵照手术医生的要求及时更换体位。

（2）手术后护理

病情观察：心电监护，体温，所测数值及时记录；如果有引流管注意观察引流管的通畅情况，引流物的性质、颜色和量；鼓励患者尽早自主排尿，术后24~48小时拔除导尿管。观察有无腹痛、腹胀等异常情况发生，尤其腹腔镜手术者，要注意区分人工气腹和肠道损伤引起的腹痛腹胀，排便排尿情况，若术后出现肩痛及上肢不适，向患者说明是因腹腔留有残余气体所致，但如果出现腹痛、腹胀等症状要高度重视，及时报告医生。观察手术切口情况，外阴阴道的分泌渗出物情况。

4. 心理护理

帮助患者正确认识疾病，告知患者子宫肌瘤为良性肿瘤，极少发生癌变，预后好。让患者了解随访、药物、手术治疗的方法，使患者解除思想顾虑，增强信心，积极配合治疗。

5. 贫血、预防感染的护理

遵医嘱做好血液生化检查采血、配血、输血、止血措施，执行治疗方案，维持患者正常血容量；保持患者会阴清洁，认真做好会阴擦洗护理，注意阴道分泌物情况，若有臭味等异常及时报告医生。

【健康教育】

（1）嘱患者如出现超过月经量的阴道出血、异常分泌物、下腹疼痛及时到医院就诊。

（2）指导患者注意个人卫生，可洗淋浴，3个月后可洗盆浴，全子宫切除患者3个月内禁止性生活，子宫肌瘤剔除者1个月内禁止性生活。

（3）嘱患者避免重体力劳动，多注意休息，适当参加户外活动，劳逸结合，但应避免从事会增加盆腔充血的活动，如跳舞、久站等，因盆腔组织的愈合需要良好的血液循环。

（4）阴式手术患者指导其出院后不要做剧烈运动，避免负重过久、如久坐、久蹲、久站，要保持排便通畅，必要时可口服泻药。

（5）告知患者随访的目的、时间、联系方式。手术患者出院后1~3个月应到门诊复查。

第三节　子宫颈癌

宫颈癌是女性生殖系统最常见的恶性肿瘤，高发年龄为30~55岁，严重威胁广大女性的健康。近年来我国政府高度重视对宫颈癌的普查、普治工作，大力开展对宫颈癌的早期发现、早期诊断和早期治疗工作，有效地控制了宫颈癌的发生和发展，也使晚期宫颈癌的发病率和死亡率明显下降。

子宫颈癌的病因主要包括两个方面：①行为危险因素：如性生活过早、多个性伴侣、多孕多产、社会经济地位低下、营养不良和性混乱等；②生物学因素：包括细菌、病毒和衣原体等各种微生物的感染。

【临床表现】

早期宫颈癌常无明显症状和体征，随病变发展，可出现以下表现：

1. 阴道出血

早期多为接触性出血，发生在性生活后或妇科检查后；晚期为不规则阴道出血。出血量根据病灶大小、侵及间质内血管情况而不同；晚期侵袭大血管可引起大出血。年轻患者也可表现为经期延长、经量增多；老年患者常以绝经后出现不规则阴道出血。一般外生型癌出血较早，量多；内生型癌出血较晚。

2. 阴道排液

阴道排液增多，多为白色或血性，稀薄如水样或米泔状，有腥臭。晚期因癌组织坏死伴感染，可有大量泔水样或脓性恶臭白带。

3. 晚期症状

根据癌灶累及范围，可出现不同的继发症状。邻近组织器官及神经受累时，可出现尿急、便秘、下肢肿胀、疼痛等症状；癌肿压迫或累及输尿管时可引起输尿管梗阻，肾盂积水及尿毒症；晚期患者可有贫血、恶病质等全身衰竭症状。

【辅助检查】

1. 宫颈刮片细胞学检查

用于宫颈癌筛查的主要方法，应在宫颈移行带区取材，行染色和镜检。

2. 宫颈碘试验

正常宫颈阴道部鳞状上皮含丰富糖原，碘溶液涂染后呈棕色或深褐色，不染色区说明该处上皮缺乏糖原，可能有病变。在碘不染色区行活组织检查可提高诊断率。

3. 阴道镜检查

宫颈刮片细胞学检查巴氏Ⅲ级及Ⅲ级以上，TBS 分类为鳞状上皮内瘤变，均应在阴道镜观察下。选择可疑癌变区行活组织检查。

4. 宫颈和宫颈管活组织检查

为确诊宫颈癌及其癌前病变的依据。宫颈无明显癌变可疑区时，可在鳞-柱状细胞交接部的 3、6、9、12 点 4 处取材或在碘试验、阴道镜下取材做病理检查。所取组织应包括间质及邻近正常组织。若宫颈有明显病灶，可直接在癌变区取材。

5. 宫颈锥切术

宫颈刮片检查多次阳性而宫颈活检阴性；或活检为原位癌需确诊者，均应做宫颈锥切送病理组织学检查。

【治疗原则】

可根据患者的临床分期、年龄、全身情况、生育要求以及医院的设备和医疗技术水平等因素，综合分析后确定个体化治疗方案。目前主要采用以手术和放疗为主、化疗为辅的综合治疗。

1. 手术治疗

主要适用于早期、无手术禁忌证的宫颈癌患者。

（1）宫颈原位癌一般主张行全子宫切除术。如果患者有生育要求，也可在充分与患者及家属沟通的前提下，行宫颈锥形切除术，术后密切定期随访。

（2）Ⅰa~Ⅱa 期患者多采用根治性子宫切除术及盆腔淋巴结切除术。由于宫颈癌较少发生卵巢转移，因此卵巢无病变的年轻患者可保留双侧或单侧卵巢。

2. 放射治疗

简称放疗，可用于宫颈癌各期患者。临床上主要用于有手术禁忌证、年老或晚期不能手术以及术后需做补充治疗的患者。

3. 化疗

主要适用于晚期或有复发转移的患者，也可用于手术或放疗的辅助治疗。

【护理评估】

1. 健康史

询问婚育史、性生活史，特别是与高危男子有性生活接触史。注意未治疗的慢性宫颈炎、遗传等诱发因素。评估患者有无接触性出血，评估患者疼痛的程度及性质。

2. 身体状况

早期患者一般无自觉症状，多在普查中发现子宫颈刮片报告异常。随病程进展出现典型的临床表现。评估患者及家属对预后的焦虑、恐惧的程度，了解患者家庭经济承受能力及对患者的关心支持情况等。

3. 心理-社会状况

患者在被确诊为早期子宫颈癌后感到震惊，首先的反应是不相信，继而希望肿瘤没有转移，开始寻求帮助。鉴于目前医治宫颈癌的医疗水平，一般患者的心理反应不算太大，她们将治愈的希望寄托于医护人员。已有浸润性肿瘤的患者其心理反应剧烈，极度恐惧感使患者出现血压升高、心率加快、食欲下降、睡眠障碍等症状。

【护理诊断】

1. 恐惧

与担心疾病预后有关。

2. 知识缺乏

缺乏疾病相关知识和手术相关知识。

3. 疼痛

与晚期癌浸润或手术后创伤有关。

4. 排尿障碍

与宫颈癌根治术后影响膀胱功能有关。

【护理措施】

1. 饮食护理

鼓励患者摄入足够的营养，评估患者对摄入足够营养的认知水平、目前的营养状况及饮食习惯，注意纠正患者不良的饮食习惯，考虑患者的嗜好，食谱多样化以满足患者的需要。

2. 卫生护理

指导患者注意个人卫生，协助患者勤擦洗，保持床单位清洁，注意室内空气流通，促进舒适。

3. 手术护理

（1）术前护理

1）手术前检查：指导并协助患者完成各项术前检查。

2）术前指导：采用通俗易懂的语言耐心向患者讲解所患疾病的相关知识，拟实施的手术名称、经过和麻醉方式等，给予手术前饮食、休息和个人卫生指导。

3）积极协助医生处理内科合并症，如纠正营养不良或贫血，控制血压、血糖等，使患者以最佳的体能状况接受手术。

4）手术前1日进行皮肤准备、消化道准备、药物过敏试验、备血，协助患者沐浴、更衣和促进睡眠等。

5）观察患者生命体征和病情变化，随时发现是否有需要暂停手术的情况发生，如发热、血压过高、过度恐惧、月经来潮等，并及时通知医生。

6）手术当日早晨，协助患者取下活动的义齿、发夹、首饰及贵重物品，并交家属或护士保管；手术前半小时给基础麻醉药；病房护士仔细查对患者床号、姓名、年龄、住院号、手术名称等病历资料后，将患者送入手术室，并与手术室护士进行仔细交接班。

7）病房护士根据患者手术种类和麻醉方式，铺好麻醉床，准备好手术后的监护设备和急救用物。

（2）术后护理

①术后严密观察生命体征及阴道出血情况；②保持阴道引流管的通畅，观察引流液性状、量、颜色的变化，将颜色与量结合起来观察，正常颜色为淡血水样，一般24小时内负压引流液不超过200ml，若量多应了解是否在术中有腹腔内用药，量多且色鲜红，要警惕内出血；③促进膀胱功能恢复：术后留置尿管7~14天，拔管前3天尿管每2~4小时开放1次，锻炼膀胱功能。拔管后4~6小时嘱患者排尿后测膀胱残余尿量，如少于100ml说明膀胱功能已基本恢复；如多于100ml应继续留置尿管定时开放，保留3~5天后，再行拔管测残余尿直至残余尿量少于100ml。术后第2天鼓励患者进行盆底肌肉训练（缩肛训练）促进膀胱功能恢复。留置尿管期间保持外阴清洁，每日擦洗会阴2次，防止感染发生；④术后需接受放疗、化疗者按有关内容进行护理。

4. 心理护理

介绍诊治过程可能出现的不适及有效的应对措施。介绍宫颈癌的预后，使患者采取乐观的态度积极配合治疗，为患者提供舒适的环境。

【健康教育】

1. 出院指导

（1）随访：①鼓励患者、家属参与制订切实可行的院外康复计划，说明认真随访的重要性，核实患者的通信地址及电话，以保证随访计划的实施；②出院后2年内，应每3个月随访1次；3~5年内，每6个月随访1次；第6年开始，每年复查1次；③随访内容包括盆腔B超、妇科检查、阴道细胞学检查、胸部X线摄片等；④随访期间如患者出现异常情况，应及时行进一步检查。

（2）出院时因膀胱功能未恢复而不能拔除尿管的患者：①应教会患者保留尿管的护理，如多饮水、保持外阴清洁、勿将尿袋高于膀胱口避免尿液倒流等；②继续进行盆底、膀胱功能锻炼，遵照医嘱按时到医院拔除尿管；③鼓励患者康复后逐步增加活动强度，适当参加社交活动，逐步恢复正常工作等。

2. 宫颈癌预防

（1）普及防癌知识教育，提高广大女性的防癌意识，使适龄女性积极参与防癌普查，及早发现、及早就医。大力宣传女性吸烟的害处。

（2）开展性卫生知识教育，避免过早性行为，固定性伴侣、避免性生活紊乱，实行科学避孕，提倡晚婚少育、计划生育等。

（3）高度重视宫颈癌高危因素和高危人群，积极治疗性传播疾病、慢性宫颈炎等，早期发现及治疗宫颈CIN，阻断病程发展。

（4）加强围生期保健，推广新法接产，正确处理产程，避免分娩中损伤宫颈。

（5）建立健全防癌保健网，大规模开展宫颈癌普查筛查，做到早期发现、早期诊断、早期治疗。

（6）普查、筛查原则：一般已婚女性，每1~2年普查1次，常规做宫颈刮片细胞学检查。有宫颈癌高危因素或高危人群3~6个月检查1次，可进行细胞学方法与高危型HPV-DNA检测的联合应用。尤其是出现接触性出血的女性、围绝经期及绝经后出现异常阴道出血的女性均应及时就诊。

第四节　子宫内膜癌

子宫内膜癌是发生于子宫内膜的一组上皮性恶性肿瘤，以来源于子宫内膜腺体的腺癌最常见。为女性生殖道三大恶性肿瘤之一，占女性全身恶性肿瘤7%，占女性生殖道恶性肿瘤20%~30%。近年来发病率在世界范围内呈上升趋势。

【临床表现】

早期无明显症状，随着病程进展，可出现以下症状：

1. 阴道出血

子宫内膜癌的主要临床表现是绝经后阴道出血，量一般不多，呈持续性或间歇性；尚未绝经者可表现为经量增多、经期延长或月经紊乱。

2. 阴道排液

因阴道排液异常而就诊者约为25%。早期多为血性或浆液性排液，晚期合并感染时则有脓血性排液，恶臭。

3. 疼痛

晚期癌灶浸润周围组织或压迫神经时可引起下腹及腰骶部疼痛。若癌肿累及宫颈，堵塞宫颈管致宫腔积脓时，可出现下腹胀痛或痉挛性疼痛。

4. 其他症状

晚期患者可出现贫血、消瘦等恶病质表现。

【辅助检查】

1. 妇科检查

早期可无异常发现。晚期可有子宫增大，当合并宫腔积脓时，可有明显触痛。癌灶浸润周围组织时，子宫固定，在宫旁或盆腔内可扪及不规则结节状物。

2. 分段诊断性刮宫

是子宫内膜癌最常用、最有价值的诊断方法。先环刮宫颈管，后探宫腔，再刮宫腔内膜，标本分瓶做好标记，送病理检查。

3. B超检查

子宫B超检查可了解子宫大小、子宫内膜厚度、宫腔内有无赘生物、肌层有无浸润等，是重要的辅助诊断方法之一。

4. 宫腔镜检查

可直接观察子宫内膜及宫颈管内有无病灶或病灶生长情况，并在直视下取可疑病灶行活组织检查，减少对早期子宫内膜癌的漏诊。目前已广泛应用。

5. 其他检查

细胞学检查，血清肿瘤标志物测定，CT、MRI等检查可协助诊断。

【治疗原则】

子宫内膜癌早期患者以手术治疗为主；晚期则采用手术、放疗、化疗等综合治疗方法。

1. 手术治疗

Ⅰ期患者应行筋膜外全子宫切除及双侧附件切除术，必要时行盆、腹腔淋巴结切除或取样；Ⅱ期患者行改良根治性子宫切除术、双侧附件切除术及盆腹腔淋巴结切除术；晚期患者的手术范围与卵巢癌相同。

2. 放射治疗

对于老年、有手术禁忌证或无法手术切除的晚期病例均应考虑放射治疗。也可于术前或术后加用放疗，适用于已有转移或可疑淋巴结转移者，可明显减少局部复发，提高疗效。

3. 化疗

为晚期或复发子宫内膜癌综合治疗方法之一。也可用于手术后有转移或复发风险患者的治疗。

4. 孕激素药物治疗

适用于晚期或癌症复发不能手术者；早期、年轻、有生育要求需保留子宫者。宜选用大剂量、高效孕激素长期应用，主要采用醋酸甲羟孕酮和己酸孕酮，部分患者可选择三苯氧胺（TMX），又称他莫昔芬。

【护理评估】

1. 健康史

应高度重视患者的高危因素，如老年、肥胖、绝经期推迟、少育以及停经后接受雌激素补充治疗；询问近亲家属的肿瘤病史；警惕育龄女性用激素治疗效果不佳的月经失调史。

2. 身体状况

多数患者在普查或其他原因做检查时偶尔发现。不规则的阴道出血最为多见，绝经后阴道出血则是最典型的症状。晚期癌患者常伴全身症状，表现为贫血、消瘦、恶病质、发热及全身衰竭等情况。

3. 心理-社会状况

患者得知患子宫内膜癌时，不同的人及其家庭会出现不同的心理反应。疾病初期患者不接受癌症诊断，当患者面对有关内膜癌的各种检查及检查结果时，不安、恐惧，或情绪低落，表情呆滞。

【护理诊断】

1. 恐惧

与担心疾病预后有关。

2. 知识缺乏

缺乏疾病相关知识和手术相关知识。

3. 疼痛

与晚期癌浸润或手术后创伤有关。

4. 排尿障碍

与术后影响膀胱功能有关。

【护理措施】

1. 一般护理

指导患者合理饮食、改善体质，必要时静脉补充营养，支持疗法。提供安静舒适的病房环境，保证患者充分休息。

2. 病情观察

重点观察有无感染发生，按要求做好生命体征等一般情况的观察、记录。护理查房时尤其注意阴道出血、排液、腹痛及合并症引起的各种表现。老年人阴道自净作用弱，应加强会阴护理；其次应注意提高机体抵抗力。

3. 检查配合

与患者交代子宫内膜分段诊刮检查的术前准备工作，做好术前沟通工作，术中做好标本瓶标记准备和医生配合工作，术后及时将标本送检。

4. 治疗护理

子宫内膜癌患者多体质虚弱，加之化疗、放疗等因素患者常合并多种并发症，在护理中应加强合并症及并发症的治疗护理。

指导患者正确服药，注意药物的不良反应。常用药物：①孕激素适用于晚期或复发的患者，也可用于疾病极早期年轻有生育要求的患者，主张以高效、大剂量、长期服用，至少服用12周以上。常用药物有醋酸甲羟孕酮和已酸孕酮。孕激素长期服用后可能出现胃肠道反应、水钠潴留、水肿、药物性肝炎等副作用。②化疗药物常用的有顺铂、紫杉醇等，主要用于晚期或复发癌症患者的综合治疗。③放射治疗详见子宫颈癌。

5. 心理护理

除做好常规的心理护理外，应考虑到老年人特殊的心理特点，特别做好患者的思想工作，解除其顾虑；鼓励子女多与患者沟通，给予很好的亲情支持；各种检查前应给予解释；尽量不要在患者面前过多讨论病情或治疗，以免引起患者过度恐慌。

【健康教育】

1. 出院指导

手术后3~6个月内避免重体力劳动；2~3个月内避免性生活；手术后坚持随访，随访时间：术后2年内每3~6个月1次，3年后每6~12个月1次，5年后每年1次；正确服用激素药物，在服药期间，应注意药物的副作用，如水钠潴留、药物性肝炎、骨髓抑制、恶心、呕吐、潮热、烦躁等类似围绝经期症状，一般停药后即逐渐好转，如果症状明显，应及时就医。

2. 普及防癌知识

应大力宣传定期进行防癌检查的重要性，中年女性应每年进行一次妇科检查；对子宫内膜癌的高危人群应密切监测，对绝经过渡期月经紊乱及绝经后阴道出血的女性，应督促就诊；应严格掌握雌激素的用药指征，加强用药期间的监护和随访。

第五节 卵巢肿瘤

卵巢肿瘤是女性生殖系统的常见肿瘤，可发生在任何年龄，大多数发生在生育年龄，一旦发生，多为恶性肿瘤。由于卵巢肿瘤位于盆腔，早期可无症状，又缺乏完善的早期诊断和鉴别方法，通常是在妇科普查时发现或患者自觉腹部包块后就诊，若为恶性，发现已属晚期，其治疗和预后不佳。因此，卵巢恶性肿瘤居妇科恶性肿瘤之首，已成为严重威胁女性生命和健康的主要肿瘤。

【临床表现】

1. 卵巢良性肿瘤

发展缓慢，早期肿瘤较小，多无症状，常在妇科检查时偶然发现。肿瘤增大时，患者常感腹胀或腹部扪及包块；肿瘤继续长大占满盆腹腔时，可出现尿频、便秘、胸闷、心悸、气促等压迫症状。检查可见腹部膨隆，包块活动度好，叩诊呈实音。妇科检查可在子宫一侧或双侧扪及包块，多为囊性，表面光滑，活动，与子宫无粘连。

2. 卵巢恶性肿瘤

早期常无症状，出现症状时往往已属晚期，主要表现为腹胀、腹腔积液、腹部包块和胃肠道症状，症状轻重取决于肿瘤大小、位置、侵犯邻近器官程度、有无并发症及肿瘤的组织学类型。晚期呈明显消瘦、贫血等恶病质表现。妇科检查可在直肠子宫陷凹处扪及质硬的结节或肿块，表面凹凸不平，固定，与子宫分界不清，有时可在腹股沟、腋下或锁骨上扪及肿大的淋巴结。卵巢良、恶性肿瘤的鉴别见表 15-1。

表 15-1　卵巢良性肿瘤与恶性肿瘤的鉴别

鉴别内容	良性肿瘤	恶性肿瘤
病史	病程长，逐渐增大	病程短，迅速增大
体征	多为单侧，活动，囊性，表面光滑	多为双侧，固定，实性或囊实性，表面不平
腹腔积液	常无	常有腹腔积液，多为血性，可查到癌细胞
一般情况	良好	恶病质
B 型超声	为液性暗区，可有间隔光带边缘清晰	液性暗区内有杂乱光团、光点肿块边界不清

【辅助检查】

1. 盆腔B超检查

可了解肿瘤的部位、大小、形态、性质和来源。临床诊断符合率>90%，对直径<1~2cm的实性肿瘤不易测出。彩色多普勒超声扫描可测定卵巢肿瘤的血流信号，有助于诊断。

2. CT、MRI、PET检查

已广泛应用于临床，可比较清晰显示病变范围及与周围组织的关系，有无其他部位转移等。

3. 腹部X线检查

卵巢畸胎瘤可显示牙齿及骨质等。

4. 血清 CA_{125} 检查

80%~90%卵巢上皮性恶性肿瘤患者血清 CA_{125} 升高，其 CA_{125} 水平与病情缓解或恶化相关，是目前普遍应用的辅助诊断及病情监测指标。

5. 血清甲胎蛋白（AFP）检查

对内胚窦瘤有特异性诊断价值；未成熟畸胎瘤、无性细胞瘤患者血清中AFP也可升高。

6. 性激素检查

有利于诊断卵巢性索间质肿瘤，如颗粒细胞瘤、卵泡膜细胞瘤可产生较高水平的雌激素。

7. 细胞学检查

可通过腹水或腹腔穿刺液查找癌细胞以确诊。

8. 腹腔镜检查

可直视病变的大体情况，必要时在可疑部位进行多点活检。巨大肿块或严重粘连者禁用腹腔镜检查。

【治疗原则】

1. 良性肿瘤

一经确诊尽早手术，常用卵巢肿瘤切除术。

2. 交界性肿瘤

早期手术治疗，晚期治疗同恶性肿瘤。

3. 恶性肿瘤

以手术治疗为主，化疗和放疗为辅的综合治疗，临床常用肿瘤细胞减灭术，现多主张同时行后腹膜淋巴结清扫术，年轻患者根据情况考虑是否保留对侧卵巢。

4. 卵巢肿瘤并发症

蒂扭转及破裂一经确诊立即手术切除。发生感染者先控制感染及对症处理，再择期手术，若短期内感染不能控制，宜即刻手术。

【护理评估】

1. 健康史

注意询问患者月经、生育情况，有无服用性激素药物史，了解有无家族性肿瘤病史及饮食习惯等，甄别有无高危因素的存在。

2. 身体状况

卵巢肿瘤早期无明显症状和体征，患者多是在妇科检查或诊治其他疾病时偶然发现。随着病情发展可出现腹胀感、胃肠消化不良、不规则阴道出血等表现，伴随肿瘤的增大可出现压迫症状。增大的肿瘤可使腹部隆起，恶性肿瘤还可出现腹腔积液、疼痛、恶病质等征象。若为功能性肿瘤，患者有相应的性激素过多的表现，如性早熟、返老还童、月经紊乱。

评估患者有无消化不良、腹胀、阴道不规则出血等表现，了解患者妇科普查情况；了解患者食欲、营养状态的变化，特别肥胖女性不应忽视；出现性早熟、月经异常表现应警惕，仔细查看患者的体征记录。

3. 心理-社会状况

患者担心肿瘤的性质及预后，处于焦急、恐惧、烦躁状态，一旦了解到肿瘤可能是恶性，会表现出癌症患者的共同心理特点。

【护理诊断】

1. 焦虑/恐惧

与担心病情、预后、手术有关。

2. 营养失调：低于机体需要量

与癌症慢性消耗、化疗、手术创伤有关。

3. 有感染的风险

与机体抵抗力低、手术、化疗有关。

【护理措施】

1. 一般护理

为患者提供舒适安静的病房环境，勤查房，与患者沟通，耐心细致解释患者的疑虑，讲解各种检查的必要性和检查前患者如何做好准备。肿瘤过大或腹部过度膨隆不能平卧的患者，应指导取半卧位。

2. 病情观察

护理查房时在观察生命体征的同时应关注阴道出血情况，早期发现有无感染征象发生；注意有无腹痛等症状出现，有无引起蒂扭转发生的诱因存在，尤其要观察患者腹痛、腹胀、尿频等症状的转归，注意及早发现并发症，并及时报告医生。

3. 检查配合

说服患者配合，顺利完成各项必要检查。

4. 治疗护理

（1）卵巢肿瘤患者放腹腔积液的护理配合：备好腹腔穿刺用物，协助医师操作。在放腹腔积液过程中，严密观察、记录患者的生命体征变化、腹腔积液性质及出现的不良反应；一次放腹水3000ml左右，不宜过多，以免腹压骤降发生虚脱，放腹腔积液速度宜缓慢，放完后用腹带包扎腹部。巨大肿瘤患者，术前需准备好沙袋，以防腹压骤然下降出现休克，其余按常规护理。

（2）急救措施：急性腹痛、大出血、昏迷等，协助医生寻找原因，做好各种急救。

（3）预防感染：注意发现早期感染的表现，并采取必要的预防措施。

（4）腹腔化疗护理：认真做好“三查七对”等护理常规；配药、治疗时一定做好防护措施；保持药管局部干燥，防止药液外渗，及时更换敷料；遵医嘱协助患者取好治疗体位，告知禁止随意更改体位；严密观察化疗药物的毒性反应。

5. 心理护理

（1）某些卵巢肿瘤术前不能确定性质，患者紧张，多表现既心存侥幸又经常陷入恐慌状态的矛盾心理，此阶段应加强与患者的沟通，做好心理疏导工作，稳定患者的情绪。

（2）对已确诊良性肿瘤的患者，耐心讲解手术治疗的必要性，使患者及其家属能积极配合医护检查及处理。

（3）对恶性肿瘤患者一定做好沟通、咨询服务工作，鼓励患者坚持治疗，以积极的心态应对生活的挑战。

【健康教育】

1. 随访指导

（1）良性肿瘤手术后1个月常规复查。

（2）化疗患者，应指导、督促、协助其克服化疗过程中的困难，完成治疗计划。

（3）卵巢癌易复发，治疗结束后，应长期随访监测：第1年内每3个月复查1次；第2年后，每4~6个月复查1次；5年后，每年随访1次。

2. 加强预防保健意识

（1）大力宣传卵巢癌的高危因素，多进食高蛋白、富含维生素A的食物。

（2）加强健康体检，30岁以上女性每年应进行妇科检查，包括B型超声检查。

（3）高危人群，如乳腺癌、胃肠道癌患者治疗后应每半年检查1次，必要时检测血清肿瘤标志物。

3. 早期诊断及处理

（1）当确诊卵巢实性肿块或卵巢囊肿直径>8cm时，应及早手术治疗。

（2）对于青春期前、绝经后及正在口服避孕药的女性，一旦发现卵巢增大或出现卵巢囊肿持续存在超过2个月者，应及时行腹腔镜检查或剖腹探查。

第六节　化疗患者的护理

应用化疗药物治疗恶性肿瘤的方法称为化学治疗。化学治疗属于全身性治疗，药物经血液直接进入全身循环，为癌症的主要辅助治疗方法。自使用化疗药物治疗恶性肿瘤以来已取得了肯定的功效，许多恶性肿瘤患者的症状得到缓解，有的甚至达到基本治愈。其中卵巢癌对化疗较敏感；绒毛膜癌的治疗原则是以化疗为主，尤其是侵袭性葡萄胎化疗几乎已完全代替了手术。

【化疗药物不良反应的临床表现】

1. 造血功能障碍

化疗药物治疗过程中最常见的毒副作用，主要表现为外周血白细胞和血小板计数减少，对红细胞影响较少。在停药后 14 天多可自然恢复，且有一定的规律性。服药期间细胞计数虽有下降，但一般在正常界限。

2. 消化系统不良反应

最常见为恶心、呕吐，多数在用药后 2~3 天开始，5~6 天后达高峰，停药后可逐步好转，一般不影响继续治疗。有些患者可出现腹泻或便秘。还有消化道的溃疡，以口腔溃疡为明显，多数在用药后 7~8天出现，停药后能自行恢复。

3. 神经系统损伤

有些化疗药物对神经系统有毒性，表现为指趾端麻木，复视等。

4. 药物中毒性肝炎

主要表现为用药后血转氨酶值升高，偶见黄疸。一般停药后能自行恢复。

5. 泌尿系损伤

主要表现为肾功能受损，尿中出现红细胞、白细胞和颗粒管型，肌酐升高、肌酐清除率下降。

6. 皮疹和脱发

皮疹常见于应用甲氨蝶呤后，严重者可出现剥脱性皮炎。脱发常见于应用放线菌素 D 者，停药后可生长。

【辅助检查】

1. 实验室检查

检查血常规、尿常规、肝肾功能、血小板计数等。密切观察血常规的变化趋势，每天或隔天检查，为用药提供依据。如用药前白细胞低于 $4.0\times10^9/L$，血小板低于 $50\times10^9/L$ 不能用药。在用药过程中监测药物毒性反应，如白细胞低于 $3.0\times10^9/L$，考虑停药；用药后一周继续监测各项化验指标，如有异常及时处理。

2. 肝肾功能检查

监测肝肾功能，了解药物对肝肾的毒性。

3. X线胸片、心电图检查

【护理评估】

1. 健康史

收集患者的肿瘤病史、治疗史，尤其是化疗史和药物过敏史，了解既往接受化疗过程中出现的毒副作用的药物及应对情况。

2. 身体状况

观察肿瘤的症状和体征，测量生命体征，了解患者的意识状态、发育、营养、面容与表情，了解皮肤、黏膜、淋巴结有无异常，是否存在转移灶的症状及体征。准确测量体重，以便正确计算药量。

3. 心理-社会状况

了解患者对疾病和化疗的心理反应，有无焦虑、恐惧、自卑等心理。

【护理诊断】

1. 营养失调：低于机体需要量

与化疗药物所致的消化道反应有关。

2. 体液不足

与化疗所致的恶心、呕吐、腹泻有关。

3. 有感染的风险

与化疗导致的白细胞减少有关。

4. 自我形象紊乱

与化疗所致的脱发有关。

5. 潜在的并发症：出血

与骨髓抑制、血小板减少有关。

【护理措施】

1. 心理护理

（1）鼓励患者表达内心的恐惧及不适，关心患者，取得信任。

（2）介绍成功病例，树立战胜疾病的信心。

（3）告知脱发、皮疹等副作用会在停药后恢复，嘱不必过于担心。

2. 病情观察

密切观察病情变化，定期观察生命体征，注意体温的变化，及时发现感染征象。观察有无牙龈出血、鼻出血、皮下淤血或阴道活动性出血倾向，有无恶心、呕吐、腹痛、腹泻及膀胱炎、肝肾损害的症状与体征。发现异常时应及时与医生联系，并采取相应的措施进行处理。

3. 用药护理

（1）给药途径

以静脉滴注为主，还可口服、腔内、动脉、瘤内给药等，护理人员应积极配合。

（2）用药的注意事项

1）准确测量体重，以确定用药的剂量及调整剂量：测体重一般在一个疗程用药前、中分别测量一次；测量体重的时间应在清晨、空腹时，并排空尿便，减去衣服，以保证体重的准确。

2）严格查对制度。

3）药物应现配现用。

4）合理选择静脉血管：遵守从远端到近端静脉的原则；刺激性大的药物应选用大血管，刺激性小的可选用小血管；也可以采用PICC。

5）用药前先注入少量生理盐水，确认针头在静脉中后再注入化疗药物。

6）严格控制输液速度，保证药物在规定的时间内完成。

7）注意观察用药后的不良反应，并及时处理。

（3）药物不良反应的护理

1）做好口腔护理，保持口腔清洁。

2）对呕吐患者，应鼓励吐后再食。

3）做好保护性隔离。

4）严格无菌技术操作。

5）注意观察患者生命体征的变化，特别是体温。

4. 药物不良反应的护理

（1）造血系统副作用的护理

1）血小板减少引起的出血：保持皮肤黏膜的完整性，如告诉患者不穿紧身衣服和粗糙的纺织品，以避免对皮肤的损伤。饮食宜清淡易消化，避免进食刺激性食物，应用软性牙刷饭后漱口，以防止损伤口腔黏膜。防止患者便秘，禁止灌肠和使用肛门测体温。保证患者充分的休息和适当的活动，鼓励患者合理摄取营养。

2）感染：测量体温，评估患者感染的早期征象，维持患者良好的营养状态，教育患者经常洗手，避免到公共场合，以防止感染的发生。

（2）消化系统副作用的护理

1）用适当的方法减轻恶心、呕吐：患者在治疗过程中出现恶心、呕吐，应注意合理安排用药时间，分散注意力，给予镇吐剂，呕吐严重时应补充液体，以防电解质紊乱。

2）腹泻与便秘的护理：指导腹泻患者食用低渣、低油饮食；注意排便的性质及肛周皮肤的情况，便后清洗肛周和会阴，注意水和电解质平衡，必要时给予补液，以维持水、电解质的平衡。对有便秘的患者应鼓励进食富含纤维素的食物并多饮水，适当增加活动量，必要时可给予缓泻药或灌肠。

（3）皮肤黏膜毒副作用的护理

1）口腔溃疡：口腔溃疡患者常因疼痛、进食不便而影响营养的摄取，可采取下列护理措施：①鼓励患者进食质软、清凉的食物，避免刺激性食物；②指导患者保持良好的口腔卫生，根据情况应用软毛牙刷刷牙，用棉签清洗伤口，忌用刺激性漱口水；③在进食前15分钟用丁卡因涂敷溃疡面，以减少进食疼痛；④进食后漱口，局部涂甲紫、锡类散或冰硼散；⑤注意进食环境和合适的体位，并做到少食多餐。

2）脱发：化学治疗期间患者对脱发影响形象感到痛苦和畏惧，甚至产生严重的情绪反应，护理时应注意：①细致地观察患者的情绪变化，了解患者的反应；②告诉患者治疗期间的脱发是暂时性的，治疗结束后头发会再生；③向家属说明情况，使其做好心理准备，帮助患者适应治疗过程；④协助患者选用假发、帽子、围巾、发饰等附加物，以保护患者的自尊。

（4）泌尿、生殖系统副作用的护理

1）记录出入量，严密观察尿量、颜色、性质；注意肾功能检查的结果是否正常，观察是否有肾功能损害的表现。

2）注意收集患者有关性功能方面的资料，指导患者在治疗期间及治疗后两年内采取有效的避孕措施。

（5）其他系统副作用的护理

1）注意观察患者的呼吸功能与形态，观察患者面色、四肢末端的颜色及是否出现肺毒性反应。可采取舒适的卧位以改善呼吸功能。

2）注意观察患者生命体征的变化及心衰的早期症状，嘱患者避免剧烈运动和突然改变姿势，以防心脏毒性反应。

3）注意观察患者有无神经病变、身体外形有无异常、听力有无变化，观察其意识状态，平衡能力等。

【健康教育】

1. 饮食

根据患者的口味选择高蛋白、高维生素、易消化饮食，保证营养摄入；避免油腻食品，少量多餐，每次进食以不吐为度。

2. 卫生

经常擦身更衣，保持皮肤清洁干燥。

3. 活动

自觉乏力、头晕时尽量卧床休息。

4. 自我保护

尽量避免去公共场所，必须去时戴口罩，加强保暖，以免感染。

第十六章　妊娠滋养细胞疾病的护理

第一节　葡　萄　胎

葡萄胎是胚外组织变性、滋养层出现异常所致，是一种良性滋养细胞疾病，也称为水疱状胎块，是因妊娠后胎盘绒毛滋养细胞增生、间质水肿，而形成大小不一的水泡，水泡间借蒂相连成串，形如葡萄而得名。葡萄胎可分为完全性葡萄胎（CHM）和部分性葡萄胎（PHM）两类，其中大多数为完全性葡萄胎。

【临床表现】

完全性葡萄胎典型的临床表现有：

1. 症状

（1）停经后阴道出血

为最常见的症状。大部分患者常在停经后 8～12 周出现间断性、不规则的阴道出血，量多少不定，常有反复大量出血，色暗红，出血可伴有水泡状组织排出。若反复阴道出血可导致感染和贫血，当葡萄胎自行排出时可发生大出血导致休克、甚至死亡。

（2）腹痛

因葡萄胎迅速增长，使子宫急速增大所致，表现为阵发性下腹痛，一般不剧烈，能忍受，常发生在阴道出血之前；若发生卵巢囊肿扭转或破裂，可出现急性腹痛。

（3）妊娠呕吐

多发生在子宫异常增大或 hCG 水平异常升高者，比正常妊娠出现时间早、症状重、持续时间长，纠正不及时可致水、电解质紊乱。

2. 体征

（1）子宫异常增大、变软

由于葡萄胎增长迅速，约半数以上的患者宫腔内积血，子宫大于停经月份，质地软；约有1/3的患者子宫大小与停经月份相符，还有少数子宫小于停经月份，可能与水泡退行性变有关。

（2）子痫前期征象

多见于子宫异常增大者，可在妊娠24周前，出现高血压、蛋白尿和水肿，但子痫罕见。

（3）卵巢黄素化囊肿

大量绒毛膜促性腺激素刺激卵巢卵泡内膜细胞，发生黄素化而形成囊肿。常为双侧性，大小不等，囊壁薄，表面光滑。一般无症状，偶可发生扭转。囊肿在水泡状胎块清除后2~4个月可自行缩小或消失。

（4）甲状腺功能亢进的征象

约7%具有此征象。常出现心动过速、皮肤潮湿、震颤，血清游离T_3、T_4水平升高。但突眼少见。

部分性葡萄胎的症状没有完全性葡萄胎典型，除阴道出血常见外，一般无子痫前期、卵巢黄素化囊肿等，妊娠呕吐也较轻。子宫多数与停经月份相符，甚至更小。

【辅助检查】

1. 绒毛膜促性腺激素（hCG）测定

正常妊娠时hCG的分泌高峰在妊娠的60~70天。葡萄胎滋养细胞高度增生，产生大量hCG，血清中hCG浓度大，高于正常妊娠月份值或持续不降。

2. 超声检查

B超下见异常长大的子宫内有弥漫分布的光点及囊状无回声区或呈粗大点状、落雪样影像。

3. 组织学检查

①全部或部分胎盘绒毛变性、肿胀呈葡萄样水泡，无胚胎、脐带、羊膜等胎儿附属物；②镜下，绒毛肿大、间质水肿；间质血管稀少或消失；滋养细胞不同程度的增生。

【治疗原则】

1. 清宫

葡萄胎一经确诊，应及时清除宫腔内容物，一般采用吸宫术。

2. 子宫切除术

对于年龄>40岁、无生育要求者，或临床有恶变可能，可行预防性子宫切除术。

3. 预防性化疗

因葡萄胎有恶变可能，故对下列高危病例应进行预防性化疗：①年龄>40岁。②葡萄胎排空前hCG异常增高或清宫后hCG下降缓慢或始终处于高值。③伴有咯血者。④无条件随访者。一般采用氟尿嘧啶或放线菌素D（更生霉素）单药化疗一疗程。

4. 卵巢黄素囊肿

一般不需要处理，随着hCG的下降就会自然消失。若发生扭转，可以在B超或腹腔镜下穿刺吸出囊液，使其复位，扭转时间较长发生坏死者，需行患侧附件切除术。

【护理评估】

1. 健康史

询问患者年龄、社会经济情况、营养状况等相关致病因素。了解患者及家族的既往疾病史，包括滋养细胞疾病史、月经史、生育史等。葡萄胎患者多有2~4个月停经史。

2. 身体状况

（1）询问患者停经后有无不规则阴道出血及出血发生的时间和量的多少，有无水泡样物随血排出，是否伴有腹痛。葡萄胎患者因子宫快速增大可有腹部不适或阵发性隐痛，发生黄素囊肿急性扭转时则有急性腹痛。出血时间长者可有贫血和感染表现。

（2）了解早孕反应情况，症状严重程度及持续时间。葡萄胎患者早孕反应重、持续时间长，常为妊娠剧吐；还可在妊娠24周前出现高血压、蛋白尿及水肿等妊娠期高血压疾病征象。

（3）检查子宫、卵巢的大小、质地。约半数以上患者子宫大于停经月份，质地变软，系因葡萄胎迅速增长及宫腔积血所致。少数因绒毛退行性变，停止发育，子宫大小与停经月份相符或小于停经月份。子宫大小如孕5个月时，仍触不到胎体、听不到胎心、无自觉胎动。双侧卵巢常呈囊性增大。

3. 心理-社会状况

（1）评估患者及家属的情绪反应，对葡萄胎有关知识了解的程度，是否有错误认识及不必要的担心和顾虑，对清宫术有无恐惧或焦虑心理。

（2）葡萄胎发生不规则流血时，部分患者会误认为流产而行保胎治疗，当治疗效果欠佳或明确诊断后，患者及家属常感不安，担忧此次妊娠的结局及今后是否能生育正常孩子，并表现出对清宫手术的恐惧。

【护理诊断】

1. 焦虑

与担心疾病有关。

2. 自尊紊乱

与得到正常新生儿的愿望不能满足有关。

3. 知识缺乏

缺乏葡萄胎相关疾病知识。

4. 感染的风险

与不规则阴道出血有关。

【护理措施】

1. 一般护理

保持病房内空气清新，环境安静、温度适宜，告知患者卧床休息。鼓励患者进高热量、高蛋白、高维生素、易消化饮食，对不能进食或进食不足者，应遵医嘱静脉补充营养。注意观察尿便情况。

2. 病情观察

（1）严密观察阴道出血情况：排出物中有无水泡样组织，并嘱患者保留会阴垫，以便准确估计出血量。

（2）监测生命体征：发现阴道大量流血及清宫术中大出血时，应立即报告医生，并严密观察面色、血压、脉搏、呼吸等。

3. 对症护理

（1）预防感染：①保持病室空气新鲜，定期消毒病房。严格控制探视，避免交叉感染。②每日用温开水擦洗外阴1~2次，保持外阴清洁，使用消毒会阴垫，以防上行感染。③严密监测体温、血白细胞计数及分类、阴道排出物性状等，发现感染征象及时报告医生。遵医嘱给予抗生素。

（2）子宫切除术患者的护理：对年龄较大、无条件随访需切除子宫者，要妥善做好术前准备和术后护理。

（3）清宫术患者的护理：①术前配血，做好输液、输血准备，并备好清宫术所需器械、物品及抢救药品，并建立静脉输液通路。②术中必要时遵医嘱静脉滴注缩宫素，以防止大出血休克。清宫术过程中陪伴在患者身旁，注意观察面色及生命体征变化，了解患者的感受，发现异常及时报告医生并配合处理。③葡萄胎一般需清宫两次，每次术后均需取较小的靠近子宫壁的葡萄状组织送病理检查。

4. 心理护理

（1）引导患者说出心理感受，评估患者对疾病的心理承受能力、接受清宫术的心理准备及目前存在的主要心理问题。

（2）多与患者沟通，了解其思想动态，耐心倾听其诉说，解除不必要的思想顾虑。

（3）给患者及家属讲解疾病有关知识，解释各种检查及治疗的目的及必要性，以取得配合。

【健康教育】

1. 二次刮宫

葡萄胎清宫不易一次吸刮干净，一般于1周后行第二次刮宫。刮宫术后禁止性生活1个月，保持外阴清洁，以防感染。

2. 定期随访

葡萄胎排出后，在相当长一段时间内仍有恶变的可能。一般认为有5%～20%的葡萄胎可发展为侵袭性葡萄胎，故应告诉患者定期随访，以便早期发现恶变。

（1）随访时间：葡萄胎清除后应每周检测hCG1次，直至转为阴性后仍需每周复查1次，3个月内如一直阴性改为每2周1次，共3个月。如连续阴性，改为每月检查1次并持续半年。第2年起每半年1次，至少随访2年。

(2) 随访内容：除常规检测 hCG 外，应注意询问有无异常阴道出血、咳嗽、咯血及其他转移灶症状；并做盆腔检查了解阴道有无紫蓝色结节，子宫大小、有无结节状突出，卵巢黄素囊肿是否消退。必要时进行 X 线胸片及盆腔 B 超检查。

(3) 注意事项：随访期间应严格避孕，以免妊娠后混淆病情。避孕方法最好选用阴茎套。

第二节　侵袭性葡萄胎

侵袭性葡萄胎是指葡萄胎组织侵入子宫肌层局部，少数转移至子宫外，因具恶性肿瘤行为而命名。侵袭性葡萄胎来自良性葡萄胎，多数在葡萄胎清除后 6 个月内发生。侵袭性葡萄胎的绒毛可侵入子宫肌层或血管或两者皆有，起初为局部蔓延，水泡样组织侵入子宫肌层深部，有时完全穿透子宫壁，并扩展进入圆韧带或腹腔，半数病例随血运转移至远处，主要部位是肺和阴道，预后较好。

【临床表现】

1. 原发灶表现

最主要症状是阴道不规则出血，多数在葡萄胎清除后几个月开始出现，量多少不定；妇科检查可见子宫复旧延迟，葡萄胎排空后 4~6 周子宫未恢复正常大小；卵巢黄素化囊肿持续存在。若肿瘤组织穿破子宫，则表现为腹痛和腹腔内出血症状。有时触及宫旁转移性肿块。

2. 转移灶表现

症状和体征视转移部位而异。主要经血行播散，最常见的转移部位是肺，其次是阴道及子宫旁组织，脑转移少见。在肺转移早期，胸部 X 线片显示肺野外带单个或多个半透明小圆形阴影为其特点，晚期出现咳嗽、血痰或反复咯血、胸痛症状。阴道、宫颈转移时表现为紫蓝色结节，破溃后大量出血。脑转移典型病例出现神经系统症状和体征，如头痛、呕吐、抽搐、偏瘫及昏迷，一旦发生，病死率高。

【辅助检查】

1. hCG 连续测定

葡萄胎排空后 9 周以上，或流产、足月产、异位妊娠 4 周以上，血、尿 hCG 测定仍持续阳性或阴性后又转阳性，排除妊娠残留或再次妊娠，结合临床表现，可诊断为侵袭性葡萄胎。

2. 超声检查

B 型超声检查可以早期发现葡萄胎组织侵入子宫肌层程度，协助诊断子宫内滋养细胞肿瘤病灶。宫壁显示局灶性或弥漫性强光点或光团与暗区相间的蜂窝样病灶，应考虑为侵袭性葡萄胎或绒癌。

3. X 线摄片或 MRI 检查

可发现肺、脑等部位的转移病灶。

4. 组织学诊断

单凭刮宫标本不能作为侵袭性葡萄胎的诊断依据，但在子宫肌层或子宫外转移的切片中，见到绒毛结构或绒毛退变痕迹，即可诊断为侵袭性葡萄胎。若原发灶与转移灶诊断不一致，只要任一组织切片中见有绒毛结构，即应诊断为侵袭性葡萄胎。

【治疗原则】

治疗原则以化疗为主，手术和放疗为辅，尤其是侵袭性葡萄胎，化疗几乎已完全替代了手术，但手术治疗在控制出血、感染等并发症及切除残存或耐药病灶方面仍占重要地位。

1. 化疗

（1）所用药物

包括氟尿嘧啶（5-FU）、放线菌素 D（ACTD）、甲氨蝶呤（MTX）及其解救药亚叶酸钙（CF），环磷酰胺（CTX）、长春新碱（VCR）、依托泊苷（VP-16）、顺铂（DDP）等。

（2）用药原则

Ⅰ期通常用单药治疗；Ⅱ～Ⅲ期宜用联合化疗；Ⅳ期或耐药病例则用 EMA-CO 方案，完全缓解率高，不良反应小。

（3）不良反应

以造血功能障碍为主，其次为消化道反应，肝功能损害也常见，严重者可致死，治疗过程中应注意防治。脱发常见，停药后可逐渐恢复。

(4) 停药指征

化疗须持续到症状、体征消失，每周测定 1 次 hCG，连续测 3 次在正常范围，再巩固2~3个疗程，随访 5 年无复发者为治愈。

2. 手术治疗

对于病灶大、耐药或病灶穿孔出血的患者应在化疗的基础上给予全子宫切除术，手术范围主张行次广泛子宫切除及卵巢动静脉高位结扎术，主要切除宫旁静脉丛。年轻未育者尽可能不切除子宫，以保留生育功能；必须切除子宫时，仍应保留卵巢。

3. 其他

对肺、脑等部位的转移重症患者，除以上治疗外，可加用放射治疗。

【护理评估】

1. 健康史

护理查体问诊时应注意以下几点。①详细询问月经、婚育史，是否有不孕或自然流产史；包括滋养细胞疾病史、药物使用史及药物过敏史。②要注意采集葡萄胎第 1 次刮宫的资料，包括刮宫时间，水泡大小、量等；刮宫次数及刮宫后阴道出血的量、质、时间。③收集血、尿 hCG 随访的资料；询问原发病灶及转移灶症状的相关表现。

2. 身体状况

①了解患者有无不规则阴道出血。②了解患者有无咳嗽、血痰或反复咯血、胸痛等肺转移症状；有无一过性跌倒、失语、失明、头痛、呕吐、偏瘫及昏迷等脑转移症状。③妇科检查了解子宫大小、质地，有无卵巢黄素囊肿；有无阴道、宫颈局部的紫蓝色结节。

3. 心理-社会状况

由于不规则阴道出血，患者有不适、恐惧感，担心疾病的预后，害怕化疗。了解患者及家属对疾病的反应，恐惧症状和体征的程度。

【护理诊断】

1. 自我形象紊乱

与化疗不良反应引起的脱发、皮肤色素沉着有关。

2. 有感染的风险

与长期阴道出血及化疗有关。

3. 无能为力

与病程长，预后不测有关。

4. 潜在并发症

阴道、肺、脑转移。

【护理措施】

1. 心理护理

（1）加强与患者沟通，建立患者对护理人员的信任，让患者宣泄内心的痛苦。

（2）鼓励患者面对现实，建立患者治疗疾病的信心。

（3）协助患者寻求家人、同事、朋友的帮助。

（4）向患者介绍病友，相互学习缓解心理压力的方式。

2. 病情观察

（1）注意观察阴道出血及出血的量、质、色，阴道出血多者应做好抢救准备。

（2）严密观察患者有无腹痛，并注意腹痛的位置、程度、强度、持续的时间及疼痛后是否有较多的阴道出血及压痛等。

（3）出血多的患者应注意观察血压、脉搏及呼吸等生命体征的变化。

（4）注意患者有无咳嗽、咯血、头晕、头痛等转移征象。

3. 转移灶的护理

（1）阴道转移灶的护理

1）注意卧床休息，少走动，尽量避免阴道的检查，以防阴道结节破溃大出血。

2）准备好各种抢救物资：配血，准备好大纱条、止血药、血液等各种抢救物资。

3）发生阴道结节破溃大出血，应立即与医生一起配合抢救，如大纱条填塞阴道、输血、输液及密切观察生命体征等。

4）阴道有纱条患者的护理：填塞的阴道纱条一般24~48小时后取出；取出后认真观察阴道出血状况；遵医嘱按时给以抗生素抗感染治疗。

（2）肺转移患者的护理

1）半卧位卧床休息，必要时给以吸氧，观察呼吸。

2）进行必要的生活护理。

3）按医嘱及时给以化疗和其他药物治疗。

4）注意观察有无咯血，如有应观察咯血的量、性状及颜色，并保持呼吸道通畅。

5）给予患者拍背，以协助咯血的排出。

（3）脑转移患者的护理

1）注意观察有无跌倒、暂时失语等一过性症状。

2）密切观察生命体征及脑水肿的表现，如头痛、恶心、呕吐、瞳孔的大小、瞳孔的对光反射等。

3）积极配合止血、脱水、化疗等治疗。

4）积极预防并发症：昏迷的患者应预防患者发生坠床、咬伤、吸入性肺炎、角膜炎及压疮等。

5）配合 CT、腰穿、hCG 测定等项目的检查，及时发现脑部异常。

4. 其他

（1）鼓励患者进食高蛋白、高维生素、易消化的饮食，以少食多餐为宜，增加身体抵抗力。

（2）注意休息与睡眠。

（3）有阴道转移结节者应注意观察阴道有无结节破溃。

（4）注意保持外阴部的清洁干燥。

（5）节制性生活及计划生育。

【健康教育】

（1）向患者和家属讲述运用不同的自我调适方法保持身心健康，如听音乐、聊天等。注意卫生，保持皮肤清洁，防止感冒。

（2）向患者讲解化疗的常识，教育患者化疗时的自我护理技能。包括进食前后用生理盐水漱口，用软毛牙刷刷牙，不宜吃损伤口腔黏膜的坚果类和油炸类食品；为减少患者恶心呕吐，避免吃油腻的、甜的食品，鼓励患者少食多餐；根据患者的口味提供营养丰富，易消化饮食，保证所需营养及液体摄入。

（3）告知患者要注意预防感染。如白细胞低于 1.0×10^9/L，则需进行保护性隔离，告知患者和家属保护性隔离的重要性，使其理解并能配合治疗。

（4）嘱患者保持室内清洁卫生，指导患者注意个人卫生，术后可洗淋浴，3 个月后可洗盆浴，全子宫切除患者 3 个月内禁止性生活。

（5）嘱患者避免重体力劳动，不要做剧烈运动，多注意休息，适当参加户外活动，劳逸结合，以保持良好的精神状态。

（6）嘱患者要保持排便通畅，必要时可口服泻药。

（7）告知患者随访的目的、时间，第 1 年每 1 个月 1 次，1 年后每 3 个月 1 次，持续 3 年，以后每年 1 次，共 5 年。

第三节　绒毛膜癌

绒毛膜癌（CC）简称绒癌，是一种高度恶性的肿瘤，其特点是滋养细胞失去了原来绒毛结构而散在地侵入子宫肌层或通过血道转移至其他部位。绒癌继发于葡萄胎、流产或足月分娩后，其发生比率约为2∶1∶1，少数可发生于异位妊娠后，但其真正发生原因尚不清楚，免疫异常可能与本病密切相关。

绒毛膜癌多发生于生育年龄的女性，其恶性程度极高。80%可转移至肺，其次是阴道、盆腔、肝和脑各占 10%。

【临床表现】

前次妊娠至绒癌发病时间长短不一，继发于葡萄胎的绒癌绝大多数在葡萄胎清宫术后 1 年以上发病，而继发于流产和足月产的绒癌约在一年内发病。

1. 阴道出血

在葡萄胎排空后、产后、流产后，出现不规则阴道出血，量多少不定，如果原发灶消失而仅有转移灶发展，可以无阴道出血。也可以表现为一段时间的正常月经后再停经，然后再出现阴道出血。

2. 腹痛

癌组织侵犯子宫壁或子宫腔积血可引起下腹胀痛，癌组织穿破子宫或子宫病灶坏死感染等可出现急性腹痛。

3. 盆腔肿块

子宫内肿瘤、宫旁转移性肿块、卵巢黄素囊肿等，在妇科检查时可以触及。

4. 假孕症状

表现为乳房增大，乳头及乳晕着色，甚至有初乳样分泌，外阴、阴道、宫颈着色，生殖道变软，是肿瘤分泌的 hCG 及雌、孕激素的作用所引起。

5. 转移性症状

症状、体征视转移部位而异。因滋养细胞的生长特点是破坏血管，所以各转移部位症状的共同特点是局部出血。

【辅助检查】

1. 血 hCG 测定

流产、足月产、异位妊娠 4 周以上，或葡萄胎清除后 9 周以上，血 hCG 持续在高水平，或曾经一度下降后又上升，再排除妊娠物残留后，结合临床表现可以诊断绒癌。

若怀疑有脑转移，可做腰穿测定脑脊液 hCG，并与血清 hCG 进行比较，当血清与脑脊液 β-hCG 之比 $<20:1$ 时，应考虑为脑转移。

2. 超声检查

B 超检查可发现子宫正常大小或不同程度增大，肌层内可见高回声团块，边界清，无包膜；或肌层内有回声不均匀区域或团块，边界不清，无包膜；也可以表现为整个子宫呈弥漫性回声增强，内部伴有不规则低回声或无回声。彩色多普勒超声因可显示绒癌所致的低阻抗血流信号，能进一步提高子宫绒癌诊断的正确性。

3. X 线胸片检查

肺转移的常规检查。肺转移的最初 X 线征象为肺纹理增粗，以后发展为片状或小结节阴影，典型病例表现为棉絮状或团块状阴影。以右侧肺及中下部转移灶较多见。

4. CT 和磁共振成像检查

CT 对发现肺部较小病灶和脑、肝等部位的转移灶有较高的诊断价值。磁共振成像主要用于诊断脑和盆腔的病灶。

5. 组织学检查

病理标本中，若仅见成片滋养细胞浸润及坏死充血，未见绒毛结构者，即可诊断为绒癌。

【治疗原则】

1. 化疗

Ⅰ期低危患者进行单一药物化疗；Ⅰ期高危和Ⅱ、Ⅲ期患者选择联合化疗；Ⅳ期患者选择强烈联合化疗。

2. 手术

（1）子宫全切。

（2）肺叶切除：用于多次化疗不能吸收的肺部病灶。

3. 放射治疗

主要用于肺、脑转移的耐药病灶的治疗。

【护理评估】

1. 健康史

询问患者的孕产史，不规则阴道出血情况，如曾患葡萄胎，应采集葡萄胎的治疗史和随访资料。询问原发灶和转移灶的相应症状的主诉，收集相关的诊断检查资料。

2. 身体状况

多数患者有不规则阴道出血，量多少因人而异。肿瘤穿破子宫者可有腹腔内出血和腹痛。阴道转移破溃者可有大量出血。肺转移患者可出现咳嗽、血痰或反复咯血、胸痛等症状。脑转移患者可出现一过性跌倒、失语、失明、头痛、喷射性呕吐、偏瘫及昏迷等症状。肝转移者可有肝区疼痛、黄疸等症状。

3. 心理-社会状况

因为不规则的阴道出血，患者会有焦虑和不适。而侵袭性葡萄胎或绒癌的诊断，则会给患者和家属带来巨大的心理压力，除了担心疾病的预后，化疗也往往让患者感到恐惧，迫切需要得到相关信息的支持。另外，应注意评估患者的社会支持情况。

【护理诊断】

1. 焦虑

与担心疾病预后有关。

2. 有感染的风险

与长期阴道出血及化疗有关。

3. 无能为力

与病程长，预后不测有关。

4. 自我形象紊乱

与化疗不良反应引起的脱发、皮肤色素沉着有关。

【护理措施】

1. 心理护理

（1）采用焦虑评定量表评估患者出现焦虑的程度，鼓励患者说出自己的感受，针对患者的个性特征制定详细的缓解焦虑的措施，鼓励患者采取积极的应对方式，如向朋友倾诉、寻求帮助、尽量往好处想等。

（2）为患者讲解疾病的发生、发展过程，让患者了解绒癌对化疗很敏感，只要坚持治疗可以达到根治性的效果。

（3）向患者介绍治疗成功的例子，使其树立战胜疾病的信心。

2. 病情观察

（1）注意观察阴道出血的量、性状及颜色，将阴道排出物送病检，协助诊断治疗。

（2）患者常有腹痛，应严密观察腹痛的部位、程度、强度、持续的时间及疼痛后是否有较多的阴道流血及压痛等，出血多者应注意监测血压、脉搏、呼吸等生命体征的变化。

（3）注意有无咳嗽、咯血、头晕、头痛等转移征象。

3. 做好抢救准备

床旁准备好各种抢救物资（输血输液用物、长纱条、止血药、氧气、照明灯等），并做好配血，以备急用。如发生阴道转移灶出血，应积极配合医生抢救，用消毒大纱条填塞阴道，以达到局部止血，同时注意患者血压、脉搏、呼吸的变化，按医嘱给静脉输血、止血药等抢救措施。

4. 转移灶患者护理

（1）阴道转移：注意观察阴道出血的量、质、色及有无恶性组织流出，需局部注射化疗药物的患者，应配合医生，在严格无菌技术操作的情况下进行，每次操作时注意观察阴道转移结节有无缩小，以观察药物的疗效；禁止一些不必要的阴道检查及性生活，以防阴道转移灶的破溃出现大出血；阴道填塞纱条者一般24小时后取出，填塞期间应密切观察阴道出血情况，生命体征的变化，每天行外阴擦洗两次，以保持外阴部清洁，并按医嘱给以抗生素。

（2）肺转移患者护理：注意观察患者有无咳嗽、咯血、呼吸困难，并注意观察咳嗽频率，是否有痰中带血等；嘱患者卧床休息，减少患者消耗，有呼吸困难者给半卧位，并间断给氧；如有大量咯血者，应将患者头偏向一侧，立即通知医生抢救，保持呼吸道通畅，可轻拍背，将积血排出。

（3）脑转移的护理

1）注意观察患者有无头晕、头痛、恶心、呕吐及生命体征的变化，同时注意有无一过性脑转移的症状，如突然跌倒、一过性肢体失灵、失语、失明等。

2）做好治疗、检查配合：按医嘱补液，给止血药、脱水药、吸氧、化疗等，配合医生做好鞘内化疗，常用药物为MTX。配合医生做hCG测定，腰穿抽脑脊液送检、CT等。

3）积极预防患者意外事故的发生，如患者昏迷应专人守护，采取一些安全防护措施，如放置床挡，做好口腔、皮肤、黏膜护理，预防咬伤、吸入性肺炎、压疮发生等。

【健康教育】

1. 保健指导

注意休息，加强营养；节制性生活，做好避孕。

2. 随访指导

出院后应按要求严密随访。第一次随访在出院后3个月，以后每6个月一次直至3年，此后每年一次直至5年，以后可每2年1次。随访内容同葡萄胎。随访期间应严格避孕，一般于化疗停止≥12个月方可妊娠。

第四节　胎盘部位滋养细胞肿瘤

胎盘部位滋养细胞肿瘤（PSTT）是指起源于胎盘种植部位的一种特

殊类型的滋养细胞肿瘤。其临床罕见，约占妊娠滋养细胞肿瘤的1%～2%。多数不发生转移，预后良好。

【临床表现】

1. 症状

胎盘部位滋养细胞肿瘤大多数发生于生育期年龄，绝经后罕见，平均发病年龄31～35岁。可继发于足月产、流产和葡萄胎，但后者相对少见，偶尔合并活胎妊娠。PSTT的主要症状为闭经后不规则的阴道流血或月经过多，除此以外，还有腹痛、溢乳等，少数患者还伴有转移部位症状。少数患者可表现为女性男性化、肾病综合征、红细胞增多症、咯血、子宫破裂和颈部淋巴结肿大等病征。

2. 体征

子宫均匀性或不规则增大，取决于肿瘤的生长方式，当病灶为弥漫性时，子宫呈均匀性增大，这时容易被误诊为妊娠；当病灶为结节性，尤其突向子宫表面时，子宫呈不规则。由于缺乏合体滋养细胞，中间型滋养细胞主要产生和分泌HPL，缺乏β-hCG，因此胎盘部位滋养细胞肿瘤患者血中hCG多数阴性或轻度升高。少数病例可发生子宫外转移，受累部位包括肺、阴道、脑、肝、肾及盆腔和腹主动脉旁淋巴结：一旦发生转移，预后不良。

【辅助检查】

1. 血清hCG测定

多数阴性或轻度升高，其水平与肿瘤负荷不成比例，无评估预后的价值。但检测hCG游离β亚单位常升高。

2. 血HPL测定

血清HPL一般为轻度升高或阴性，免疫组化通常阳性。

3. 超声检查

二维超声提示子宫增大，腔内未见胚囊，子宫肌层内多个囊性结构或蜂窝状低回声区或类似子宫肌瘤的回声，或腔内见光点紊乱区。彩色多普勒提示肌壁间蜂窝状暗区内血流丰富，呈“火球征”，在整个肿瘤区内侧及高速低阻动脉频谱。

4. CT 检查

对肺部转移灶有很高的敏感性，主要用于肺转移的诊断，对子宫和盆腔病灶的诊断价值不及超声和 MRI。

5. 染色体核型检查

大部分的胎盘部位滋养细胞肿瘤是二倍体，少数为四倍体。

6. ^{18}F 荧光脱氧葡萄糖正电子体层扫描（PET）

分辨率高于超声，有利于准确判定病灶的部位。MRI 下肌层病灶与健康肌层为等密度线。对于有生育要求希望保留子宫的患者，MRI、PET、高分辨数字宫腔镜有助于准确了解病灶大小、部位及进行有效的手术。

7. 组织学诊断

确诊靠组织学检查。通过刮宫标本可对极少部分肿瘤突向宫腔者作出组织学诊断，但在多数情况下，需靠手术切除的子宫标本作出准确的组织学诊断。

【治疗原则】

采取以化疗为主，手术、放疗为辅的综合治疗。在治疗以前要进行正确的临床分期，再进行预后评分来确定患者是低危、高危，然后制定合适的治疗方案，以实施分层治疗。

1. 化疗

滋养细胞肿瘤是所有妇科恶性肿瘤中对化疗药物最敏感的疾病。目前常用的一线化疗药物有甲氨蝶呤（MTX）、氟尿嘧啶（5-FU）、放线菌素 D（Act-D）及更生霉素（KSM）、环磷酰胺（CTX）等。低危的患者一般采用单一药物化疗，高危患者采用联合化疗的方法。化疗的途径可以静脉注射、肌内注射、口服及局部注射、鞘内注射等。随着化疗药物的方法学和药物学的快速发展，使滋养细胞肿瘤得到了很好的治疗，绒毛膜癌患者的死亡率有了大幅度下降。

2. 手术

（1）子宫切除：主要是用于无生育要求的低危无转移的患者可进行子宫全切，并结合化疗直至 hCG 正常。

（2）肺叶切除：用于多次化疗未吸收的独立肺转移耐药病灶。

3. 放射治疗

应用较少，主要是用于肝、脑、肺转移耐药的病灶治疗。

【护理评估】

1. 健康史

了解患者及其家属的滋养细胞疾病史、药物使用史及药物过敏史；若既往曾患葡萄胎，应详细了解第一次清宫的时间、水泡的大小、吸出组织的量等；再次清宫次数及清宫后阴道出血的量、质、时间，子宫复旧情况，血、尿hCG值；肺部X线检查结果。

2. 身体状况

大多数患者有阴道出血，量多少因人而异。若发生转移，要评估转移灶症状；若出血较多，患者可有休克表现。

3. 心理-社会状况

患者及家属担心预后不良，害怕承受不起化疗的毒性反应。焦虑、抑郁情绪较明显。

【护理诊断】

1. 舒适改变：恶心、呕吐

与化疗药物的不良反应有关。

2. 口腔黏膜的改变

与化疗药物的不良反应有关。

3. 营养失调：低于机体需要量

与化疗所致的消化道反应有关。

4. 自我形象紊乱

与化疗药物不良反应脱发、色素沉着有关。

5. 活动无耐力

与转移症状及化疗不良反应有关。

6. 潜在并发症

肺转移、阴道转移、脑转移。

7. 恐惧

与接受化疗有关。

【护理措施】

1. 心理护理

了解患者的心理状况，帮助患者树立坚强的自信心，努力面对疾患，积极协助治疗。

2. 观察病情

观察腹痛及阴道出血情况，记录出血量，出血多时除密切观察患者的血压、脉搏、呼吸外，及时做好手术准备。认真观察转移灶症状，发现异常，立即通知医生并配合处理。

3. 治疗配合

接受化疗者按化疗护理常规。手术治疗者按妇科手术前后护理常规。

4. 减轻患者不适

对疼痛、化疗副作用等，积极采取措施，减轻症状，尽可能满足患者的合理要求。

5. 症状护理

（1）阴道转移患者的护理

1）尽量卧床休息，密切观察阴道有无破溃出血，禁止做不必要的检查和窥器检查。

2）配血备用，备好各种抢救器械和物品。

3）若发生溃破大出血时，应立即通知医生并配合抢救。用长纱条填塞阴道压迫止血。保持外阴清洁，严密观察阴道出血情况及生命体征，同时观察有无感染及休克。填塞的纱条必须于24~48小时内取出，取出时必须做好输液、输血及抢救的准备工作。若出血未止可再用无菌纱条重新填塞，记录取出时间和再填入纱条数量，同时给予输血、输液。按医嘱用抗生素预防感染。

（2）肺转移患者的护理

1）卧床休息，呼吸困难者给予半卧位并吸氧。

2）按医嘱给予镇静剂及化疗药物。

3）大量咯血时有窒息、休克甚至死亡的风险，若发现应立即让患者取头低患侧卧位并保持呼吸道的通畅，轻击背部，排出积血。同时迅速通知医生，配合医生进行止血抗休克治疗。

（3）脑转移的护理

1）让患者尽量卧床休息，起床时应有人陪伴，以防脑栓期的一过性症状发生时造成意外损伤。观察颅内压增高的症状，记录出入量，观察有无电解质紊乱的症状。

2）按医嘱给予静脉补液。给予止血剂、脱水剂、吸氧、化疗等，严格控制补液总量和补液速度，以防颅内压升高。

3）采取必要的护理措施预防跌倒、咬伤、吸入性肺炎、角膜炎、压疮等发生。

4）做好 hCG 测定、腰穿等项目的检查配合。

5）昏迷、偏瘫者提供舒适的环境，预防并发症的发生。

【健康教育】

讲解化疗护理的常识，教会患者化疗时的自我护理。在治疗过程中由于出现化疗的副作用，使有的患者难于坚持治疗，应向患者讲明坚持化疗的重要性，嘱咐患者一定坚持正规化疗；每日外阴清洁两次，并勤换内裤，预防感染；进食高蛋白、高维生素、富含营养素、易消化的食物，如鸡蛋、牛奶、鱼、蔬菜、水果，并保证休息与睡眠，促进患者康复。

治疗结束后应严密随访，第 1 次在出院后 3 个月，然后每 6 个月 1 次至 3 年，此后每年 1 次直至 5 年，以后可每 2 年 1 次。也可Ⅰ~Ⅲ期低危患者随访 1 年，高危患者包括Ⅳ期随访 2 年。随访内容同葡萄胎。随访期间应严格避孕，一般于化疗停止≥12 个月后方可妊娠。

第十七章　生殖内分泌疾病的护理

第一节　功能失调性子宫出血

凡月经不正常，内、外生殖器无明显器质性病变或全身出血性疾病，而由神经内分泌调节紊乱引起的异常子宫出血，称为功能失调性子宫出血（DUB），简称功血。DUB 是一种常见的妇科疾病，可发生于月经初潮至绝经间的任何年龄，50% 的患者发生于绝经前期，育龄期占 30%，青春期占 20%。

DUB 可分为无排卵型功血和排卵型功血两类，其中，85% 为无排卵型功血。无排卵型功血多见于青春期和围绝经期，排卵型功血多见于育龄期女性。

【临床表现】

1. 无排卵型功血

临床最常见的症状是子宫不规则出血，表现为经期长短不一，甚至可达 1 个月以上，经量多少不定，从淋漓不断而至大量出血。出血期一般不伴有下腹疼痛或其他不适，出血量多或时间长的患者常继发贫血。

2. 排卵型功血

多见于育龄女性，部分见于青春期少女和更年期女性。其中可分为排卵型月经过多、黄体功能不全、子宫内膜脱落不规则脱落和排卵期出血等类型。

（1）黄体功能不足表现为月经周期缩短，月经频发。患者不易受孕或易流产。

（2）子宫内膜不规则脱落者，表现为月经周期正常，但经期延长，长达 9～10 日，且出血量多，后几日常表现为少量淋漓不断出血。

（3）表现为月经过多，周期正常。

（4）表现为围排卵期出血，即在月经中期有少量阴道出血，伴或不伴腹痛。

【辅助检查】

1. 妇科检查

盆腔检查排除器质性病灶，常无异常发现。

2. 诊断性刮宫

于月经前 3~7 天或月经来潮 12 小时内刮宫，以确定排卵或黄体功能。为确定是否子宫内膜不规则脱落，应在月经期第 5~6 日进行诊刮。不规则流血者可随时进行刮宫。

3. 宫腔镜检查

直接观察子宫内膜情况：表面是否光滑、有无组织突起及充血。

4. 基础体温测定

测定排卵的简易可行方法。

5. 宫颈黏液结晶检查

经前出现羊齿植物叶状结晶提示无排卵。

6. 阴道脱落细胞涂片检查

判断雌激素影响程度。

7. 激素测定

于月经周期黄体期合适时间（第 21 日）测定血孕酮值，若升高提示近期有排卵。

【治疗原则】

1. 无排卵型功血

（1）支持治疗

加强营养，保证休息；贫血者补充铁剂、维生素 C 和蛋白质，严重贫血者遵医嘱输血；出血时间长者遵医嘱给予抗生素预防感染。

（2）药物治疗

青春期和育龄期女性以止血、调整月经周期、促排卵为主；围绝经期女性以止血、调整月经周期、减少经量和防止子宫内膜病变为主。多采用性激素止血和调整月经周期，出血期可辅以促凝血和抗纤溶药物治疗。

（3）手术治疗

1）刮宫术：最常用，围绝经期女性激素治疗前常规刮宫以排除子宫内膜病变，青春期患者应持谨慎态度。

2）子宫内膜切除术：适用于经量多的围绝经期患者和经激素治疗无

效且无生育要求的育龄期女性。

3）子宫切除术：用于对各种治疗效果不佳或无效者。要在患者和家属了解所有治疗功血的可行方法后，由患者和家属自行选择是否切除子宫。

2. 排卵型功血

（1）支持治疗

同无排卵型功血。

（2）黄体功能不足的治疗

1）促进卵泡发育：于月经第 5 日开始每日口服氯米芬 50mg，连服 5 日。

2）刺激黄体功能：于基础体温上升后开始隔日肌内注射入绒毛膜促性腺激素（hCG）1000～2000U，共 5 次。

3）黄体功能替代：于排卵后开始每日肌内注射黄体酮 10mg，共 10～14 日。

（3）子宫内膜不规则脱落的治疗

其治疗原则为调节下丘脑－垂体－卵巢轴的反馈功能，促进黄体及时萎缩。常用药物为孕激素和 hCG。

【护理评估】

1. 健康史

详细了解患者异常出血的类型、发病时间、病程经过、出血前有无停经史及以往治疗经过、注意患者的年龄、月经史、婚育史、避孕措施、激素类治疗药物使用史及全身与生殖系统有无相关疾病如肝病、血液病、糖尿病、甲亢或甲减等。

2. 身体状况

观察营养状况、有无贫血貌；询问阴道出血量。青春期功血患者因缺乏对疾病的认识而不能及时就诊，导致病程延长或止血效果不佳；绝经过渡期及生育期供血患者因异常阴道出血，怀疑患恶性肿瘤。患者会表现出情绪不稳定，烦躁，焦虑不安等心理反应。

3. 心理－社会状况

年轻患者常因害羞或其他顾虑而不及时就诊。因病程时间长并发感染或因止血效果不佳，绝经前期患者往往怀疑或惧怕长期不规则出血是生殖器官肿瘤所致。生育年龄女性因黄体功能不全而导致的孕早期流产与不孕，也同样造成患者的极大精神负担与心理障碍。

【护理诊断】

1. 潜在并发症

贫血、休克等。

2. 舒适改变

与月经紊乱、性激素治疗的不良反应有关。

3. 有感染的风险

与子宫不规则出血、出血量多导致严重贫血，机体抵抗力下降有关。

4. 焦虑

与担心疾病性质及治疗效果有关。

【护理措施】

1. 一般护理

（1）出血量多者，嘱其卧床休息，保证足够的休息和睡眠。

（2）做好会阴护理，勤换卫生垫，保持外阴局部清洁。

（3）加强营养指导，为其推荐含铁丰富的食物，如动物内脏、蛋黄、葡萄干等，出血多者可补充铁剂。

（4）指导测量基础体温，以协助诊断功血的类型。

2. 病情观察

（1）观察患者生命体征的变化。

（2）嘱保留会阴垫，以准确估计出血量。

（3）贫血严重者，遵医嘱执行输血、止血措施，维持正常血容量。

（4）严密观察与感染有关的征象，如体温升高、脉搏增快、宫体压痛等，发现异常及时通知医生。

3. 用药护理

（1）按时按量服用性激素，不得随意停服或漏服，以免引起子宫出血。

（2）性激素类药物减量必须严格按医嘱执行，以免骤然停药导致撤退性出血。

（3）必要时遵医嘱给予抗生素预防或抗感染。

4. 心理护理

（1）告知患者坚持治疗的重要性，积极配合治疗护理。

（2）指导放松技术，如看电视、听广播等，以分散患者注意力，缓解精神压力。

【健康教育】

（1）通过健康教育，使患者及其家属提高对疾病的认识，及早察觉异常，及时就医。

（2）青春发育期少女及更年期女性分别处于生殖功能发育和衰退的过渡时期，情绪不稳定，应保持身心健康，注意增加营养，加强身体锻炼。

（3）月经期避免剧烈活动，勤换内裤，禁止盆浴，出血期间禁止性交，出血时间长者更应该保持会阴清洁，以防上行感染。

（4）有贫血者要补充铁剂，加强营养。

（5）指导测定基础体温，预测是否为排卵周期，如为持续单相体温，提示无排卵，应及时治疗。

第二节　闭　　经

闭经是常见的妇科症状之一，表现为无月经或月经停止。分为原发性闭经和继发性闭经两类。凡女性年满 16 岁或年满 14 岁仍无女性第二性征发育者，称为原发性闭经。既往曾有过正常月经，现停经 6 个月以上者称为继发性闭经。

【临床表现】

1. 症状

主要表现为无月经或月经停止，同时出现与疾病相关的症状。阴道横隔或无孔处女膜患者可出现周期性下腹痛；嗅觉缺失综合征患者可有嗅觉减退或丧失；卵巢早衰有过早绝经并伴绝经综合征症状；神经性厌食伴有体重急剧下降。

2. 体征

临床评估可发现与疾病相关的体征。嗅觉缺失综合征患者其内外生殖器均为幼稚型；多囊卵巢综合征患者有毛发增多、肥胖、双侧卵巢增大；特纳综合征患者有身体发育异常、第二性征缺失、卵巢不发育等；希恩综合征患者的生殖器官萎缩、阴毛稀少等；先天性下生殖道发育异常可见处女膜闭锁或阴道横隔等。

【辅助检查】

1. 妇科检查

检查第二性征发育程度，注意内、外生殖器的发育有无缺陷、畸形和肿瘤，腹股沟区有无肿块。

2. 诊断性刮宫

适用于已婚女性。用于了解宫腔深度和宽度，宫颈管或宫腔有无粘连。

3. 子宫输卵管碘油造影

了解宫腔形态、大小及输卵管情况，用于诊断生殖系统发育不良、畸形、结核及宫腔粘连等病变。

4. 宫腔镜检查

在宫腔镜直视下观察子宫腔及内膜有无宫腔粘连、可疑结核病变，常规取材送病理学检查。

5. 药物撤退试验

常用于孕激素试验和雌、孕激素序贯试验。

6. 基础体温测定

基础体温呈双相型，提示卵巢内有排卵和黄体形成，卵巢功能正常。

7. 阴道脱落细胞检查

脱落细胞出现周期性改变提示卵巢有排卵。

8. 宫颈黏液结晶检查

根据涂片上羊齿状结晶及椭圆体的周期变化，判断卵巢功能。

9. 血甾体激素测定

雌二醇、孕酮及睾酮的放射免疫测定。

10. 垂体功能检查

雌激素试验阳性提示患者体内雌激素水平低落，为确定原发病因在卵巢、垂体或下丘脑，需做特殊检查。

11. 其他检查

包括染色体检查、甲状腺功能检查、肾上腺功能检查、B 超检查等。

【治疗原则】

1. 心理治疗

精神因素导致闭经者，应行心理疏导疗法。

2. 全身治疗

（1）因全身性急慢性疾病引起的闭经应积极治疗全身性疾病。

（2）营养不良引起者需增加营养保持标准体重。

（3）运动性闭经者需减少运动量。

3. 病因治疗

（1）由器质性病变引起的闭经，需针对病因进行治疗。如阴道闭锁者可行阴道成形术。

（2）宫腔粘连者可行宫腔粘连分离后放置避孕环。

（3）垂体肿瘤者可根据病情制订相应的治疗方案。

4. 激素治疗

（1）性激素替代治疗：目的是维持女性全身健康及生殖健康、促进和维持第二性征及月经。①雌激素替代治疗：适用于无子宫者；②雌、孕激素人工周期疗法：适用于有子宫者；③孕激素疗法：适用于体内有一定内源性雌激素水平者。

（2）促排卵治疗：适用于卵巢功能存在，且有生育要求者。

（3）其他激素治疗：如肾上腺皮质激素治疗、甲状腺素治疗。

【护理评估】

1. 健康史

详细询问月经史，包括初潮年龄、第二性征发育情况、月经周期、经期、经量、有无痛经，了解闭经前情况。已婚女性询问其生育史及产后并发症。此外，特别注意询问闭经期限及伴随症状，发病前有无引起闭经的诱因如精神因素、环境改变、体重增加、剧烈运动、各种疾病及用药影响等。

2. 身体状况

注意观察患者精神状态、营养、全身发育状况，测量身高、体重、智力情况、躯干和四肢的比例。观察五官生长特征，检查有无多毛；观察患者第二性征发育情况，如音调、乳房发育、阴毛及腋毛情况、骨盆是否具有女性体态，挤双乳观察有无乳汁分泌。

3. 心理-社会状况

闭经是主要的症状，患者担心闭经对健康、性生活和生育能力的影响。表现为情绪低落，对治疗和护理丧失信心，反过来又会加重闭经。

【护理诊断】

1. 功能障碍性悲哀

与长期闭经及治疗效果不明显有关。

2. 焦虑

与不了解疾病发展结果，不了解诊断结果出现精神上的紧张，缺乏安全感有关。

3. 恐惧

与不了解检查方法和检查结果，使患者有风险感有关。

4. 自尊紊乱

与不能正常每月月经来潮而出现自我否定有关。

【护理措施】

1. 一般护理

加强营养，保证充足的睡眠，注意锻炼，增强体质，如果是肥胖导致的闭经，则指导患者低热量饮食。

2. 心理护理

对于闭经的患者应特别重视心理护理，建立良好的护患关系，帮助患者正确对待疾病。向患者提供疾病的相关信息，强调闭经的发生与精神因素密切相关，尽力使其了解闭经的发生与神经内分泌的调控有关，耐心解答患者及家属提出的疑问，减轻精神压力。促进患者与社会的交往。鼓励患者参与力所能及的社会活动，保持心情舒畅。

3. 治疗配合

（1）性激素替代疗法：常用雌激素、孕激素序贯疗法和雌激素、孕激素合并疗法。

（2）诱发排卵：下丘脑垂体功能失调而卵巢功能存在，可根据具体情况选用氯米芬、hCG 等诱导排卵。指导患者遵医嘱用药，详细说明性激素的作用、不良反应、剂量、具体用药方法等问题。告知患者应用性激素后会出现撤药性出血。

【健康教育】

（1）鼓励患者耐心接受有关检查，针对病因治疗。

（2）加强体育锻炼，增强体质，提高机体抵抗力。

（3）合理安排工作和生活，稳定情绪，保持心情舒畅。

（4）注意营养，调节饮食，维持正常体重。

第三节　痛　　经

凡在行经前后或在行经期出现腹痛、腰酸、下腹坠胀或其他不适并影响生活和工作者称为痛经。痛经分为原发性和继发性两种。前者是指生殖器官无器质性病变的痛经，后者指由于盆腔器质性疾病所引起的痛经。本节主要讲述原发性痛经。

【临床表现】

原发性痛经在青少年期常见，多在初潮后 6~12 个月发病，无排卵型月经一般不发生痛经。痛经多于月经第 1、2 天出现，常为下腹部阵发性绞痛，有时也放射至肛门、腰部及阴道，疼痛程度也多变异，可表现为轻微痉挛性疼痛，严重时患者不能忍受，疼痛剧烈时出现头晕、低血压、面色苍白及出冷汗，甚至晕厥。也有部分患者经前 1~2 天即开始下腹部疼痛，月经来潮时加剧。膜样月经患者疼痛剧烈，一旦排出后疼痛迅速减轻。妇科检查可无异常发现。

【辅助检查】

1. 妇科检查

无阳性体征。

2. 盆腔超声检查

原发性痛经患者盆腔 B 超检查无异常情况发生。继发性痛经患者盆腔 B 超检查可发现子宫畸形、子宫均匀增大或不规则增大、盆腔包块等病变。

3. 宫腔镜检查

宫腔镜检查可发现黏膜下子宫肌瘤及双子宫、纵隔子宫等子宫畸形。

4. 腹腔镜检查

腹腔镜检查可明确盆腔有无内膜异位症病变、粘连等情况。

5. CT 和 MRI 检查

可以了解盆腔包块的大小、部位及质地。

【治疗原则】

1. 病因治疗

加强营养、增强体质、保持身心适当休息。宫颈狭窄者可行宫颈扩张术。

2. 中药治疗

以活血行气、散瘀止痛为原则，宜用少腹逐瘀汤加减。

3. 激素治疗

1）雌激素：常用于子宫发育不良者。妊马雌酮 0.625mg 或 17β-雌二醇 1mg，连续 21 天，可在服药后期加用孕激素，停药 8~10 天，重复使用 3~6 个月，停药观察，根据情况可重复使用。

2）孕激素：抑制子宫收缩。a. 自经前 7~10 天开始，每天肌内注射黄体酮 10~20mg，连续 5 天；或从经前 10 天起口服甲羟孕酮 4~8mg，连服 7 天。b. 自月经第 5 天开始，每天口服炔诺酮 2.5~5mg 或甲羟孕酮 4~8mg，连服 22 天，连用 3 个周期。

3）雌激素、孕激素复合物：适用于少量女性痛经较顽固者。口服避孕药 1 号或 2 号，与避孕药服用方法相同，连服 3~6 个周期。

4. 前列腺素抑制剂的应用

从月经第 20~22 天开始，用复方阿司匹林 0.5g，每天 2~3 次，或吲哚美辛 25mg，每天 3 次，连服 7 天；氟芬那酸（氟灭酸）200mg，每天 3 次，或甲芬那酸（甲灭酸）500mg，每天 3 次，于月经第 1 天开始服药至月经干净停用。

5. 对症治疗

痛经发作期间可用阿托品、颠茄合剂等解痉药物。吗啡类镇痛药物因容易成瘾，不宜久用。

【护理评估】

1. 健康史

了解年龄、婚姻状况、月经史与生育史，询问与诱发痛经相关的因素，疼痛与月经的关系，疼痛发生的时间、部位、性质及程度，是否服用镇痛药缓解疼痛，用药量及持续时间，疼痛时伴随的症状以及自觉最能缓解疼痛的方法和体位。

2. 身体状况

评估下腹痛严重程度及伴随症状。注意与其他原因造成的下腹部疼痛症状相鉴别。

3. 心理-社会状况

痛经引起小腹胀痛或腰酸的感觉，影响正常的生活，往往会使患者有意识或无意识地怨恨自己是女性，认为来月经是“倒霉”、“痛苦”，甚至出现神经质的性格。

【护理诊断】

1. 舒适的改变：恶心、呕吐

与痛经有关。

2. 疼痛

与月经期子宫痉挛性收缩有关。

3. 恐惧

与长时期痛经症状造成的精神紧张有关。

【护理措施】

1. 一般护理

提醒患者注意生活规律，劳逸结合，适当营养并保证充足的睡眠，加强经期卫生，避免剧烈运动，防止受寒。

2. 治疗护理

对于痛经不能忍受者，可用镇痛、解痉药。常用前列腺素合成酶抑制剂减少 PG 产生，如奥沙普秦 0.2g/d 或氟芬那酸 0.6g/d。月经来潮即开始服药，连续 2~3 日。必要时用镇痛剂对症处理，但应防止药物依赖或成瘾。顽固性病例可口服避孕药抑制排卵，因分泌型子宫内膜中前列腺素含量明显高于增殖型子宫内膜，药物抑制排卵后，使子宫内膜不呈分泌型改变，疗效达 90%以上。

3. 心理护理

原发性痛经应重视心理护理，要关心并理解患者的不适和恐惧心理，讲解有关月经期的生理反应及痛经有关知识，消除患者恐惧、焦虑及精神负担，鼓励患者积极参与社会活动，保持乐观情绪，减轻心理压力。

【健康教育】

1. 进行月经期保健指导

指导患者经期忌食生冷、寒凉食物，注意保暖，避免焦虑、精神紧张和过度劳累。经期保持清洁卫生，禁止性生活，加强经期保护，预防感冒。饮食宜清淡，加强营养，保证充足睡眠。

2. 提供精神心理支持

关心并理解患者的不适和恐惧心理，经期不适是正常人可以承受的生理反应。疼痛不能忍受时可以采用非麻醉性镇痛治疗，适当使用镇痛、镇静、解痉药可以缓解痛经症状，不必恐惧。

3. 应用生物反馈法

增加患者的自我控制感，使身体放松，以解除痛经。

4. 减轻疼痛症状

指导患者用热水袋敷下腹部，可以减轻疼痛症状。

第四节　围绝经期综合征

围绝经期是指围绕女性绝经前后的一段时期，从接近绝经出现与绝经有关的内分泌、生物学和临床特征开始，至最后一次月经后 1 年。围绝经期综合征是指女性绝经前后出现的因性激素波动或减少所致的一系列躯体及精神心理症状。

绝经可分为自然绝经和人工绝经。其中，前者指卵巢内卵泡生理性耗竭所致的绝经；后者指双卵巢经手术切除或受放射线等因素影响致卵巢功能丧失所致的绝经。人工绝经者更易发生围绝经期综合征。

【临床表现】

1. 近期症状

（1）月经紊乱

是绝经过渡期的常见症状，由于无排卵，表现为月经周期不规则、经期持续时间长及经量增多或减少。

（2）血管收缩症状

主要表现为潮热，是雌激素降低的特征性症状。其特点是反复出现短暂的面部和颈部及胸部皮肤阵阵发红，伴有轰热，继之出汗。一般持续 1~3 分钟。该症状可持续 1~2 年，有时长达 5 年或更长。

（3）自主神经失调症状

常出现如心悸、眩晕、头痛、失眠、耳鸣等自主神经失调症状。

（4）精神神经症状

围绝经期女性往往感觉注意力不易集中，并且情绪波动大。表现为激动易怒、焦虑不安或情绪低落、抑郁、不能自我控制等情绪症状。记忆力减退也较常见。

2. 远期症状

（1）泌尿生殖道症状

主要表现为泌尿生殖道萎缩症状，出现阴道干燥、性交困难及反复阴道感染，排尿困难、尿痛、尿急等反复发生的尿路感染。

（2）骨质疏松

绝经后女性雌激素缺乏使骨质吸收增加，导致骨量快速丢失而出现骨质疏松。50岁以上女性半数以上会发生绝经后骨质疏松，一般发生在绝经后5~10年内，最常发生在椎体。

（3）阿尔茨海默病

是老年性痴呆的主要类型。绝经后期女性比老年男性罹患率高，可能与绝经后内源性雌激素水平降低有关。

（4）心血管病变

绝经后女性动脉硬化、冠心病较绝经前明显增加，可能与雌激素低下和雄激素活性增强有关。

【辅助检查】

1. 妇科检查

发现外阴阴道萎缩，大小阴唇变薄，皱襞减少，阴道萎缩，如合并感染，阴道分泌物增多、味臭，子宫颈及子宫萎缩变小，尿道口因萎缩而成红色。

2. 血常规检查

了解贫血程度及有无出血倾向。

3. 心电图及血脂检查

胆固醇增高主要是β脂蛋白。

4. 尿常规、细菌学检查、膀胱镜检查

以排除泌尿系病变。

5. 宫颈刮片

进行防癌涂片检查。

6. 分段诊断性刮宫

除外器质性病变。

7. B 型超声检查。

8. 其他

必要时行 X 线、阴道脱落细胞、腹腔镜等检查。

【治疗原则】

1. 一般治疗

（1）心理治疗。

（2）必要时，选用适量镇静药助睡眠，谷维素调节自主神经功能。

（3）坚持锻炼，增加日晒时间，摄入足量蛋白质及含钙丰富食物。

2. 激素替代治疗（HRT）

（1）适应证：雌激素缺乏所致的潮红、潮热、老年性阴道炎、泌尿道感染等。

（2）禁忌证：绝对禁忌证包括不明原因的子宫出血、乳腺癌、子宫内膜癌、血栓性静脉炎、重症肝脏疾病等；相对禁忌证包括心脏病、偏头痛、子宫内膜癌病史、肝胆疾病史、血栓性疾病史、乳腺癌家族史等。

（3）制剂及剂量：主要为雌激素制剂，可辅以孕激素。以最小有效量为佳，尽量选用天然制剂。

（4）副作用及危险性：子宫出血、头痛、水肿、阴道分泌物增多、子宫内膜癌、乳腺癌等。

3. 非激素类药物治疗

（1）钙剂。

（2）维生素 D。

（3）选择性 5-羟色胺再摄取抑制剂。

【护理评估】

1. 健康史

对 40 岁以上女性，若月经紊乱应重点了解月经史、生育史、有无泌尿生殖道炎症及高血压等，并注意其社会环境以及精神、经济因素等。

2. 身体状况

了解卵巢功能减退及雌激素不足引起的症状，如月经紊乱、潮热；了解家庭因素或社会因素诱发的症状；了解个性特点与精神因素引起的症状。

3. 心理-社会状况

女性在绝经期以前曾有过精神状态不稳定，绝经期以后则往往较易发生失眠、多虑、抑郁、易激动等。

【护理诊断】

1. 舒适改变

与出现围绝经期综合征的症状有关。

2. 焦虑

与围绝经期综合征的精神、精神症状有关。

3. 知识缺乏

与缺乏围绝经期综合征的相关知识。

4. 自我形象紊乱

与月经紊乱、出现精神和神经症状等围绝经期症候群有关。

【护理措施】

1. 一般护理

注意加强营养和有良好的饮食习惯。营造良好的睡眠环境，保证每晚睡眠 7～8 小时。饮食和运动的指导是非常重要的。更年期女性易出现骨质疏松症，除鼓励其坚持到户外活动、多晒阳光外，注意补充足够蛋白质，以减慢骨的丢失；多吃富钙食物，必要时补充钙剂、降钙素等也都有助于防止骨丢失并预防自主神经功能紊乱症状。

2. 医护治疗配合

指导患者了解激素治疗的用药目的、药物剂量、用药方法及可能出现的不良反应。对长期接受激素治疗者要嘱患者定期随访，以调整用药，寻求适合于个体的最佳用量，以防不良反应。

3. 心理护理

与围绝经期女性交往时，通过语言、表情、态度、行为等去影响患者的认识、情绪和行为，使护理人员和患者双方发挥积极性，相互配合，达到缓解症状的目的。同时也使患者家属了解绝经期女性可能出现的症状并给予同情、安慰。

【健康教育】

（1）向围绝经期女性及其家属讲解绝经是一个生理过程，绝经发生的原因及绝经前后身体将发生变化，帮助患者消除因绝经变化产生的恐惧心理，并对将发生的变化做好心理准备。

（2）介绍减轻绝经期前后症状的方法，以及预防围绝经期综合征的措施。适当地增加钙质和维生素 D 摄取，减少因雌激素降低而致的骨质疏松。参加力所能及的体力和脑力劳动，保持良好的生活习惯。坚持适度的体育锻炼，均有助于分散注意力，缓解不适。规律的运动如散步、骑自行车等可以促进血液循环，维持肌肉良好的张力，延缓老化的速度，还可以刺激骨细胞的活力，延缓骨质疏松症的发生。

（3）帮助患者了解围绝经期是正常生理过程。消除无谓的恐惧和焦虑，以乐观积极的态度对待老年期的到来，帮助解决各种心理矛盾、情绪障碍、心理冲突等问题。

（4）耐心解答患者提出的问题，建立护患合作和相互信任关系，共同发挥防治作用。

（5）宣传雌激素补充疗法的有关知识。

第十八章　女性生殖器官损伤性疾病的护理

第一节　外阴、阴道创伤

分娩是外阴、阴道创伤的主要原因。此外，可见于外阴骑跨伤后，粗暴性交，以及外阴阴道发育不良者性交后。初次性交处女膜破裂绝大多数可自行愈合，偶见裂口延及小阴唇及阴道黏膜者。幼女受到性侵时，可因生殖道发育不全，出现外阴及阴道软组织损伤。药物性外阴阴道损伤，多系阴道置药不当或使用过酸或过碱等腐蚀性药物所致。外阴和阴道创伤严重者，可因累及尿道、膀胱或直肠，导致严重后果。

【临床表现】

1. 疼痛

为主要症状，程度不一。患者可出现行走困难和坐立不安等，严重者出现疼痛性休克。

2. 出血及失血性休克

皮肤及黏膜完整性受损时可出现活动性出血。出血较多者，可出现头晕、心悸和乏力，严重者可出现血压下降、脉搏细弱以及面色苍白等失血性休克表现。

3. 妇科检查

外阴皮肤及阴道黏膜可见局部水肿、血肿形成或裂口。血肿多见于外阴大阴唇下方，呈紫蓝色块状物突起，压痛明显；裂口处可见活动性出血。伤及尿道和膀胱者可见尿液自阴道溢出，伤及直肠者可见直肠黏膜外翻。

4. 其他

合并感染者，可见全身发热和局部炎性反应。药物性损伤者可见局部红肿及糜烂，病程长者，因瘢痕形成致阴道口或阴道狭窄，导致性交困难。

【辅助检查】

1. 妇科检查

外阴部肿胀，皮肤紫蓝色或有不规则裂口。处女膜裂伤或阴道壁裂伤。

2. 辅助检查

实验室检查红细胞计数及血红蛋白值下降，白细胞计数增高。

【治疗原则】

根据不同情况给予相应处理，治疗原则为止血、镇痛、抗感染和抗休克。

（1）有活动性出血者应立即缝合止血。

（2）有血肿者，如外阴血肿直径小于5cm，应马上进行冷敷，并用棉垫或“丁”字带加压止血，防止血肿扩散，直径大于5cm的血肿则应切开引流，取出血块后进行血管结扎并缝合，然后进行加压包扎。

（3）处女膜破裂出血者行处女膜修补缝合止血。

（4）术后使用大剂量抗生素预防伤口感染。

【护理评估】

1. 健康史

了解外阴和阴道创伤的原因，产后患者应咨询其分娩经过，有无急产史及阴道助产情况；询问创伤的时间，创伤后采取的措施及其效果等。

2. 身体状况

评估外阴疼痛的程度，了解有无出血及失血性休克。病程较长者应评估有无并发症，行妇科检查评估创伤部位及程度。

3. 心理-社会状况

外阴和阴道神经末梢丰富，加之涉及隐私，故患者常出现胆怯、害羞及对疼痛敏感等问题。创伤多系意外，患者及其家属常表现出惊慌、焦虑等心理反应。

【护理诊断】

1. 疼痛

与外阴、阴道创伤有关。

2. 恐惧

与突发创伤事件或与担心预后和对自身的影响有关。

3. 潜在并发症

失血性休克。

【护理措施】

1. 外阴小血肿患者的护理

给予三角巾局部加压包扎。24 小时内冷敷，以减轻出血，24 小时后热敷，以促进血肿吸收。剧烈疼痛者，遵医嘱给予镇静和镇痛药物。根据患者情况酌情给予吸氧输液等处理。

2. 手术治疗的护理

活动性外出血、大血肿以及进行性长大的血肿，应及时给予手术清创止血。

(1) 一般护理

协助患者取平卧位，给予吸氧并及时建立静脉通道，预防或抢救休克。保持外阴部清洁。

(2) 手术前准备

积极配合医生完成各项术前准备工作，及时做好配血、备皮、禁食、输液及输血准备等，向患者及家属讲解手术的必要性、手术过程及注意事项，并及时将患者送至手术室。

(3) 术后护理

注意观察患者生命体征变化，观察外阴阴道伤口敷料有无渗血，询问有无进行性疼痛加剧等。注意保持外阴部的清洁干燥，每日行外阴冲洗 2 次，排便后及时清洁外阴。积极采取镇痛措施，手术后行外阴包扎或阴道填塞纱条者，可致患者疼痛加重，应协助患者取外展屈膝平卧位，以减轻外阴部张力，缓解疼痛。遵医嘱及时准确给予抗生素。

3. 心理护理

护士应对患者及家属的反应表示同情和支持，安慰患者及其家属，鼓励其面对现实，积极配合治疗，以期获得良好的结果。

【健康教育】

（1）伤口未完全愈合前，避免增加腹压的动作，如抬重物、下蹲、用力咳嗽以及用力排便。

（2）保持排便通畅，预防便秘。多食富含纤维素的蔬菜和水果，多饮水，适当运动。

（3）保持外阴清洁、干燥，便后及时清洗外阴。

第二节 子宫脱垂

子宫从正常位置沿阴道下降，宫颈外口达坐骨棘水平以下，甚至子宫全部脱出于阴道口外，称为子宫脱垂。常合并有阴道前后壁膨出。

子宫脱垂常伴有阴道前、后壁膨出。其发病常与多产、产伤、卵巢功能减退，以及长期腹压增高有关。

我国将子宫脱垂分为 3 度：①Ⅰ度：轻型，宫颈外口距处女膜缘 <4cm，尚未达到处女膜缘；重型：宫颈外口已达处女膜缘，在阴道口能见到宫颈。②Ⅱ度：轻型，宫颈已脱出阴道口外，宫体仍在阴道内；重型：宫颈及部分宫体已脱出至阴道口外。③Ⅲ度：宫颈及宫体全部脱出至阴道口外。

【临床表现】

1. 块状物自阴道脱出

常在行走、下蹲、排便等腹压增加时，阴道口有块状物脱出，开始时块状物在平卧休息时可变小或消失。严重者休息后块状物也不能自行回缩，通常需用手推送才能将其还纳至阴道内。长期暴露于阴道外的宫颈或阴道前后壁，因摩擦可发生局部黏膜角化、溃烂、出血及分泌物增多。

2. 腰背酸痛及下坠感

由于子宫脱垂牵拉韧带，盆腔充血所致。常在久站、行走、蹲位、重体力劳动后加重，卧床休息后症状减轻。

3. 排尿排便异常

合并阴道前壁脱垂的患者，常出现排尿困难、尿潴留或压力性尿失禁。合并直肠脱垂的患者可有便秘、排便困难等。

4. 性欲及生育能力减退

子宫脱垂患者有性欲减退，性交时感阴道深部疼痛。有的患者生育能力减退，甚至继发不孕。

【辅助检查】

1. 妇科检查

注意评估子宫脱垂的程度、宫颈、阴道壁有无溃疡及溃疡面的大小、深浅等。同时应注意有无阴道前后壁膨出。

2. 压力性尿失禁的检查

让患者先充盈膀胱，在膀胱截石位下咳嗽，如有尿液溢出，检查者用示、中两指分别置于尿道口两侧，稍加压再嘱患者咳嗽，如能控制尿液外溢，证明有张力性尿失禁。

【治疗原则】

除非合并张力性尿失禁，无症状者不需要治疗，有症状者采取保守治疗或手术治疗，治疗方案应个体化。治疗应以安全、简单和有效为原则。

1. 非手术治疗

包括一般支持治疗及子宫托治疗。适用于Ⅰ度轻型子宫脱垂、年老不能耐受手术或需要生育的患者。

（1）一般支持疗法

包括加强营养，合理安排休息和工作，避免重体力劳动，保持排便通畅，积极治疗引起腹压增加的疾病，盆底肌肉锻炼，绝经后女性补充雌激素。

（2）子宫托治疗

用子宫托治疗子宫脱垂是利用子宫托的支撑作用，使脱垂的子宫上升至阴道内，从而改善盆底组织血液循环，达到病情好转。

2. 手术治疗

目的是消除症状，修复盆底支持组织。应根据患者的年龄、脱垂程度、生育情况、全身状况选择手术方式。

1. 阴道前后壁修补术

适用于Ⅰ度、Ⅱ度阴道前、后壁脱垂的患者。

2. 阴道前后壁修补术加主韧带缩短及宫颈部分切除术

适用于年龄较轻、宫颈延长，希望保留子宫的Ⅱ度、Ⅲ度子宫脱垂伴有阴道前、后壁脱垂的患者。

3. 经阴道子宫全切除及阴道前后壁修补术

适用于Ⅱ度、Ⅲ度子宫脱垂伴有阴道前、后壁脱垂、年龄较大、不需要保留子宫的患者。

4. 阴道纵隔形成术

适用于年老体弱不能耐受大手术、不需要保留性能力者。

5. 阴道、子宫悬吊术

通过缩短圆韧带，或利用生物材料制成各种吊带悬吊子宫和阴道。

【护理评估】

1. 健康史

询问患者有无腰骶部酸痛和下坠感，若有，应询问其严重程度，在久站、下蹲、行走与劳动时是否会加重，并询问与月经的关系。询问患者既往生育史，是否有滞产、产伤病史。同时，还应评估患者其他系统健康状况。

2. 身体状况

了解患者有无下腹部坠胀、腰痛症状，是否有排尿便困难，阴道肿物脱出。是否在用力蹲下、增加腹压时上述症状加重，甚至出现尿失禁，但卧床休息后症状减轻。

3. 心理-社会状况

由于长期的子宫脱出使患者行动不便，不能从事体力劳动，排便排尿异常导致其烦恼的心理反应；严重者性生活受到影响，患者出现焦虑，情绪低落；因保守治疗效果不佳而悲观失望，不愿与他人交往。

【护理诊断】

1. 焦虑

与长期子宫脱垂影响正常的生活有关。

2. 疼痛

与牵拉韧带、宫颈及阴道壁溃疡有关。

3. 尿潴留/尿失禁

与脱垂的子宫压迫膀胱颈有关。

【护理措施】

1. 一般护理

（1）改善患者的全身状况，加强营养，鼓励患者采用高蛋白和高维生素饮食，以增强体质。避免重体力劳动，保持排便通畅，积极治疗长期腹压增加的疾病。

（2）注意休息，指导患者开展盆底肌肉和肛门肌肉的运动锻炼，增强盆底肌肉及肛门括约肌的张力，每日 3 次，每次 5~10 分钟。同时积极治疗原发疾病，如慢性咳嗽、习惯性便秘。

（3）保持外阴清洁，保护脱出阴道口的组织，每日给予 1∶5000 高锰酸钾液坐浴，坐浴后，擦干溃疡面，给予己烯雌酚或鱼肝油软膏局部涂抹。

2. 子宫托护理

配合医生选择大小适宜的子宫托，指导患者正确取放子宫托。

（1）放置子宫托

放置前嘱患者排尽尿便，洗净双手，两腿分开蹲下，一手握子宫托柄使托盘呈倾斜状进入阴道口内，向阴道顶端旋转推进，直至托盘达子宫颈，放妥后，将托柄弯度朝前，正对耻骨弓。

（2）取出子宫托

取子宫托时，洗净双手，手指捏住子宫托柄，上、下、左、右轻轻摇动，待子宫托松动后向后外方牵拉，子宫托即可自阴道滑出。用温水洗净子宫托，拭干后包好备用。

（3）注意事项

子宫托的大小应因人而异，以放置后不脱出且无不适感为宜。子宫托应在每日清晨起床后放入，每晚睡前取出，并洗净包好备用。久置不取可发生子宫托嵌顿，甚至引起压迫坏死性生殖道瘘。放托后 3 个月复查。

3. 手术患者的护理

（1）手术前准备

Ⅰ度子宫脱垂患者，用41～43℃、1∶5000高锰酸钾液或0.025%碘伏阴道冲洗；Ⅱ、Ⅲ度子宫脱垂患者，阴道冲洗，每日两次，冲洗后局部涂40%紫草油或抗生素软膏，戴无菌手套还纳脱垂的子宫，嘱床上平卧半小时。

（2）术后护理

除按一般外阴和阴道手术术后患者的护理外，还应嘱患者卧床休息7～10日；留置尿管10～14日。每日行外阴冲洗。注意观察阴道分泌物的情况；避免增加腹压的动作，如下蹲或咳嗽，多进食富含纤维素的饮食预防便秘，必要时用缓泻剂。

4. 心理护理

子宫脱垂病程较长，长期影响患者正常的工作和生活，甚至影响性生活，患者出现焦虑，情绪低落，护士应理解患者，与患者及家属一起共同讨论解除焦虑的方法，告知患者子宫脱垂的手术及非手术方法，使患者对治疗充满信心。做好家属工作，多关心、体贴患者，促进患者的早日康复。

【健康教育】

（1）加强休息：手术后一般休息3个月；出院后1个月复查伤口愈合情况；3个月再次复查，医生确认完全恢复后方可恢复性生活；半年内避免重体力劳动。

（2）指导患者进行盆底肌及肛提肌收缩训练，加强其功能。

（3）宣传先进生育理念，防止分娩损伤：提倡晚婚晚育，防止生育过早、过多和过密；正确处理产程，避免产程延长；提高助产技术，避免产伤；避免产后过早体力劳动；积极治疗慢性咳嗽和习惯性便秘等；提倡做产后保健操。

第三节 尿 瘘

尿瘘是指泌尿系统与其他系统之间存在异常通道。泌尿生殖瘘是临床上最常见的尿瘘类型。根据泌尿生殖道瘘发生的部位，可分为膀胱阴道瘘、膀胱宫颈瘘及尿道阴道瘘等，其中以膀胱阴道瘘最为多见。

【临床表现】

1. 症状

（1）漏尿

主要症状为患者不能自主排尿，尿液不断由阴道流出。分娩时所致尿瘘多在产后3~7天开始漏尿。术时直接损伤者术后即有漏尿。其表现因瘘孔的大小而略有不同，有的尿液日夜外溢，有的侧卧或平卧时漏尿，有的除能自主排尿外，同时有尿液不自主地自阴道流出。

（2）外阴瘙痒和疼痛

局部刺激、组织炎症增生及感染和尿液刺激、浸渍，可引起外阴部痒和烧灼痛，外阴呈皮炎改变。若一侧输尿管下段断裂而致阴道漏尿，由于尿液刺激阴道一侧顶端，周围组织引起增生，盆腔检查可触及局部增厚。

（3）尿路感染

伴有膀胱结石者多有尿路感染，出现尿频、尿急、尿痛症状。

（4）闭经

不少患者长期闭经或月经稀发，其原因尚不清楚，可能与精神创伤有关。

（5）性交困难及不孕

阴道狭窄可致性交障碍，并可因闭经和精神抑郁导致不孕症。

2. 体征

用窥器检查或经阴道指诊可查到阴道前壁上的瘘孔即可确诊。瘘孔小，无法找到也可用探针或金属导尿管插入尿道，与阴道内手指配合探查瘘孔。也可让患者胸膝卧位检查。

【辅助检查】

1. 亚甲蓝试验

经导尿管向膀胱内注入稀释亚甲蓝100~200ml后，观察阴道内蓝色液体流出的部位，如见到经阴道壁小孔溢出者为膀胱阴道瘘；自宫颈口流出者为膀胱宫颈瘘；若阴道内流出液清亮则属输尿管阴道瘘。

2. 靛胭脂试验

静脉推注靛胭脂 5ml，阴道内置干纱布观察，5~7 分钟可见蓝色液体由瘘孔流出。本试验用于亚甲蓝试验阴性患者，以进一步确诊瘘孔部位。

3. 膀胱镜、输尿管镜检查

了解膀胱容积、黏膜情况，有无炎症、结石、憩室，明确瘘孔的位置、大小、数目及瘘孔和膀胱三角的关系等。从膀胱向输尿管插入输尿管导管或行输尿管镜检查，可以明确输尿管受阻的部位。

4. 排泄性尿路造影

又称静脉肾盂输尿管造影，即经静脉注入泛影葡胺后摄片，以了解双肾功能及输尿管有无异常。

5. 肾显像

能了解双侧肾功能和上尿路通畅情况。若初步诊断为输尿管阴道瘘，肾显像显示一侧肾功能减退和上尿路排泄迟缓，表明输尿管瘘位于该侧。

【治疗原则】

目前尿瘘治疗的主要手段是手术，但由于致瘘原因不同、情况各异，在个别情况下可先试行非手术疗法，如治疗失败后再行手术。此外，对不宜手术者则应改用尿收集器进行治疗。

1. 非手术治疗

适用于下列情况：

（1）分娩或手术 1 周后出现的膀胱阴道瘘

可经尿道安放直径较大的保留导尿管，开放引流，并给予抗生素预防感染，4~6 周后小的瘘孔有可能愈合，较大者亦可减小其孔径。

（2）手术 1 周后出现的输尿管阴道瘘

如能在膀胱镜检下将输尿管导管插入患侧输尿管损伤以上部位，并予保留，2 周后瘘孔有自愈可能。

（3）对针头大小瘘孔

可试用硝酸银烧灼使出现新创面，以后瘘孔可因组织增生粘连而闭合。

（4）直径 2~3mm 的膀胱阴道瘘

可采用电凝、Y 激光烧灼破坏已经上皮化的瘘管，保留尿管，开放引流，经 2~3 周有望愈合。

（5）结核性膀胱阴道瘘

一般不考虑手术，均应先行抗结核治疗。治疗半年至 1 年后瘘孔有可能痊愈。只有经充分治疗后未愈合者方可考虑手术。

（6）年老体弱，不能耐受手术或经有经验的医师反复修补失败的复杂膀胱阴道瘘

可使用尿收集器，以避免尿液外溢。

2. 手术治疗

术前应进行评估，给予个体化处理。确定尿瘘性质、部位、类型，选择适当的手术时机。根据瘘孔类型、性质、部位、大小选择术式。原则是首选简单术式，不要任意扩大手术范围及手术时间，防止感染。

（1）大部分膀胱阴道瘘和尿道阴道瘘经阴道手术。

（2）输尿管阴道瘘需经腹手术。

（3）由产伤缺血坏死导致漏尿者，采用较长时间留置尿管、变换体位的方法。

（4）肿瘤或结核患者积极治疗原发病。

【护理评估】

（1）健康史

了解患者有无难产、阴道助产及盆腔手术史。通过询问病史，了解患者的既往史，尤其与肿瘤、结核、接受放射治疗等相关病史。详细了解患者漏尿的时间、有无自控排尿。

（2）身体状况

询问患者漏尿的症状及表现形式，评估外阴部、臀部有无皮损，其面积的大小、涉及的范围，有无溃疡、瘙痒、灼痛、行走不便。

（3）心理-社会状况

由于漏尿，患者身体发出异常的气味，患者表现为不愿意出门，与他人接触交往减少，常伴有无助感，心理上出现自卑、失望等。了解患者及家属对漏尿的感受，有助于缓解负性的情感。

【护理诊断】

(1) 皮肤完整性受损

与尿液刺激外阴导致皮炎有关。

(2) 身体意象紊乱

与长期漏尿引起巨大精神压力有关。

(3) 社交孤立

与长期漏尿，不愿与人交往有关。

【护理措施】

1. 一般护理

(1) 取适当体位：妇科手术后分娩所致的小瘘孔，给予留置导尿管者，应根据瘘孔的位置采取正确体位，使瘘孔高于尿液面，有利于保持创面部干燥，使小瘘孔自行愈合。膀胱阴道瘘患者漏孔在后底部，应取俯卧位，漏孔在侧面者采取健侧卧位。

(2) 保持外阴清洁干燥：及时清洗外阴部，也可给予坐浴，以避免感染。

(3) 加强病情观察：观察漏尿并发症表现，如皮炎或尿频。对已行尿瘘修补术患者，注意术后瘘孔愈合情况，有无继续漏尿或其他不适等情况。

2. 术前护理

(1) 保持外阴部干燥清洁：术前3~5日用1:5000高锰酸钾液或0.025%碘伏液坐浴。外阴湿疹者在坐浴后给予氧化锌软膏局部涂擦，使局部干燥，促进舒适，待外阴局部病变痊愈后再行手术治疗。

(2) 术前1日遵医嘱使用抗生素预防感染。

(3) 老年女性或闭经者遵医嘱口服雌激素1周，促进阴道黏膜上皮细胞增生，有利于术后伤口愈合。

(4) 合并尿路感染者遵医嘱先行感染控制，再行手术。

(5) 余同外阴阴道手术前常规护理。

3. 术后护理

是手术成功的重要保证。

（1）体位：根据瘘孔的位置采取正确体位，使瘘孔高于尿液面，以保持创面干燥，减少尿液浸渍，促进伤口愈合。

（2）尿管护理：术后保留尿管7~14日。注意尿管的固定和引流通畅，避免膀胱过度充盈而影响伤口的愈合。每日尿量不应少于3000ml，防止发生尿路感染。尿管拔出前开始膀胱功能训练，拔出后协助患者每1~2小时排尿1次，并逐步延长排尿时间。

（3）遵医嘱继续给予抗生素或雌激素治疗。

（4）余同外阴阴道手术后常规护理。

4. 心理护理

讲解有关疾病的知识及手术治疗的目的，告知患者及家属，本病可通过手术治疗而恢复正常的排尿功能，关心体贴患者，不因异常气味而疏远患者。消除患者思想顾虑，解除其自卑心理。向患者及家属讲解手术前后的配合要点，减轻患者对手术的紧张恐惧心理。

【健康教育】

（1）术前口服雌激素者，术后继续服药1个月，告知患者服用的方法及注意事项。

（2）术后3个月内禁止性生活及重体力劳动，注意休息，避免腹压增加的动作，出现咳嗽或便秘时应积极治疗；保持外阴清洁和干燥，每日清洗外阴，勤换内裤。

（3）保证营养摄入，进食高蛋白、高维生素、高纤维素及低脂饮食。

（4）尿瘘修补后妊娠者，应加强孕期保健，提前住院分娩，原则上行剖宫产结束妊娠。若再次出现漏尿，要及时到医院就诊。

第十九章 不孕症患者的护理

第一节 不 孕 症

有正常性生活，未经避孕 1 年未妊娠者，称为不孕症。未避孕而从未妊娠者称为原发性不孕；曾有过妊娠而后未避孕连续 1 年未妊娠者称为继发性不孕。目前，因反复流产或异位妊娠而未获得活婴者也属于不孕不育范畴。

【病因】

1. 女性不孕因素

以排卵障碍和输卵管因素最为常见。

(1) 排卵障碍

占 25%~35%。主要原因有：①下丘脑-垂体-卵巢轴功能紊乱：包括下丘脑、垂体器质性病变或功能障碍。②卵巢病变：如先天性卵巢发育不良、PCOS、卵巢早衰、卵巢功能性肿瘤、卵巢不敏感综合征等。③肾上腺及甲状腺功能异常：也能影响卵巢功能。

(2) 输卵管因素

占 50%。慢性输卵管炎、输卵管发育不全、盆腔炎性疾病后遗症、子宫内膜异位症等都可导致输卵管性不孕。

(3) 子宫因素

子宫畸形、子宫黏膜下肌瘤、子宫内膜炎、子宫内膜结核、子宫内膜息肉、宫腔粘连均能影响受精卵着床，导致不孕症。

(4) 宫颈因素

宫颈黏液分泌异常、宫颈炎症及宫颈黏液免疫环境异常，影响精子通过，均可造成不孕症。

2. 男性不育因素

主要是生精障碍与输精障碍。

（1）精液异常

性功能正常，先天或后天原因所致精液异常，表现为无精、弱精、少精、精子发育停滞、畸精或精液液化不全等。

（2）性功能异常

外生殖器发育不良或勃起障碍、早泄、不射精、逆行射精等使精子不能正常射入阴道内，均可造成男性不育。

（3）免疫因素

男性体内抗精子抗体使射出的精子产生凝集而不能穿过宫颈黏液。

3. 男女双方因素

（1）性生活不能或不正常。

（2）免疫因素，包括同种免疫和自身免疫。

（3）不明原因不孕症。

【辅助检查】

1. 女方的检查步骤与诊断

（1）病史采集

初诊时，应详细询问与不孕有关的病史。

（2）体格检查

体格发育及营养状况：身高、体重、体脂分布特征、乳房及甲状腺情况等；注意有无雄激素过多体征（多毛、痤疮、黑棘皮征等）；妇科检查：外阴发育、阴毛分布、阴道和宫颈异常排液和分泌物；子宫大小、形状、位置和活动度；附件包块和压痛；子宫直肠凹处的包块、触痛和结节；盆腔和腹壁压痛和反跳痛；盆腔包块。

（3）特殊检查

1）卵巢功能检查：包括排卵检测和黄体功能检查。常用方法有：B超检测卵泡发育和排卵、基础体温测定、宫颈黏液检查、子宫内膜活组织检查、女性激素测定等。

2）输卵管通畅试验：①输卵管通液术：准确性差，诊断价值有限，宫腔镜下输卵管插管通液有诊断价值。②子宫输卵管造影：能明确输卵管异常部位，是目前应用最广，诊断价值最高的方法，并有一定治疗作用。③子宫输卵管超声造影：对诊断宫腔占位敏感性较高，但其临床意义尚有争议。

3）宫腔镜检查：观察子宫腔形态、内膜的色泽和厚度、双侧输卵管开口、是否有宫腔粘连、畸形、息肉、黏膜下肌瘤等病变。联合腹腔镜时可分别在输卵管内口插管，注射染料（亚甲蓝），以判别输卵管的通畅度。

4）腹腔镜检查：可与腹腔镜手术同时进行，用于盆腔情况的检查诊断，直视下观察子宫附件的大小和形态、输卵管形态，以及有无盆腔粘连，可以同时进行腹腔镜粘连分离术和异位病灶电灼术、子宫肌瘤剔除术等。

5）其他：①性交后试验：临床意义尚有争议，还不能证明与不孕的关系。②磁共振成像：对女性生殖道形态和畸形导致的不孕有较好的诊断价值。

2. 男方的检查步骤与诊断

（1）病史采集

包括不育时间、性生活史、性交频率和时间，有无勃起和（或）射精障碍、近期不育相关检查及治疗经过；既往发育史，疾病史及相关治疗史，手术史，个人职业和环境暴露史，吸烟、酗酒、吸毒史，药物治疗史及家族史。

（2）体格检查

包括全身检查和局部生殖器检查。

（3）精液分析

是男性生育力的核心检查，也是不育症的最基本检查之一。为了得到准确的检查结果，精液采集的方法很重要。采精前最佳的禁欲时长尚不清楚，但一般建议男方禁止射精 2~3 天，标本通过手淫采集，置入清洁容器内，以体温保存，在采集后 30~60 分钟内送交检验。如手淫采精失败，可采用特制的硅胶避孕套（不含润滑剂及杀精剂）通过性交采集精液。精液分析的结果变异较大，WHO 提出的精液参考值和分类分别见表 19-1、表 19-2。

表 19-1　精液分析参考值（WHO，1999）

项目	参考值
精液量	≥2.0ml
pH	≥7.2
精子密度	$\geq 20\times 10^6$/ml
精子总数	$\geq 40\times 10^6$/次
活力	射精后 60 分钟内：向前运动（A+B 级）≥50%，或快速直线运动（A 级）≥25%
形态学正常	≥15%
存活率	≥75%（染色排除法）
白细胞	$<1\times 10^6$/ml
免疫珠试验	<50%的活动精子附着免疫珠
MAR 试验	<50%的活动精子附着粘连颗粒

表 19-2　精液分类（WHO，1999）

种类	概念
正常精子	一次正常射出的精液，在参考值范围内
少精症	精子密度小于参考值
弱精症	精子活力低于参考值
畸精症	形态学指标低于参考值
少弱畸精症	表示这三个变量均出现异常。如两个变量异常可联合采用两个前缀
隐精症	在新鲜标本中未见精子，但在离心沉淀物中发现少量精子
无精症	在射出的精液中无精子（经离心后证实）
无精液症	无射精

上述参考值是基于对健康有生育力人群的研究结果，不是受孕所需的最低标准，因此一个男子的精液分析指标如低于上述标准，但仍可能有生育力。

如初次精液检查异常，应予复查。复查的理想时间是在 3 个月后，这是精子生成的一个周期。但如果是无精症或严重的少精症，应尽快复查。

【治疗原则】

（1）针对病因处理：治疗器质性疾病，如妇科肿瘤、宫腔粘连等；调整卵巢功能，采用药物诱发排卵；补充黄体分泌功能；治疗输卵管堵塞等，其中输卵管通液术有检查和治疗作用，是较理想的方法。

（2）使患者掌握性知识，学会预测排卵期，选择排卵前 2~3 天排卵后 24 小时内性交，以增加受孕机会。

（3）注意经期卫生，减少生殖道感染的机会；做好计划生育，减少人工流产术。

（4）使用人工助孕技术（体外人工授精、配合移植试管婴儿等）。

【护理评估】

1. 健康史

询问夫妇双方结婚年龄、婚育史、性生活情况；详细了解女方月经情况，有无结核病史、内分泌疾病；了解男方的健康情况，有无腮腺炎、结核病史等；性功能有无异常；有无不良嗜好，如酗酒等。

2. 身体状况

原发性不孕的患者，注意第二性征的发育情况，如毛发分布、体重和体形、外生殖器官的形态等。继发性不孕患者常有下腹隐痛、腰骶部酸痛，白带增多、异味等。对继发性痛经进行性加重者应考虑子宫内膜异位症。

3. 心理-社会状况

夫妇双方可能遭受社会、心理、环境各方面的压力。会出现典型的失落和哀伤感。尤其是原发性不孕的患者，许多不孕的女性在月经来临后会陷入烦躁不安，注意力不集中，甚至无法克制的沮丧而哭泣。

【护理诊断】

1. 知识缺乏

缺乏生育及不孕症治疗相关知识。

2. 自尊紊乱

与长期不能实现自我期望有关。

3. 社交孤立

与缺乏家人与社会的理解与支持，不愿与他人交往有关。

【护理措施】

1. 一般护理

改善生活方式，注意休息，保持心情轻松愉快，避免过度紧张和劳累。均衡饮食，对体重超重者减轻体重至少5%~10%；对体质瘦弱者纠正营养不良和贫血。戒除不良嗜好，如烟、酒、毒品。

2. 检查配合

向女性解释诊断性检查可能引起的不适：子宫输卵管碘油造影可能引起腹部痉挛感，在术后持续1~2小时，随后可以在当日或第2日返回工作岗位而不留后遗症；腹腔镜手术后1~2小时可能感到一侧或双侧肩部疼痛，可遵医嘱给予可待因或可待因类的药物以镇痛；子宫内膜活检后可能引起下腹部的不适感，如痉挛、阴道出血。若宫颈管有炎症，黏液黏稠并有白细胞时，会影响性交后试验的效果。

3. 治疗护理

（1）指导正确用药：如果女性服用克罗米酚类促排卵药物，护士应告知此类药物的不良反应。较多见的不良反应，如月经间期下腹一侧疼痛、卵巢囊肿、血管收缩征兆（如潮热）；少见的不良反应，如乏力、头晕、抑郁、恶心、呕吐、食欲增加、体重增加、风疹、皮疹、过敏性皮炎、复视、畏光、视力下降、多胎妊娠、自然流产、乳房不适，及可逆性的脱发。采取的护理措施包括：①教会女性在月经周期遵医嘱正确按时服药；②说明药物的作用及副作用；③提醒女性及时报告药物的不良反应，如潮热、恶心、呕吐、头痛；④指导女性在发生妊娠后立即停药。

（2）协助选择人工辅助生殖技术：医护人员要解释各种辅助生殖技术的优缺点及其适应证，以帮助不孕夫妇进行知情选择。例如，配子输卵管内移植（CIFT）、体外受精与胚胎移植（IVF-ET）等，都具有较高的妊娠率，但GIFT可以导致异位妊娠的发生率升高，并且几乎所有的辅助生殖技术都可能引起多胎妊娠，成为高危妊娠，引起早产、胎盘功能低下等不良妊娠结局，以便不孕夫妇知情选择，合理决策。许多因素会影响不孕夫妻的决定，如：①社会、文化、宗教信仰因素；②治疗的困难程度，包括危险性、不适感等，可涉及生理、心理、地理、时间等方面；③女性的年龄可以影响成功率；④经济问题：繁多的诊疗项目，昂贵的费用，使不孕家庭将面临经济困窘，而影响辅助生殖技术选择。

4. 心理护理

（1）减轻患者的心理压力：护士应与患者建立良好的护患关系，用通俗的语言、恰当的方法，向夫妇双方讲解有关生殖方面的解剖生理知识；纠正夫妇关于受孕的一些错误观念和认识，关心、理解、尊重患者，保护患者的隐私；做好家属的解释指导工作，减轻患者的心理压力。

（2）提高女性的自我控制感：不孕症对于不孕夫妇来说是一个生活危机，将经历一系列的心理反应，不孕的时间越长，夫妇对生活的控制感越差。因此，应采取心理护理措施，帮助他们尽快度过悲伤期。不孕的压力可以引起一些不良心理反应，如焦虑和抑郁，又将进一步影响成功妊娠的概率，因此，护士必须教会女性进行放松，如练习瑜伽、调整认知、改进表达情绪的方式方法。

（3）正视不孕症治疗的结局：不孕症治疗可能的3个结局。①治疗失败，妊娠丧失。如异位妊娠患者往往感到失去了一侧输卵管，进一步影响生育能力，而产生更多的悲伤痛苦和担忧；②治疗成功，发生妊娠。此时期她们的焦虑并没有减少，常常担心在分娩前出现不测，即使娩出健康的新生儿，她们仍需要他人帮助自己确认事实的真实性；③治疗失败，停止治疗。一些不孕夫妇因为经济、年龄、心理压力等因素放弃治疗，可能会领养一个孩子。当多种治疗措施的效果不佳时，护士需帮助夫妇正视诊疗结果，帮助他们选择停止治疗或选择继续治疗，无论不孕夫妇作出何种选择，护士都应给予尊重并提供支持。

【健康教育】

教会患者提高妊娠率的技巧。

（1）保持健康生活方式：规律生活，劳逸结合，保持良好心态，合理营养，适当体育锻炼，戒除烟、酒等不良嗜好。

（2）与伴侣交流自己的感受和希望，保持愉悦心情。

（3）选择最佳的受孕时机，在排卵期前后增加性交次数，隔日1次为宜，采用性交后抬高臀部20~30分钟，利于精子进入宫颈管。

（4）性交前后避免阴道灌洗、用药和使用润滑剂。

第二节　辅助生殖技术

辅助生殖技术（ART）是指在体外对配子和胚胎采用显微操作技术，帮助不孕夫妇受孕的一组方法。主要包括人工授精、体外受精与胚胎移植、卵细胞质内单精子注射以及其他各种新技术。

【人工授精】

人工授精（AI）是采用非性交方式将精子放入女性生殖道内使其妊娠的方法。按精液来源不同可分为配偶精液人工授精（AIH）和供精者精液人工授精（AID）。

适应证	（1）AIH 适应证 ①男方性功能障碍，但精液正常或轻度异常者 ②女方阴道或宫颈因素导致不孕者 （2）AID 适应证 精液异常或男方患有不宜于生育的遗传性疾病者
主要步骤	（1）促排卵和预测自然排卵的规律 （2）收集及处理精液：用无菌广口取精杯经自慰法取精 （3）选择人工授精的时间：受孕的最佳时间是排卵前后3~4日。一般通过B型超声监测、基础体温测定等综合判断排卵时间，于排卵前、后各注射1次精液 （4）授精：取膀胱截石位，臀部略抬高，行妇科检查确定子宫位置，用窥器暴露宫颈，无菌棉球拭净子宫外口周围黏液，然后吸取0.3~0.5ml精子悬浮液，注入宫腔内授精，术后抬高臀部休息30分钟

【体外授精与胚胎移植】

体外受精与胚胎移植（IVF-ET）即试管婴儿，是指从要求受孕的女性体内取出卵子，在体外与精子受精并培养一段时间，将发育至一定时期的胚胎移植入宫腔内，使其着床并发育成为胎儿的整个过程。

适应证	主要适用于女性不可逆性输卵管病变所导致的不孕 （1）两侧输卵管切除或严重病变导致的不孕 （2）输卵管结扎术后要求再生育，而输卵管吻合术失败者 （3）子宫内膜异位症或多囊卵巢综合征经长期治疗仍不能受孕者 （4）男性少精症、弱精症 （5）原因不明性不孕及免疫性不孕
主要步骤	（1）控制的超促排卵：常采用克罗米酚、促性腺激素等诱发控制的超促排卵 （2）监测卵泡发育：采用阴道B型超声监测卵泡发育 （3）取卵：于卵泡发育成熟尚未破裂时，在B型超声引导下穿刺取卵，并放入培养液中培养 （4）精子的处理：去除精液中的有害成分后，收集活动力良好的精子，并使精子获能 （5）体外受精及胚胎体外培养 （6）胚胎移植 （7）移植后处理：卧床休息30分钟，给予黄体酮或hCG支持黄体功能，移植10日后测定血β-hCG水平。按高危妊娠加强孕期管理

【配子输卵管内移植】

配子输卵管内移植（GIFT）是指将卵母细胞和洗涤后的精子移植到输卵管壶腹部，使其在输卵管内受孕的一种助孕技术，是继IVF-ET之后发展起来的比较成熟的助孕技术之一。

适应证	除要求至少有一条输卵管形态和功能正常外，其他适应证同IVF-ET
主要步骤	包括诱发的超促排卵、监测卵泡发育、精子的处理、采卵以及配子移植

【配子宫腔内移植】

配子宫腔内移植（GIUT）是指将卵母细胞和洗涤后的精子直接移植入宫腔内的技术，是在IVF-ET基础上发展起来的一种更简易的助孕技术。

适应证	主要适用于双侧输卵管阻塞或功能丧失的不孕症女性
主要步骤	包括超促排卵、监测卵泡发育、处理精子、收集卵子、配子移植。移植后卧床休息30分钟，根据情况行黄体功能支持治疗

【卵母细胞质内单精子注射】

卵母细胞质内单精子注射（ICSI）即第二代试管婴儿，是将单个精子直接注入卵母细胞质内，使其受精。

适应证	主要用于男性不育症，也适用于多次IVF-ET周期失败的不明原因性不孕症
主要步骤	包括超促排卵、卵泡监测、取卵和卵结构处理、卵母细胞质内单精子注射、胚胎移植和移植后处理

【常见并发症及临床表现】

1. 卵巢过度刺激综合征（OHSS）

指诱导排卵药物刺激卵巢后，导致多个卵泡发育、雌激素水平过高及颗粒细胞的黄素化，引起全身血流动力学改变的病理情况。在接受促排卵药物的患者中，约20%发生卵巢过度刺激综合征。卵巢过度刺激综合征的发生，与超排卵药物的种类、剂量、治疗方案、不孕症女性的内分泌状态、体质以及妊娠等诸多因素有关。其机制可能为多个卵泡发育，血清雌二醇过高，使毛细血管通透性增加，引起腹水、胸水，进而导致低蛋白血症，体液移向组织间隙，使循环血容量减少、血压下降、血液浓缩、肾血流量减少而导致少尿，电解质紊乱。

OHSS分为轻、中、重三度：①轻度：症状及体征通常发生于注射hCG后7~10日，主要表现为下腹不适、腹胀或轻微腹痛，伴纳差、乏力，血E_2水平≥1500pg/ml，卵巢直径可达5cm；②中度：有明显下腹胀痛、恶心、呕吐或腹泻，伴有腹围增大，体重增加≥3kg，明显腹腔积液，少量胸腔积液，血E_2水平≥3000pg/ml，双侧卵巢明显增大，直径达5~10cm；③重度：腹胀痛加剧，患者口渴多饮但尿少，恶心、呕吐甚至无法进食，疲乏、虚弱、腹水明显增多，可因腹水而使膈肌上升或胸水致呼吸困难，不能平卧，卵巢直径≥12cm，体重增加>4.5kg，严重者可出现急性肾功能衰竭、血栓形成及急性呼吸窘迫综合征甚至死亡。若未妊娠，月经来潮前临床表现可停止发展或减轻，此后上述表现迅速缓解并逐渐消失。一旦妊娠，OHSS 将趋于严重，病程延长。

2. 多胎妊娠

IVF-ET 后多胎发生率高达 30%以上。多胎可增加母体孕产期并发症和早产的发生，导致围产儿死亡率增加。若三胎或三胎以上妊娠可早期实施选择性胚胎减灭术。

3. 流产和异位妊娠

IVF-ET 妊娠后流产率为 25%~30%，明显高于自然妊娠流产率，多发生在年龄较大患者中，可能与胚胎质量有关。异位妊娠的发生率约为 3%。

4. 卵巢或乳腺肿瘤

由于使用大剂量的促性腺激素，使不孕症女性反复大量排卵及较长时间处于高雌激素和孕激素的内分泌环境，有可能导致卵巢和乳腺肿瘤的机会增多。

5. 疾病传染

辅助生殖技术采用一系列培养液，在制作、运输和操作过程中都有可能造成污染，从而引起疾病传染。污染的血清或培养液有可能造成胚胎、母体以及实验室和临床人员间交叉污染。在人工授精与胚胎移植过程中，有可能将男方所患传染病或携带病原传染给女方，如肝炎病毒、人类免疫缺陷性病毒、梅毒螺旋体。

【护理诊断】

1. 知识缺乏

缺乏辅助生殖技术相关知识。

2. 自尊紊乱

与繁杂的检查及无效的治疗效果有关。

3. 疼痛

与辅助生殖技术及其并发症引发的不适有关。

【护理措施】

1. 详细询问健康史

包括年龄、既往不孕症治疗时的并发症病史、超排卵治疗情况（促性腺激素的剂量、卵泡数量、一次助孕治疗中卵子数量、血清雌二醇峰值、使用 hCG 的日期、取卵的日期、胚胎移植中胚胎的数量）、OHSS 的发生、发展以及严重程度。

2. 观察病情

中重度 OHSS 住院患者每 4 小时测量生命体征，记录出入量，每日测量体重和腹围，遵医嘱完善各项检查，留取血、尿标本，监测血细胞比容、白细胞计数、血电解质、肾功能，酌情行 B 超、胸片检查等。防止继发于 OHSS 的严重并发症，卵巢破裂或蒂扭转、肝功能损害、肾功能损害甚至衰竭、血栓形成、急性呼吸窘迫综合征。加强多胎妊娠产前检查的监护，要求提前住院观察，足月后尽早终止妊娠。

3. 治疗护理

注意超排卵药物应用的个体化原则，严密监测卵泡的发育，根据卵泡数量适时减少或终止使用 hMG 及 hCG，提前取卵，有 OHSS 倾向者，遵医嘱对中重度 OHSS 住院患者静脉滴注清蛋白、低分子右旋糖酐、前列腺素拮抗剂。必要时可以放弃该周期，取卵后行体外受精，但不行胚胎移植而是将所获早期胚胎进行冷冻保存，待自然周期再行胚胎移植。多胎妊娠者进行选择性胚胎减灭术。

4. 心理护理

向患者介绍该技术的适应证、治疗的基本过程，可能出现的并发症以及应对措施，使患者有一定的思想准备，消除焦虑、紧张。

【健康教育】

（1）指导患者及家属观察药物副作用。

（2）胚胎移植术后嘱卧床休息 30 分钟，限制活动 3~5 日。

（3）术后合理膳食，避免腹泻和便秘。

（4）胚胎移植术后 10 日测定血 β-hCG 水平。

（5）妊娠成功者，注意观察有无先兆流产征象，出现异常及时就诊。

第二十章　计划生育女性的护理

第一节　避　　孕

避孕是采用科学手段，在不妨碍夫妻正常性生活和身心健康的前提下，使女性暂时不受孕，是计划生育的重要组成部分。避孕主要控制生殖过程中3个关键环节：①抑制精子与卵子产生；②阻止精子与卵子结合；③使子宫环境不利于精子获能、生存，或不适宜受精卵着床和发育。目前，常用的女性避孕方法有宫内节育器、药物避孕及外用避孕等。男性避孕在我国主要是阴茎套及输精管结扎术。

一、药物避孕

药物避孕又称激素避孕，是指采用女性甾体激素避孕，其主要成分是雌激素和孕激素。

【避孕原理】

1. 抑制排卵

通过影响下丘脑-垂体-卵巢轴的内分泌功能，抑制下丘脑释放GnRH，从而使垂体分泌的FSH和LH减少；同时影响垂体对GnRH的反应，使LH不出现高峰，因此不能排卵。

2. 干扰受精

通过改变宫颈黏液的黏稠度，不利于精子的穿透，阻止受精。

3. 干扰受精卵着床

改变子宫内膜的功能和形态，使子宫内膜分泌不典型，不利于受精卵着床。

4. 干扰输卵管的功能

在雌孕激素的作用下，影响输卵管的正常分泌和蠕动功能，干扰受精卵的着床。

【适应证】

有避孕要求的健康育龄女性。

【禁忌证】

（1）严重心血管疾病及血栓性疾病患者。
（2）急、慢性肝炎或肾炎患者。
（3）内分泌疾病患者。
（4）恶性肿瘤或癌前病变患者。
（5）哺乳期女性。
（6）严重精神病长期服药，生活不能自理者。
（7）年龄大于35岁的吸烟女性。
（8）月经稀少、频发、闭经或年龄大于45岁者。

【不良反应及处理】

1. 类早孕反应

一般不需处理，坚持服药数个周期后自然消失，症状严重者可考虑更换制剂或改用其他避孕措施。

2. 阴道流血

轻者不需特殊处理，流血多者服用避孕药的同时加服雌激素，直至停药；若流血似经量，或时间已近月经期，则停药，作为一次月经来潮，于出血第5日开始服用下一周期。

3. 闭经

多数可在停药后恢复。若停药后仍无月经来潮，需排除妊娠，停药7日后继续服药，若连续停经3个月，需停药观察。

4. 色素沉着

多数可于停药后消退。

5. 体重增加

炔诺酮具有弱雄激素活性，促进体内合成代谢，以及雌激素促使钠、水潴留所致，对健康无影响。

6. 其他影响

偶可出现皮疹、头痛、复视等，可对症处理，严重者停药。

【甾体激素避孕药的种类】

1. 短效口服避孕药

是雌激素与孕激素组成的复合制剂，主要避孕机制是抑制排卵，正确使用则有效率近100%。根据整个周期中雌、孕激素的剂量和比例变化可分为：①单相片，整个周期中的雌、孕激素含量是恒定的；②三相片，每一相的雌、孕激素含量是根据女性生理周期而制定不同剂量。

2. 长效口服避孕药

由长效雌激素和人工合成的孕激素配伍而成。长效雌激素被胃肠道吸收后储存于脂肪组织中缓慢释放起长效避孕作用，其避孕有效率达96%~98%。因不良反应较多，已较少应用。

3. 长效避孕针

有单纯孕激素和雌、孕激素复合制剂两类，有效率达98%以上。单纯孕激素制剂因不含雌激素可用于哺乳期女性，但易并发月经紊乱。

4. 速效避孕药

又称探亲避孕药。服用时间不受经期限制，适合于短期探亲夫妇。效果可靠，有效率达98%以上。

5. 缓释系统避孕药

是将避孕药与具有缓释性能的高分子化合物制成多种剂型，使避孕药在体内持续恒定进行微量释放，达到长效避孕效果。常用剂型有皮下埋植剂、阴道避孕环、避孕贴剂等。

【护理评估】

1. 健康史

询问年龄、婚育史、现病史及过去史，决定是否适合药物避孕，同时了解是否愿意接受药物避孕。

2. 身体状况

①做全身体格检查和妇科检查，了解能否使用药物避孕；②辅助检查：血常规、肝肾功能检查。

3. 心理-社会状况

了解避孕的女性和家人对药物避孕的了解情况和态度。

【护理诊断】

1. 知识缺乏

缺乏药物避孕知识。

2. 焦虑

与担心药物副作用、避孕失败有关。

【护理措施】

（1）耐心告知避孕药物的避孕效果、用法、副作用和对策，让有避孕要求的女性自主选择适宜的避孕药并确定其已掌握用法为止。

（2）进行全面身心评估，排除禁忌证。

（3）妥善保管药物，防止儿童误服；存放于阴凉干燥处，药物受潮后可能影响避孕效果，不宜使用。

（4）注射避孕针时，应将药液吸尽，并做深部肌内注射。若停用时叮嘱患者要在停药后服用短效口服避孕药 3 个月，以免引起月经紊乱。

（5）使用长效避孕药停药 6 个月后再考虑妊娠。

【健康教育】

耐心解答服药者提出的问题，解除思想顾虑。对不能应用避孕药的女性，说明情况，帮助选择适合的避孕方法。

二、工具避孕

工具避孕是利用某种器具阻止精子与卵子结合或改变宫腔环境使不利于受精卵着床而达到避孕目的的方法。

1. 阴茎套

阴茎套也称为避孕套，为男用避孕工具，作为屏障使精液排在阴茎套内不能进入阴道而达到避孕目的。正确使用避孕率高，可达 93% ~ 95%。阴茎套同时还具有防止性传播疾病的作用，因此应用广泛。

（1）阴茎套形状与型号

阴茎套为筒状优质薄型乳胶制品，按照筒径可分为 29mm、31mm、

33mm、35mm 4 种规格，顶端为容量 1.8ml 的小囊，排精后精液储存在小囊内使之不能进入阴道。

（2）注意事项

①使用前吹气检查有无漏孔，同时排出小囊内的空气。

②射精后在阴茎软缩前用手捏住阴茎与套口一起取出。

③应选择合适型号的阴茎套，每次性交均使用，且不能反复使用。

2. 女用避孕套

女用避孕套又称阴道套，是由聚氨酯（或乳胶）制成的宽松、柔软的袋状物，长 15~17cm，开口处连接直径 7cm 的柔韧“外环”，套内游离直径 6.5cm 的“内环”。也通过屏障作用达到避孕目的，同时具有防止性传播疾病的作用。

3. 宫内节育器

宫内节育器（IUD）是一种经济、简便、安全、有效、可逆的节育器具，易于为广大女性接受，是我国育龄期女性主要的避孕措施。我国是世界上使用 IUD 最多的国家，占世界 IUD 避孕总人数的 80%。

【种类】

1. 惰性宫内节育器

为第一代 IUD，由惰性材料，如金属、硅胶、尼龙制成，我国主要为不锈钢圆环及改良制品，因带器妊娠率和脱落率高，目前较少使用。

2. 活性宫内节育器

为第二代 IUD，支架材料为塑料、聚乙烯、记忆合金等，其内含有活性物质如金属铜、激素、药物及磁性物质，可提高避孕效果，减少副作用。我国主要有：①带铜宫内节育器：有 T 形、V 形等。T 形放置时间可达 10~15 年；伞形（母体乐）可放置 5~8 年；V 形可放置 5~8 年；宫形可放置 20 年左右；含铜无支架 IUD 有尾丝，可放置 5~8 年。②药物缓释宫内节育器：如含孕激素 T 形节育器（曼月乐），含锌、前列腺素合成酶抑制剂及抗纤溶药物的节育器，有效期大约 5 年。

【避孕原理】

（1）IUD 改变宫腔内生化环境，使子宫内膜与胚泡成熟不同步，因而影响受精卵着床。

（2）在宫腔内带铜 IUD 释放铜离子，铜离子对精子和胚泡有毒性作用。

（3）释放孕激素的 IUD 使子宫内膜腺体萎缩间质发生蜕膜反应，干扰并破坏受精和着床的同步化；孕激素抑制排卵可使宫颈黏液变黏稠，影响精子进入宫腔，阻碍受精卵着床。

【放置适应证】

凡育龄女性要求放置宫内节育器而无禁忌证者均可放置。

【放置禁忌证】

（1）妊娠或可疑妊娠者。

（2）生殖器官炎症者。

（3）生殖器官肿瘤或子宫畸形者。

（4）人工流产后或产后子宫收缩不良，疑有妊娠组织残留或感染者。

（5）宫颈口过松、重度宫颈撕裂伤或子宫脱垂者。

（6）严重全身性疾病者。

【放置时间】

（1）月经干净后 3~7 天无性交。

（2）人工流产后立即放置。

（3）自然分娩后 6 周，恶露已净，会阴切口已愈合。

（4）剖宫产后半年。

（5）哺乳期排除早孕。

【放置操作方法】

（1）受术者排空膀胱后取膀胱截石位。

（2）双合诊检查子宫及双附件情况。

（3）外阴阴道部常规消毒铺巾，阴道窥器暴露宫颈，消毒宫颈与宫颈管，用宫颈钳夹持宫颈前唇。

（4）用子宫探针探测宫腔深度，然后用放置器将节育器送入宫腔底部，带尾丝者在距宫口 2cm 处剪断尾丝。

（5）观察无出血即取出宫颈钳和阴道窥器。

【放置护理要点】

（1）协助医生选择合适型号的节育器。

（2）术前告知受术者宫内节育器放置术的目的和过程，取得其理解与配合。

（3）术后健康教育：①休息 3 天，1 周内禁止重体力劳动；②保持外阴清洁，2 周内禁止盆浴及性生活；③前 3 个月内每次行经排便时注意有无节育器脱落；④术后第 3 个月、6 个月、12 个月各随访一次，以后每年一次，直至停用；⑤术后可出现少量阴道流血及轻度下腹不适，若发热、下腹痛或阴道流血量多等，应及时就诊。

【取出适应证】

（1）放置后副作用严重、出现并发症经治疗无效者。

（2）带器妊娠者。

（3）需改用其他避孕措施或绝育者。

（4）放置期限已满或绝经 1 年者。

（5）计划再生育者或不需要再避孕者。

【取出禁忌证】

（1）生殖器官急性或亚急性炎症者。

（2）严重全身性疾病者。

【取器时间】

（1）月经干净 3~7 日。

（2）带器妊娠者行人工流产手术同时取环。
（3）带器异位妊娠者术前诊刮或术后出院前取出。
（4）子宫不规则出血者随时取出。

【取出操作方法】

常规消毒，有尾丝者用血管钳夹住尾丝轻轻牵拉取出；无尾丝者用取环钩或取环钳夹住节育器下缘牵拉取出。取器困难者在 B 型超声指引下进行操作，必要时在宫腔镜下取出。

【取出护理要点】

术前准备同放置术。术后休息 1 日，禁止性生活和盆浴 2 周，保持外阴清洁，预防感染。

【不良反应与处理】

1. 阴道流血

常发生于放置 IUD 后 6 个月左右，特别是 3 个月内较为常见，一般表现为月经过多、经期延长或月经周期中不规则出血。可按医嘱给予前列腺素合成酶抑制剂吲哚美辛片，并抗感染止血、纠正贫血。经上述处理无效，应考虑更改其他避孕方法。

2. 腰酸腹胀

IUD 与宫腔大小形态不符时，可引起子宫频繁收缩出现腰腹酸胀感。症状轻者无需处理，症状重者应考虑更换其他适合的节育器或选择避孕方法。

【并发症与处理】

1. 感染

因无菌操作不严、尾丝过长等所致。有明确宫腔感染者，应在抗生素治疗的同时取出节育器。

2. 节育器异位

多因术前未查清子宫位置和大小、术中操作不当引起。一旦发生节育器异位，应经腹或经阴道取出节育器。

3. 节育器脱落

因节育器与宫腔大小及形态不符、放置时未将节育器放至子宫底部、宫颈内口过松或经量过多等所致。节育器脱落易发生在术后第 1 年，常与经血一起排出，不易察觉。

4. 节育器嵌顿或断裂

常因节育器放置时损伤子宫壁、带器时间过长或绝经后未及时取出所致。一经确诊，应及时取出，取器困难者应在 B 型超声下或在宫腔镜下取出。

5. 带器妊娠

多见于节育器脱落、下移或异位。一经确诊，行人工流产同时取出节育器。

【护理评估】

1. 健康史

了解既往疾病史、月经史、孕产史及避孕措施。评估有无放置宫内节育器的禁忌证。

2. 身体状况

询问末次月经时间、是否哺乳期等。测量体温、血压是否正常，了解近 3 日内有无性交。

3. 心理-社会状况

受术者因为对手术不了解，担心避孕效果或放置后有不良反应，可产生焦虑、恐惧等心理反应。

【护理诊断】

1. 知识缺乏

缺乏宫内节育器避孕的知识。

2. 焦虑/恐惧

与害怕手术或担心不良反应及并发症有关。

3. 舒适的改变

与节育器放置后初期出现腰酸、腹痛、月经紊乱等有关。

4. 有感染的风险

与宫腔内手术有关。

【护理措施】

1. 术前准备

（1）做好受术者的心理护理：向受术者解释避孕的原理、手术的简要过程、受术者的业绩，使其对手术有信心，能配合手术。

（2）术前嘱受术者排空膀胱，帮助患者取膀胱截石位，协助外阴清洁、消毒。

（3）用物准备：无菌器械包（内含有弯盘 1 个、阴道窥器 1 个、宫颈钳 1 把、宫颈扩张器 4~6 号各 1 根、上环器 1 个、取环钩 1 个、剪刀 1 把、子宫探针 1 个、孔巾 1 块），干棉球数个，干纱布 3~4 块，无菌手套 1 副。

（4）节育器消毒：金属宫内节育器可煮沸、高压灭菌、75%乙醇或 1‰苯扎溴铵溶液浸泡 30 分钟。塑料或混合型宫内节育器可用 75%乙醇或 1‰苯扎溴铵溶液浸泡 30 分钟。消毒包装的节育器使用前应查看有无破损或过期。凡浸泡消毒的节育器，使用前需用无菌水冲洗。

2. 术中护理

术中要陪伴和关心受术者，注意倾听其主诉，指导受术者在术中身体放松，不要乱动，如发现异常情况及时报告医生。放置或取出时应将节育器给受术者辨认。

（1）宫内节育器放置方法：①向受术者简要介绍手术过程及术中配合要求，缓解其紧张情绪。②常规消毒外阴、铺巾，整理器械。③行双合诊检查，了解子宫的大小、位置及附件情况。④用阴道窥器暴露、消毒子宫颈。⑤根据子宫位置用宫颈钳钳夹宫颈前唇或后唇，用子宫探针探测宫腔深度。⑥用宫颈扩张器依次扩张宫颈。⑦用上环器将选择好的节育器送入宫腔底部，带尾丝的在宫颈口外 2cm 处剪断尾丝。⑧观察无出血后，取下宫颈钳及阴道窥器。⑨填写手术记录。

（2）宫内节育器取出方法：①通过尾丝、B 超、X 线检查，确定宫内节育器的类型及其在宫腔内的位置。②常规消毒外阴、铺巾，整理器械。③双合诊检查。④用阴道窥器暴露、消毒子宫颈。⑤用子宫探针探测宫腔深度及宫内节育器所在的位置。⑥有尾丝者用血管钳夹住尾丝后牵引取出。无尾丝者将取环钩送入宫底，转动取环钩钩住节育器的下缘，轻轻向外牵拉取出。⑦填写手术记录。

3. 术后指导

（1）预防感染：嘱受术者保持会阴清洁，每日清洗外阴，使用消毒会阴垫；2 周内禁性交及盆浴。

（2）休息与工作：放置宫内节育器术后休息 3 日，1 周内应避免重体力劳动。取出宫内节育器术后休息 1 日。

（3）术后异常情况：如有腹痛、发热、出血等症状，应随时就诊。

（4）不良反应及应对措施：①月经失调。表现为月经量过多、经期延长或不规则阴道流血，常发生在放置节育器后 6 个月内，尤其是最初 3 个月内；应遵医嘱用止血药、铁剂等对症治疗；如治疗 3 个周期无效，由医师酌情处理。②腰酸、腹坠胀痛。常发生在放置术后初期，轻症不需处理；重症遵医嘱对症治疗，必要时考虑更换节育器。

（5）并发症及应对措施：①感染。常因无菌操作不严格或节育器尾丝导致上行感染，一旦发生，应用抗生素积极治疗并取出节育器。②节育器嵌顿。多因节育器放置时损伤子宫壁所致，一经确诊，应立即取出。③节育器异位。多因操作不当致子宫穿孔，将节育器放于腹腔、阔韧带、子宫直肠陷凹等处，确诊后应据其所在部位，经腹或阴道取出节育器。

（6）复查：嘱受术者分别于放置宫内节育器术后 1、3、6 个月及 1 年到医院复查，以后每年一次，复查应在月经干净后。不同类型的节育器应按规定时间取出或更换，否则将影响避孕效果。

（7）放置的节育器达到规定期限后应到医院取出或更换。

（8）取出节育器的适应证：①绝经 1 年及以上者；②带器妊娠需做人工流产者；③放置后出现异常出血、腰痛等不良反应治疗无效者；④有并发症如感染、宫内节育器下移、变形或断裂者；⑤符合政策，计划再生育者；⑥改用其他节育方法者；⑦放置期限已满需要更换者。

三、其他避孕方法

【紧急避孕】

又称房事后避孕，是指在无保护性生活或避孕失败后的数小时或数日内，为防止非意愿妊娠而采取的补救避孕方法，包括放置宫内节育器和口服紧急避孕药两类。该避孕方法只能起一次性保护作用，其有效率明显低于常规避孕方法，且副作用大，不能替代常规避孕方法。

【安全期避孕】

又称自然避孕法（NFP），是根据女性自然生理规律，不用任何避孕方法，在易孕期禁欲而达到避孕目的。多数育龄女性具有正常月经周期，排卵多在下次月经前 14 日，排卵前后 4~5 日内为易受孕期，其余时间不易受孕为安全期。安全期避孕需要根据本人的月经周期，结合基础体温测量和宫颈黏液变化特点来推算，排卵因受情绪、健康状况、外界环境等多种因素的影响，此方法并不十分可靠，失败率高达 20%，不宜推广。

【外用杀精剂】

是性交前阴道给药，具有灭活精子作用的一类化学避孕制剂，有栓剂、片剂、胶冻剂、凝胶剂及避孕薄膜等。于每次性交前给药，片剂、栓剂、薄膜需溶解后才能起效，若置入 30 分钟尚未性交，需重新放置；阴道分泌物较少者，不易溶解，最好选用胶冻剂或凝胶剂。正确使用，有效率达 95%以上。

【免疫避孕法】

如抗生育疫苗、导向药物避孕等，目前正在研究中。

第二节　输卵管绝育术

通过手术或药物的方法，阻止精子和卵子相遇，达到永久不生育的目的，称为输卵管绝育术。目前常用的方法有经腹输卵管结扎术、腹腔镜绝育术。

一、经腹输卵管结扎术

【适应证】

（1）自愿接受绝育手术而无禁忌证者。

（2）患严重的全身性疾病不宜生育者。
（3）患遗传性疾病不宜生育者。

【禁忌证】

（1）全身状况不能耐受手术者。
（2）各种疾病急性期。
（3）腹部皮肤存在感染灶或者有盆腔炎症者。
（4）严重神经症者。
（5）24小时内2次体温≥37.5℃者。

【手术时间】

（1）非孕女性月经干净后3~4天。
（2）人工流产或分娩后48小时内。
（3）哺乳期或闭经者需排除妊娠。

【手术步骤】

1. 麻醉

采用局部浸润麻醉或硬膜外麻醉。

2. 体位

受术者排空膀胱，取仰卧位，常规消毒、铺巾。

3. 选择腹部切口

取下腹正中耻骨联合上方2横指（3~4cm）作约2cm长纵切口或横切口，产妇则在宫底下方2cm处作切口，逐层进入腹腔。

4. 寻找提取输卵管

术者左手示指伸入腹腔，沿宫底后方滑向一侧，到达卵巢或输卵管后，右手持卵圆钳将输卵管夹住，轻轻提至切口，并以两把无齿镊交替依次夹取输卵管直至伞端，并检查卵巢情况。也可用指板或吊钩法提取输卵管。

5. 结扎输卵管

结扎方法有抽心包埋法、输卵管银夹法和输卵管折叠结扎切除法。抽心包埋法因损伤小、并发症少、成功率高等优点，目前广泛应用。手术方法：在输卵管峡部浆膜下注入0.5%～1%利多卡因1ml，用尖刀切开膨胀的浆膜层，再用弯蚊钳轻轻游离该段输卵管，相距1.5cm处以4号丝线各作一道结扎，剪除其间输卵管，最后用1号丝线连续缝合浆膜层，将近端包埋于输卵管系膜内，远端留在系膜外，查无出血、渗血后，送回腹腔。同法处理对侧。

【术后并发症及处理】

1. 出血或血肿

多因操作粗暴、过度牵拉所致。也可见于血管漏扎或结扎不紧引起出血。一旦发现须立即止血后再缝合。

2. 感染

可能由于体内原有感染灶尚未控制，也可能因为手术无菌操作不严所致。要严格掌握手术适应证及禁忌证，加强无菌观念，规范操作程序。术后预防性用抗生素。

3. 脏器损伤

多因操作粗暴或解剖关系辨认不清，损伤膀胱或肠管。术中严格执行操作规程，一旦发现误伤要及时处理。

4. 绝育失败

偶有发生，多由于绝育方法本身缺陷或手术技术误差引起。操作时手术者思想高度集中，严防误扎，漏扎输卵管，引起输卵管再通。

【护理评估】

1. 健康史

询问该女性年龄、月经、婚育史。了解其现在和过去有无与本次手术禁忌的病史。了解末次月经干净时间或末次流产、分娩时间。

2. 身体状况

①全身体检：了解生命体征、心、肺、肝、肾功能有无异常情况。

②妇科检查：注意内外生殖器和盆腔，有无急、慢性炎症及肿瘤。

③辅助检查：血、尿常规，出、凝血时间，肝肾功能检查，阴道分泌物检查，心电图，胸透等。

3. 心理-社会状况

了解受术者是否害怕手术过程，担心手术效果，担心绝育术会影响女性特征及性生活。家属对绝育术是否支持。

【护理诊断】

1. 有感染的风险

与手术操作、出血有关。

2. 有受伤的风险

与脏器解剖位置及术者技术水平有关。

3. 恐惧

与缺乏手术知识有关。

【护理措施】

（1）协助医生掌握手术的适应证与禁忌证，选择合适手术时间。

（2）术前为受术者提供良好的心理支持，解除其思想顾虑。

（3）术前遵医嘱做好皮肤准备。

（4）术后密切观察生命体征及有无并发症发生。

（5）术后鼓励受术者及早排尿。

（6）术后鼓励受术者尽早下床活动。

（7）保持切口敷料清洁、干燥。

（8）保持外阴清洁，2 周内禁止性生活和盆浴。

二、腹腔镜绝育术

【适应证】

同经腹输卵管结扎术。

【禁忌证】

患有心肺功能不全、腹腔粘连、膈疝等禁用，其他同经腹输卵管结扎术。

【手术步骤】

局部麻醉、硬膜外或全身麻醉。手术时取头低仰卧位，于脐孔下缘做1~1.5cm的横弧形切口，把气腹针插进腹腔，充CO_2气体2~3L，然后插入套管针放置腹腔镜。在腹腔镜直视下将弹簧夹或硅胶环置于输卵管峡部。也可用双极电凝烧灼输卵管峡部1~2cm。经统计上述方法失败率，以电凝术再通率最低1.9‰，硅胶环3.3‰，弹簧夹27.1‰。但机械性绝育术与电凝术相比，组织损伤小，为以后输卵管复通提供更高成功率。

【护理】

同经腹输卵管结扎术。

第三节　避孕失败的补救措施

避孕失败但不愿生育、孕妇患有某种疾病不宜继续妊娠或检查发现胚胎或胎儿有异常者，应采用人工方法终止妊娠，终止妊娠的方法有药物流产、手术流产。

一、药物流产

药物流产又称药物抗早孕，是用药物终止早期妊娠的方法。目前，临床常用药物为米非司酮配伍米索前列醇。米非司酮具有抗孕激素和抗糖皮质激素作用，米索具有兴奋子宫和软化宫颈的作用，二者协同作用终止早孕的成功率达90%以上。

【适应证】

（1）妊娠≤49天、年龄<40岁，且自愿要求药物终止妊娠的健康女性。

（2）有人工流产高危因素者，如哺乳期、瘢痕子宫等。

（3）对手术流产存在疑虑或恐惧心理者。

【禁忌证】

（1）有使用米非司酮禁忌证者，如肾上腺疾病、糖尿病、血液病等。

（2）有使用前列腺素类药物禁忌证，如青光眼、哮喘、癫痫等。

（3）其他：如异位妊娠、带器妊娠、妊娠剧吐等。

【护理要点】

（1）用药前详细评估孕妇的健康史及身心状况，核实适应证，排除禁忌证。

（2）告知患者服药方法：第 1 日晚口服米非司酮 50mg（2 片），第 2 日早、晚各口服米非司酮 50mg，第 3 日晨口服米索前列醇 600μg（3 片）。

（3）向患者详细说明使用药物的注意事项及可能发生的不良反应：①服药在空腹或进食 2 小时后，温水服药。②用药过程中会出现早孕反应加重，轻度腹痛、腹泻。

（4）嘱患者服药后严密随访，监测生命体征，观察腹痛及阴道流血情况。

（5）出血量多、疑为不全流产时及时行清宫术。

（6）出血时间长者，遵医嘱予抗生素预防感染。

（7）药物流产必须在有紧急措施和急诊刮宫设备的医疗单位，在医务人员监护下有选择地应用。

二、手术流产

手术流产是指采用手术方法终止妊娠，包括负压吸引术和钳刮术。

【适应证】

（1）妊娠 14 周内，自愿要求终止妊娠，而无禁忌证者。

（2）因某种疾病不宜继续妊娠者。

【禁忌证】

（1）严重全身性疾病，不能耐受手术者。

（2）各种疾病的急性期。

（3）生殖道炎症。

（4）术前 24 小时内 2 次体温≥37.5℃者。

【操作方法】

1. 负压吸引术

适用于妊娠 10 周以内者。

（1）受术者排空膀胱后，协助取膀胱截石位。

（2）常规消毒铺巾。

（3）双合诊复查子宫及双附件情况。

（4）阴道窥器暴露宫颈并消毒。

（5）探测宫腔，扩张宫颈。

（6）连接负压，进行吸引。

（7）吸净后取下宫颈钳，拭净宫颈及阴道内血迹，观察无异常后取出阴道窥器，术毕。

（8）检查吸出物。

2. 钳刮术

适用于妊娠10~14 周者。因胎儿较大，术前需充分扩张宫颈；术中用卵圆钳钳夹胎儿及胎盘。术后注意预防出血与感染。

【护理要点】

（1）协助医生掌握手术适应证与禁忌证。

（2）术前告知受术者手术过程，缓解其思想顾虑。

（3）术中严密观察受术者的面色、生命体征，并指导减轻不适的技巧。

（4）术后受术者在观察室卧床休息 2 小时，观察其腹痛及阴道流血情况。

（5）术后嘱保持外阴清洁，1 个月内禁止盆浴及性生活。

（6）吸引术后休息 2 周，钳刮术后休息 4 周。

（7）若有腹痛或阴道流血增多，嘱及时就诊。

（8）避孕措施指导。

【并发症及处理】

1. 出血

妊娠月份较大时，子宫收缩欠佳，出血量多。可在宫颈扩张后尽快取出绒毛及胎儿组织，并注射缩宫素。

2. 子宫穿孔

是手术流产严重并发症，常见于术者操作技术不熟练，哺乳期子宫或子宫壁有瘢痕。疑有穿孔者应立即停止手术，用缩宫素和抗生素。密切观察受术者的生命体征，有无腹痛及内出血情况。必要时可行剖腹探查处理。

3. 人工流产综合征

受术者在术中或术后出现心动过缓、血压下降、面色苍白、冷汗、头晕甚至晕厥等迷走神经兴奋症状。这与受术者的情绪、身体状况、手术操作有关。发现症状后立即停止手术，给予吸氧，大多数可在手术后逐渐恢复。严重者阿托品 0.5~1mg 静脉注射。术前重视精神安慰，缓慢扩张宫颈，适当降低吸宫的压力，各种操作要轻柔，术前肌内注射阿托品 0.5mg，均可避免发生人工流产综合征。

4. 吸宫不全

为人工流产术常见并发症，多见于术者技术不熟练或子宫过度前屈或后屈。常表现为人工流产后 10 日流血量仍多，或者止血后又有多量流血者。流血多者，立即刮宫；流血不多时可先用抗生素，然后再刮宫。

5. 感染

多因不全流产，用物消毒不严，手术者无菌观念不强或受术者不执行医嘱，提前房事引起。表现为子宫内膜炎，盆腔炎甚至腹膜炎。受术者应卧床休息，给予支持疗法，提高机体抵抗力，及时抗感染治疗。宫腔内有残留物合并感染者，按感染性流产处理。

6. 漏吸

手术未吸出胚胎及绒毛组织。常见于子宫畸形、位置异常或操作不熟练。应复查子宫位置、大小、形态，重新探查宫腔，再次行负压吸引术。

7. 远期并发症

宫颈粘连、宫腔粘连、月经不调、慢性盆腔炎、继发性不孕等。

三、中期妊娠终止方法

常用的中期妊娠终止方法有乳酸依沙吖啶（利凡诺）注入羊膜腔内引产和水囊引产两种。乳酸依沙吖啶引产：乳酸依沙吖啶能刺激子宫平滑肌兴奋、使内源性前列腺素升高导致宫缩，也能使胎儿中毒死亡。水囊引产：将水囊置于子宫壁与胎膜之间，水囊内注入适量无菌生理盐水，借膨胀的水囊增加宫内压力，刺激子宫引起宫缩，促使胎儿及附属物排出。由于水囊引产须经阴道操作，感染率较药物引产高，故目前临床应用较少。

【适应证】

妊娠 13 周至不足 28 周，因某种原因不宜继续妊娠者。

【禁忌证】

（1）严重全身性疾病不能耐受手术者。

（2）各种疾病急性期者。

（3）生殖器官急性炎症者。

（4）剖宫产术后 2 年内者。瘢痕子宫、宫颈陈旧性撕裂伤者慎用。

（5）前置胎盘或腹部皮肤感染者。

（6）术前 24 小时内 2 次体温≥37.5℃者。

【用物准备】

利凡诺引产包：双层包布 1 块，孔巾 1 块，小药杯 1 个，5ml 及 10ml 注射器各 1 具，9 号长穿刺针头 1 个，纱布 3 块，无菌手套 1 副。

【操作方法】

1. 依沙吖啶（利凡诺）引产

（1）经腹壁行羊膜腔穿刺。

（2）拔出针芯，见羊水流出后，接注射器。

（3）抽出少许羊水后，注入依沙吖啶液。

（4）拔出穿刺针。

（5）局部消毒，纱布压迫，并固定。

2. 水囊引产

（1）孕妇排尿后取膀胱截石位。

（2）常规消毒铺巾。

（3）暴露宫颈，消毒阴道、宫颈。

（4）宫颈钳钳夹宫颈前唇，用宫颈扩张器扩张宫颈。

（5）将水囊送入宫腔。

（6）向水囊内注入生理盐水300~500ml，并加入亚甲蓝以便辨别。

（7）折叠并扎紧与水囊连接的导尿管后将其放入阴道。

【护理要点】

（1）术前护士要热情接待，主动介绍病房环境，手术经过和注意事项。详细询问病史，测量生命体征，做相关的术前检查。

（2）严密观察手术过程，及时识别呼吸困难、发绀等羊水栓塞症状。对引产者应无菌接产，仔细检查胎盘胎膜完整性，使用抗生素。

（3）术后或产后应及时观察宫缩及阴道流血等情况，发现宫缩不好立即按摩子宫，并报告医生及时处理。

（4）嘱受术者保持外阴清洁，禁止盆浴及性生活1个月。

（5）有腹痛和阴道流血增多等异常情况应随时就诊。

（6）指导采取安全可靠的避孕措施。

【并发症及处理】

1. 全身反应

偶有在24~48小时内体温升高者，可在短时间内恢复。

2. 产后出血

大约80%的患者有出血，但不超过100ml，否则要清宫。

3. 胎盘胎膜残留

疑有胎盘、胎膜残留者，可行清宫术。防止出血及感染。目前多主张胎盘排出后即行清宫术。

4. 感染

发生率较低，一旦发现感染征象，应立即处理。

【护理评估】

1. 健康史

了解即往疾病史、生育史、曾采用的避孕措施，配合医生评估有无禁忌证。

2. 身体状况

询问末次月经、本次妊娠情况及诊疗过程。测量体温、脉搏、血压是否正常，听诊心肺有无病理性体征，观察白带有无异常等。

3. 心理–社会状况

部分孕妇害怕手术引起疼痛，担心术后影响再次妊娠，可表现为焦虑、紧张。

【护理诊断】

(1) 恐惧：与担心手术效果、害怕手术导致疼痛有关。

(2) 知识缺乏：缺乏人工终止妊娠的有关知识。

(3) 有感染的危险：与手术有关。

【健康教育】

(1) 药物流产、吸宫术及钳刮术术后休息 2 周；引产术术后休息 1 个月。

(2) 术后 1 个月内禁止盆浴和性生活。

(3) 术后如出现明显腹痛、发热、阴道流血量多或持续流血超过 10 天，应及时到医院就诊。

第四节　避孕节育措施的选择

【新婚期节育措施的选择】

1. 选择原则

新婚夫妇年轻，尚未生育，应选择使用方便、不影响生育的避孕方法。

2. 选用方法

复方短效口服避孕药使用方便，避孕效果好，不影响性生活，列为首选。男用阴茎套也是较理想的避孕方法，性生活适应后可选用阴茎套。还可选用外用避孕栓、薄膜等。由于尚未生育，一般不选用宫内节育器。不适宜用安全期、体外排精及长效避孕药。

【哺乳期节育措施的选择】

1. 选择原则

不影响乳汁质量及婴儿健康。

2. 选用方法

阴茎套是哺乳期选用的最佳避孕方式。也可选用单孕激素制剂长效避孕针或皮下埋植剂，使用方便，不影响乳汁质量。哺乳期放置宫内节育器，操作要轻柔，防止子宫损伤。由于哺乳期阴道较干燥，不适用避孕药膜。哺乳期不宜使用雌、孕激素复合避孕药或避孕针以及安全期避孕。

【生育后期节育措施的选择】

1. 选择原则

选择长效、安全、可靠的避孕方法，减少非意愿妊娠进行手术带来的痛苦。

2. 选用方法

各种避孕方法（宫内节育器、皮下埋植剂、复方口服避孕药、避孕针、阴茎套等）均适用，根据个人身体状况进行选择。对某种避孕方法有禁忌证者，则不宜使用此种方法。已生育两个或以上女性，宜采用绝育术为妥。

【绝经过渡期节育措施的选择】

1. 选择原则

此期仍有排卵可能，应坚持避孕，选择以外用避孕药为主的避孕方法。

2. 选用方法

可采用阴茎套。原来使用宫内节育器无不良反应可继续使用，至绝经后半年取出。绝经过渡期阴道分泌物较少，不宜选择避孕药膜避孕，可选用避孕栓、凝胶剂。不宜选用复方避孕药及安全期避孕。

第二十一章　妇产科常用护理操作技术

第一节　会阴擦洗及消毒术

会阴擦洗及消毒术的目的是清洁会阴，预防感染，治疗炎症；促进会阴伤口愈合；缓解疼痛，松弛肌肉组织，减轻痉挛，使患者舒适以及妇科手术前准备。

【适应证】

（1）产后1周内恶露较多或会阴部有伤口者。

（2）妇科、产科术后保留导尿管者。

（3）会阴及阴道手术后，每次排便后冲洗，以防感染。

（4）急性外阴炎。

（5）长期卧床，生活不能自理的患者。

【禁忌证】

阴道留置引流管者不宜做会阴冲洗，可做会阴擦洗。

【操作前准备】

（1）告知患者：向患者讲解会阴冲（擦）洗的目的及意义、注意事项和配合方法。

（2）用物准备：一次性会阴垫1张、便盆、屏风、会阴冲（擦）洗包1个，冲洗壶。

（3）药物准备：常用药物：0.5%碘伏、1‰苯扎溴铵（新洁尔灭）、10%洁尔阴、1∶5000呋喃西林或高锰酸钾溶液等。

（4）患者准备：嘱患者排空膀胱。

【操作方法】

（1）介绍操作目的，取得患者合作。用屏风遮挡患者。

（2）患者排空膀胱，取膀胱截石位，脱去一侧裤腿，穿好备用裤腿，冬天注意保暖，以防受凉。

（3）患者仰卧屈膝，两腿分开或膀胱截石位，会阴擦洗盘放在床边，臀下垫一次性会阴垫，会阴冲洗时置便盆。

（4）用镊子取浸有消毒药液的棉球，用卵圆钳擦洗。擦洗顺序第1遍由外向内擦大腿内上1/3、阴阜、大阴唇、小阴唇、会阴及肛门周围，第2遍由内向外，必要时可重复擦洗几遍至干净。如进行冲洗，可在阴道口处放一大无菌纱球，以防止液体流入阴道，再用温开水或药液冲洗外阴，顺序同上。如会阴有伤口者则以伤口为中心逐渐向外擦洗，最后擦洗肛门，再用纱布擦干。

（5）为患者更换干净一次性会阴垫，协助患者穿好裤子。整理床单，清理用物。

【注意事项】

（1）冲洗液温度适宜（38～40℃），用前必须用手试温，以免烫伤患者或过冷对患者产生刺激。

（2）外阴冲洗时应用无菌纱球堵住阴道口，防止冲洗液流入阴道，导致上行感染。

（3）使用黏膜消毒剂，禁用碘酊、乙醇进行会阴消毒。

（4）有导尿管者，要将尿道口周围反复擦洗干净，注意尿管是否通畅，有无脱落、扭曲等。

（5）有会阴伤口者，操作时应注意观察会阴伤口周围组织有无红肿、分泌物的性质和伤口愈合情况。

（6）注意无菌操作，以防感染。

（7）屏风遮挡，保护患者隐私。

第二节　阴道擦洗

阴道擦洗的目的是治疗阴道细菌或真菌、滴虫感染等以及防止逆行性阴道感染，并减少术中污染机会。

【适应证】

阴道内细菌感染、真菌感染、滴虫感染等；经腹部子宫全切术、阴道会阴部手术等需于手术前行阴道擦洗。

【禁忌证】

（1）月经期及阴道出血者，为防止感染，禁止阴道擦洗。

（2）妊娠期、产褥期、流产后宫口未闭禁止阴道擦洗。

【操作前准备】

（1）告知患者：向患者讲解阴道擦洗的目的及意义、注意事项和配合方法。

（2）物品准备：一次性会阴垫1块、会阴冲洗包1个、阴道窥器、无菌纱球。

（3）药物准备：常用药物包括0.5%碘伏、1‰苯扎溴铵（新洁尔灭）、10%洁尔阴、1:5000呋喃西林或高锰酸钾溶液等。

（4）患者准备：患者准备嘱患者排空膀胱。

【操作方法】

（1）查对床号、姓名、询问性生活史，嘱患者排空膀胱，带患者至检查室。

（2）向患者讲解阴道擦洗的目的及意义，注意事项和配合方法，以取得合作。

（3）关闭门窗，隔帘遮挡患者。

（4）摆体位：①铺一次性会阴垫，协助患者上检查床，并取截石位；②脱去患者右侧裤腿，脱下的裤腿盖在左腿上，取浴巾盖于右腿上；③双腿呈屈膝位，略外展，显露会阴，注意保暖。

（5）打开会阴冲洗包，倒入适量碘伏（无菌纱球若干个），干纱球1个。

（6）持卵圆钳夹碘伏纱球一个，消毒会阴部，顺序为会阴中→左→右→阴阜→两侧腹股沟。

（7）取另一碘伏纱球，用碘伏纱球润滑阴道窥器前端，将窥器侧插入阴道内，摆正后充分显露宫颈口，消毒宫颈口-阴道左右壁-旋转窥器-消毒宫颈口-阴道上下壁（分泌物多时再次擦洗消毒）。擦洗时注意观察患者宫颈、阴道壁及阴道分泌物的情况。

（8）关闭并取出窥器。患者取坐位，使阴道内残留碘伏流出，并用干纱球擦净会阴部。

（9）协助患者整理衣裤，并将其扶下检查床，整理用物（冬季注意保暖），操作人员洗手，开窗通风。

【注意事项】

（1）无性生活史者一般不做阴道擦洗，如确有必要，应在医生与患者或家属交代病情并签字后，护士方可进行操作。

（2）操作时注意观察患者的反应。

（3）经期、孕期、产褥期、阴道出血者一般禁止阴道擦洗，如需要术前准备者，可遵医嘱行阴道擦洗。

（4）持卵圆钳夹碘伏纱球后，闭合尾端，防止纱球遗落在阴道内。擦洗顺序不可颠倒或反复，以免污染。

（5）擦洗时动作应轻柔，避免损伤阴道壁及宫颈组织。

（6）禁用碘酒、乙醇进行阴道消毒。

（7）隔帘遮挡，保护患者隐私。

第三节　阴道灌洗

阴道灌洗具有清洁、收敛、热疗的作用，可促进阴道血液循环，缓解局部充血，减少阴道分泌物，用于治疗阴道局部炎症或妇科手术前准备。

【适应证】

（1）治疗慢性宫颈炎、阴道炎，减少白带，加强疗效。

（2）慢性盆腔炎，可用阴道热灌洗，兼有清洁和热疗的作用。

（3）经腹全子宫切除术或阴道手术前准备。

（4）子宫腔内放疗后常规清洁冲洗等。

（5）水囊引产术前准备。

【禁忌证】

（1）月经期及阴道出血者，为防止感染，禁止阴道灌洗。

（2）妊娠期、产褥期、流产后宫口未闭，禁止阴道灌洗。

【操作前准备】

（1）告知患者：向患者讲解阴道灌洗的目的及意义、注意事项和配合方法。

（2）物品准备：一次性会阴垫1块、会阴冲洗包1个、便盆、一次性手套、弯盘内放纱布1块、无菌灌洗筒连接130cm长的带调节夹的橡皮管和阴道冲洗头、阴道窥器等。

（3）灌洗溶液准备：常用1∶5000呋喃西林溶液、1∶5000高锰酸钾溶液、4%硼酸溶液、0.5%醋酸溶液、2%～4%碳酸氢钠溶液、1∶2000苯扎溴铵溶液、生理盐水等，也可用中药，应根据情况选用不同药液。

（4）患者准备：嘱患者排空膀胱。

【操作方法】

（1）向患者解释操作的方法、目的及可能的感受，以使患者能积极配合。

（2）嘱患者排空膀胱后，在妇科检查床取膀胱截石位，臀部垫橡皮垫和一次性塑料垫巾，放好便盆。

（3）根据患者的病情配制灌洗液500～1000ml，将装有灌洗液的灌洗筒挂于床旁输液架上，其高度距床沿60～70cm处，排去管内空气，试水温（41～43℃）适宜后备用。

（4）操作时，操作者右手持冲洗头，先用灌洗液冲洗外阴部，然后用左手将小阴唇分开，将灌洗头沿阴道纵侧壁的方向缓缓插入至阴道达阴道后穹隆部。边冲洗边将灌洗头围绕子宫颈轻轻地上下左右移动；或用窥器暴露宫颈后再冲洗，冲洗时不停地转动窥器，使整个阴道穹隆及阴道侧壁冲洗干净后，再将窥器按下，以使阴道内的残留液体完全流出。

（5）当灌洗液约剩 100ml 时，夹住皮管，拔出灌洗头和窥器，再冲洗一次外阴部，然后扶患者坐于便盆上，使阴道内残留的液体流出。

（6）撤离便盆，用干纱布擦干外阴并整理床铺，换掉一次性塑料垫巾，协助患者采取舒适的体位。

（7）洗手，记录。

【注意事项】

（1）灌洗筒与床沿的距离不超过 70cm，以免压力过大，水流过速，使液体或污物进入子宫腔或灌洗液与局部作用的时间不足。

（2）灌洗液温度以 41～43℃ 为宜，温度不能过高或过低，温度过低，患者不舒适，温度过高则可能烫伤患者的阴道黏膜。

（3）灌洗头插入不宜过深，灌洗的弯头应向上，避免刺激后穹隆引起不适或损伤局部组织引起出血。

（4）在灌洗过程中，动作要轻柔，勿损伤阴道壁和宫颈组织。

（5）必要时可用窥器将阴道张开，灌洗时，应轻轻旋转窥器，使灌洗液能达到阴道各部。

（6）产后 10 天或妇产科手术 2 周后的患者，若合并阴道分泌物混浊、有臭味、阴道伤口愈合不良、黏膜感染坏死等，可行低位阴道灌洗，灌洗筒的高度一般不超过床沿 30cm，以避免污物进入宫腔或损伤阴道残端伤口。

（7）未婚女性可用导尿管进行阴道灌洗，不能使用阴道窥器；月经期、产后或人工流产术后子宫颈口未闭或有阴道出血患者，不宜行阴道灌洗，以防引起上行性感染；宫颈癌患者有活动性出血者，为防止大出血，禁止灌洗，可行外阴擦洗。

第四节　阴道或宫颈局部上药

阴道或宫颈上药是治疗性药物经过阴道涂抹到阴道壁或宫颈黏膜

上，达到局部治疗的作用，是常见的妇产科护理操作技术。阴道或宫颈上药既可以在医院门诊由护士完成，也可指导患者在家中自行完成。

【适应证】

各种阴道炎、宫颈炎、术后阴道残端炎。

【禁忌证】

未婚女性、月经期、阴道出血者禁止阴道放药。

【操作前准备】

（1）告知患者：向患者讲解阴道放药的目的及意义、注意事项和配合方法。

（2）物品准备：治疗车，方盘，一次性塑料布，一次性手套，阴道冲洗包（内含弯盘2个、卵圆钳2把、窥器、药杯），润滑油，消毒干棉球，消毒长棉签，带尾线的大棉球/纱球。

（3）常用药物

①阴道后穹隆塞药：甲硝唑、制霉菌素等片剂、丸剂、栓剂等。

②局部非腐蚀性药物：1%甲紫、大蒜液、新霉素、氯霉素等。

③腐蚀性药物：20%~50%硝酸银溶液、20%或100%铬酸溶液等。

④宫颈棉球上药：止血药、消炎止血粉、抗生素等。

⑤喷雾器上药：土霉素、磺胺嘧啶、呋喃西林、己烯雌酚等。

（4）患者准备：嘱患者排空膀胱。

【操作方法】

（1）环境准备，关闭门窗，置屏风。

（2）备齐用物，打开冲洗包，取出弯盘、卵圆钳，检查窥器。

（3）核对患者姓名、床号、住院号，向其解释，取得患者配合。

（4）嘱患者排空膀胱，协助患者上检查床，取膀胱截石位，脱去一侧裤子，臀下垫一次性塑料布。

（5）上药前先行阴道冲洗或擦洗，依据病情及治疗目的不同，选择不同方法上药。

1）阴道后穹隆塞药：常用于滴虫性阴道炎、白色念珠菌性阴道炎、老年性阴道炎及慢性宫颈炎等患者。可指导患者自行放置，临睡前洗净双手，戴一次性手套，用示指将药片或栓剂沿阴道后壁推行至阴道后穹隆处。

2）局部用药：常用于宫颈炎或阴道炎患者。非腐蚀性药物，如1%甲紫或大蒜液可用于治疗念珠菌性阴道炎，新霉素、氯霉素可用于治疗急性或亚急性宫颈炎或阴道炎，用长棉签蘸药液涂擦于阴道壁或子宫颈。腐蚀性药物，如20%~50%硝酸银溶液可用于治疗慢性宫颈炎颗粒增生型患者，用长棉签蘸药液涂于宫颈糜烂面，并插入宫颈管内0.5cm，片刻后用生理盐水棉球擦去表面残余药液，最后用干棉球吸干。

3）宫颈棉球上药：适用于子宫颈亚急性或急性炎症伴有出血者。用窥器充分暴露宫颈，用卵圆钳将带有尾线的棉球蘸药后塞于宫颈处，同时将窥器轻轻退出，然后取出卵圆钳，以防退出窥器时将棉球带出，将线尾端露于阴道口外，并用胶布固定于阴阜侧上方。叮嘱患者于上药后12~24小时轻拉尾线将棉球取出。

4）喷雾器上药：常用于非特异性阴道炎及老年性阴道炎，常用药物有土霉素、呋喃西林、己烯雌酚等。用窥器暴露阴道壁，用喷雾器将药物粉末喷于炎性组织表面。

（6）弃去一次性塑料布，铺治疗巾于患者臀下，协助患者穿好裤子，恢复体位。

（7）整理用物，洗手。

【注意事项】

（1）孕期如有必要阴道放药，应慎重、小心放置。

（2）未婚女性如有必要上药，不用窥器，可用棉签将药片推入阴道，若为油膏、药粉，可用长棉签涂抹，棉签上的棉花应捻紧，涂药时沿同一方向转动，以免棉花脱入阴道。

（3）阴道涂药时，阴道各壁均应涂到。

（4）用药期间禁止性生活。

（5）上药前冲洗阴道，可提高疗效。

（6）如阴道留有棉球或纱布，一定按时取出。

（7）患者自己上药时，应指导其洗净双手或戴一次性手套，用一手示指将药物沿阴道后壁推进至示指完全伸入为止。

（8）上药后，尤其是片剂、栓剂，嘱患者尽量少活动，以免药物掉出阴道，影响疗效。患者上药时间应在临睡前，以保证药物作用时间。

第五节　坐　浴　法

坐浴是借助水温与药液的作用，促进局部组织的血液循环，增强抵抗力，减轻外阴局部的炎症及疼痛，使创面清洁，有利于组织的恢复，是妇产科临床上常用的治疗各种外阴炎、阴道炎症的辅助治疗方法，或作为外阴阴道手术前的准备。

【适应证】

（1）外阴、阴道手术或经阴道行子宫切除术的术前准备。

（2）治疗或辅助治疗外阴炎、阴道炎症、子宫脱垂患者。

（3）会阴切口愈合不良患者。

【操作前准备】

（1）告知患者：向患者讲解坐浴法的目的及意义、注意事项和配合方法。

（2）物品准备：坐浴盆1个；41~43℃的温热溶液2000ml；30cm高的坐浴架1个；无菌纱布数块。

（3）溶液的配制

1）滴虫性阴道炎：临床上常用0.5%醋酸溶液、1%乳酸溶液或1:5000高锰酸钾溶液。

2）阴道白色念珠菌病：一般用2%~4%碳酸氢钠溶液。

3）老年性阴道炎：常用0.5%~1%乳酸溶液。

4）外阴炎及其他非特异性阴道炎、外阴阴道手术前准备可用1:5000高锰酸钾溶液；1:2000苯扎溴铵（新洁尔灭）溶液；0.025%碘伏溶液；中成药液如洁尔阴、肤阴洁等溶液。

【操作方法】

（1）根据患者的病情按比例配置好溶液2000ml，将坐浴盆置于坐浴架上，嘱患者排空膀胱后全臀和外阴部浸泡于溶液中，一般持续约20分钟。结束后用无菌纱布蘸干外阴部。

（2）根据水温不同，坐浴分为3种：

1）热浴：水温在41～43℃，适用于渗出性病变及急性炎性浸润，可先熏后坐，持续20分钟左右。

2）温浴：水温在35～37℃，适用于慢性盆腔炎、手术前准备。

3）冷浴：水温在14～15℃，刺激肌肉神经，使其张力增加，改善血液循环。适用于膀胱阴道松弛、性无能及功能性无月经等。持续2～5分钟即可。

【注意事项】

（1）月经期女性、阴道流血者、孕妇及产后7天内的产妇禁止坐浴。

（2）坐浴溶液应严格按比例配置，浓度过高容易造成黏膜烧伤，浓度太低影响治疗效果。

（3）水温适中，不能过高，以免烫伤皮肤。

（4）坐浴前先将外阴及肛门周围擦洗干净。

（5）坐浴时需将臀部及全部外阴浸入药液中。

（6）注意保暖，以防受凉。

第六节 新生儿沐浴法

新生儿沐浴可促使新生儿皮肤清洁舒适，预防皮肤感染及损伤；促进血液循环，帮助皮肤排泄和散热，活动肌肉和肢体；有利于观察全身情况，尤其是皮肤情况。

【适应证】

健康新生儿。

【物品准备】

（1）洗澡台：放置婴儿洗发沐浴露、婴儿爽身粉、鞣酸软膏或婴儿护臀霜、洗手液、消毒浴巾、消毒棉签、消毒纱布、75%酒精或0.5%碘伏。

（2）婴儿更换的衣物、尿布或尿裤，浴巾2张、小面巾1张。

（3）水温计、体重秤、取暖设施。

【操作方法】

（1）浴盆内盛半盆热水，水温38~40℃。

（2）将新生儿平放于浴台上，脱去衣服及尿布，用大毛巾包裹新生儿全身，测量体重并记录。

（3）用小面巾洗眼，从内眦向外眦擦拭，然后依次洗脸、鼻、耳郭。

（4）抱起新生儿，用左手掌托住头颈部，左拇指与中指分别将新生儿双耳郭折向前方，并轻轻按住，堵住外耳道口，左臂及腋下夹住新生儿臀部及下肢，将头移近盆边，右手洗头，然后用清水冲洗干净，并用大毛巾擦干头发。

（5）解开大毛巾，平铺于浴台上，以左手掌及其余4指握住新生儿左肩及腋窝处，使其头颈部枕于操作者前臂，用右手握住新生儿左大腿，使其臀部位于操作者右手掌上，轻轻放入水中。

（6）松开右手，淋湿新生儿全身，取适量婴儿沐浴露，边洗边冲净，沐浴顺序为颈下、前胸、腋下、腹、手、臂、后颈、背、腰、腿、足、会阴及臀部，洗完后将新生儿放于大毛巾中，迅速包裹并擦干水分。

（7）用干棉签蘸干脐窝，用消毒液消毒脐带和脐窝。

（8）在新生儿的颈部、腋窝等皱褶处撒上少许爽身粉。

（9）穿好衣服，兜好尿布，清理用物。

【注意事项】

（1）沐浴应在哺乳前或哺乳后1小时进行，以防止溢奶。

（2）沐浴室温度以26~28℃为宜，关闭门窗，但采光要好，以便观察新生儿的一般情况。

（3）操作者在沐浴前应洗净或消毒双手，避免交叉感染。

（4）沐浴过程中，应注意保暖、新生儿安全，并密切观察新生儿的反应及全身皮肤有无红肿、皮疹、脓点、糜烂等。

（5）操作者应通过语言和非语言的方式与新生儿进行情感交流，充分表达对新生儿的爱和关怀。

第七节　新生儿抚触

新生儿抚触有利于新生儿的消化吸收，促进其儿体重增长和智力发育；促进呼吸循环功能；减少哭闹，增加新生儿睡眠；刺激新生儿淋巴系统，增强抗病能力；增进母子感情，满足新生儿情感需求。

【适应证】

正常新生儿（包括新生儿及早产儿）。

【物品准备】

一套连衣裤、大毛巾、新生儿润肤油、尿布。

【操作方法】

（1）关闭门窗，调节室温 28~30℃，保持环境安静，或播放柔和的音乐。

（2）备齐用物，洗手。

（3）到产后休养室产妇床旁，核对产妇床号、姓名、住院号、新生儿性别，向产妇解释，取得产妇配合。

（4）抱新生儿至抚触室，倒少许润肤油在手掌，开始抚触。

（5）头部：用两手拇指从上额中央沿眉弓向两侧滑动至太阳穴；用两手拇指从下颌中央向外侧滑动至耳垂前，让上下唇形成微笑状；两手掌面从前额发际抚向脑后（避开囟门），并停止于两耳后乳突处，轻轻按压。

（6）胸部：两手分别从胸部外下侧向对侧外上方交叉推进至肩部，在胸部形成一个大交叉，避开乳房。

（7）腹部：两手交替从右下腹部经中上腹滑向左下腹，顺时针按摩；右手指腹自左上腹推向左下腹，划“I”形动作；右手指腹自右上腹经左上腹推向左下腹，划倒“L”形动作；右手指腹自右下腹经右上腹、左上腹推向左下腹，划倒“U”形动作。

（8）四肢：双手握上肢近端边挤边滑向远端，并从上到下搓揉大肌肉群及关节（上下肢同）。

（9）手足：两手拇指指腹从手掌腕侧（跟侧）依次推向指（趾）侧，并提捏各手指（足趾）关节，并轻轻按压劳宫穴和涌泉穴。

（10）背部：新生儿呈俯卧位，两手掌分别于脊柱两侧，自上往下由中央向两侧平行推开，再由下到上，向上向外推开；自上而下按摩脊柱六次；最后以手掌由头部抚摸到足。

（11）新生儿穿好连衣衫裤，将新生儿抱至产后休养室母亲身边，核对（核对内容同上）。

（12）整理用物，洗手。

【注意事项】

（1）抚触应选择在新生儿两次哺乳之间，新生儿状态为清醒、不疲倦、不饥饿、不烦躁，沐浴后、午睡醒后或晚上睡前较好。

（2）每次抚触 15~20 分钟，每日 1~2 次。

（3）抚触开始时，动作应轻柔，然后逐渐增加力度。

（4）抚触过程中应注意观察新生儿的反应，如有肌张力增加、肤色异常、呕吐等则应停止抚触。

（5）应通过目光、语言等与新生儿进行情感交流。

（6）早产儿应在温度适宜的环境中进行抚触，体温不稳定者应在暖箱内抚触。

第八节　新生儿游泳

新生儿游泳能有效促进脑细胞的发育，为新生儿未来智商、情商的提高打下良好基础；提高免疫力，增加肺活量，减少呼吸道感染；游泳后，新生儿睡得香、吃得饱、营养吸收得好，身高和体重增长快。

【适应证】

足月分娩的新生儿，包括自然分娩及剖宫产儿；妊娠 32~36 周分娩的早产儿、低体重儿（体重 2000~2500g，住院期间无需特殊处置者）。

【禁忌证】

新生儿 Apgar 评分<8 分、有新生儿疾病需接受治疗、<32 周的早产儿、体重<1800g 的低体重儿。

【物品准备】

游泳池、游泳圈、水疗溶质、水温计、护脐贴、脐部消毒液、棉签、浴巾、清洁衣裤、尿布等。

【操作方法】

1. 游泳前准备工作

（1）哺乳后 1 小时进行，每天两次，每次 10~15 分钟。

（2）游泳前保持室温为 28℃。

（3）使用为婴儿游泳设计的专用游泳圈和游泳池，游泳膜套于游泳池池内，选择洁净温水，测量水温 38℃左右，游泳池水深以新生儿足不触及池底为度。

（4）检查游泳圈有无破损漏气，双气囊各充气 80%。

（5）防水贴：下水前常规消毒脐部，贴好脐部防水贴。

（6）戴泳圈：测量颈围，选择合适的泳圈。从前往后将泳圈套入婴儿颈部。将下颌放于下槽中，扣好双重保险粘贴。

2. 游泳过程

（1）游泳时新生儿与看护人员的距离在一臂之内，全程有专人监护。

（2）将婴儿逐渐缓慢放入水中，护士在旁呵护协助婴儿肢体伸展活动，并予以轻柔的抚触，时间控制在每次10~20分钟。

（3）婴儿头部始终保持在水面上。

3. 游泳结束

（1）双手抱住婴儿躯干离开水池，在工作台面上取下泳圈，用浴巾迅速擦干全身，注意保暖。

（2）取下脐带防水贴，用75%酒精再次消毒脐部。

（3）全身涂抹新生儿润肤油，穿好衣服。

4. 新生儿水中抚触的步骤

（1）肩关节运动：操作者双手分别握在新生儿上臂，前后摆动关节。

（2）肘关节运动：操作者双手分别握住新生儿前臂，使新生儿肘关节屈伸。

（3）腕关节运动：操作者拇指放在新生儿手背腕关节处，示指和中指放对侧使腕关节屈伸。

（4）髋关节运动：操作者双手分别握住新生儿大腿，上下摆动髋关节。

（5）膝关节运动：操作者双手分别握住新生儿小腿，使膝关节屈伸。

（6）踝关节运动：操作者拇指放在新生儿足背踝关节处，示指和中指放对侧，使踝关节屈伸。

（7）放松运动：操作者双手在水中划动，让水产生水浪。

【注意事项】

（1）新生儿游泳时必须由经过训练的专业人员操作，采用正规的方法，选用根据新生儿生理特点设计的、标准化的游泳项圈，以避免新生儿发生呛水。

（2）新生儿出生后1~3天进行游泳，1~2次/天，15分钟/次。当新生儿疲劳、饥饿或烦躁、哭闹厉害时即要停止进行。同时观察新生儿游泳后的情绪反应，摄入的奶量，睡眠情况，排泄功能以及生长发育等。游泳前要对新生儿的肚脐进行护理，贴上防水肚脐贴，以免被感染。

（3）在新生儿游泳过程中邀请产妇及家属积极参与，并向他们介绍有关游泳的知识。

（4）游泳应选在哺乳1小时以后，每次游泳时间不超过20分钟。

（5）住院期间游泳池内套一次性塑料薄膜袋，一人一池水，防止交叉感染。

（6）新生儿泳池内，水深度应以新生儿足不触及池底为标准。游泳时新生儿与护理人员的距离必须在护理人员的一臂之内，并且由护理人员全程监护。

（7）新生儿泳圈型号的选择应根据新生儿颈围的大小来决定。使用泳圈前要进行安全检查（如新生儿泳圈型号、保险按扣、泳圈有无漏气等），套好泳圈后检查新生儿下颌部是否垫托在预设位置，要逐渐且缓慢入水。

第九节　暖箱使用法

暖箱使用是以科学的方法，创造一个温度和湿度相适宜的环境，使患儿体温保持稳定，提高未成熟儿的成活率，有利于高危新生儿的成长发育。

【适应证】

暖箱主要适用于早产儿、足月低体重儿及体温不稳定的新生儿。

【入箱前准备】

（1）检查暖箱的各部件是否完好，并做好清洁、消毒工作。

（2）了解新生儿出生时的胎龄、出生体重、日龄、生命体征及一般情况，有无并发症等。

（3）根据新生儿的体重及出生日龄调节好暖箱的温度和湿度，加蒸馏水于湿化器水箱中，以达到所需的相对湿度（表21-1）。

表 21-1 不同出生体重新生儿暖箱温、湿度参考数值

出生体重（g）	温度 35℃	温度 34℃	温度 33℃	温度 32℃	相对湿度
1000	初生 10 天内	10 天后	3 周内	5 周后	55%~65%
1500	—	初生 10 天内	10 天后	4 周后	
2000	—	初生 2 天内	2 天后	3 周后	
2500	—	—	初生 2 天内	2 天后	

【入箱后护理要点】

（1）新生儿可穿单衣，裹尿布。

（2）一切护理操作应尽量在箱内进行，如哺乳、换尿布、清洁皮肤、观察病情及检查等操作。可从边门或袖孔伸入，尽量少打开箱门，以免箱内温度波动。若确因需要暂出温箱治疗或检查，也应注意在保暖措施下进行，避免新生儿受凉。

（3）定时测量体温，根据体温调节箱温，并做好记录。在患儿体温升至正常之前应每小时测量 1 次，升至正常后每 4 小时测量 1 次，保持体温在 36~37℃。

【出暖箱的指征】

（1）患儿体重达 2000g 或以上，体温正常。

（2）在不加热的暖箱内，室内温度在 24~26℃时，患儿能保持正常体温。

（3）患儿在暖箱内生活了 1 个月以上，如体重不到 2000g，但一般情况良好者。

【暖箱的清洁、消毒及保养】

（1）暖箱使用期间，应每天用消毒液擦拭暖箱内外，然后用清水再擦拭一遍。

（2）湿化器水箱内的水应使用无菌水并每天更换，以免细菌滋生。

（3）新生儿出暖箱后，应对暖箱进行终末消毒处理。

（4）定期对暖箱进行细菌培养，如培养出致病菌应进行彻底消毒，防止交叉感染。

（5）暖箱不能放置于阳光直射、有对流风及取暖设施处，以免影响箱内温度的控制。

参 考 文 献

[1] 谢幸，苟文丽. 妇产科学［M］. 第8版. 北京：人民卫生出版社，2013.

[2] 郑修霞. 妇产科护理学［M］. 第5版. 北京：人民卫生出版社，2012.

[3] 谭文绮. 妇产科护理技术［M］. 武汉：华中科技大学出版社，2012.

[4] 乐杰. 妇产科学［M］. 第7版. 北京：人民卫生出版社，2008.

[5] 曹泽毅. 中华妇产科学［M］. 北京：人民卫生出版社，2010.

[6] 申素芳，靳双玲. 妇产科学［M］. 第3版. 北京：人民军医出版社，2009.

[7] 丁焱. 妇产科护理学［M］. 北京：高等教育出版社，2011.

[8] 张新宇. 妇产科护理学［M］. 北京：人民卫生出版社，2009.

[9] 吴培英. 妇产科护理学［M］. 北京：科学出版社，2009.

[10] 简雅娟，杨峥. 妇科护理［M］. 北京：人民卫生出版社，2011.

[11] 安力彬. 实用妇产科护理学［M］. 北京：人民军医出版社，2009.

[12] 魏碧蓉. 妇科护理学［M］. 北京：人民卫生出版社，2009.

[13] 潘清. 母婴护理［M］. 南京：江苏教育出版社，2012.

[14] 段涛. 高危妊娠［M］. 北京：人民卫生出版社，2008.

[15] 魏碧蓉，盘晓娟. 助产技术［M］. 北京：人民卫生出版社，2012.

[16] 杨秋铃，谢素玫. 产科护士实习手册［M］. 北京：人民军医出版社，2009.

[17] 渔船新，李儒芝. 妇科内分泌疾病治疗学［M］. 上海：复旦大学出版社，2009.

[18] 魏冰. 临床妇产科护理细节［M］. 北京：人民卫生出版社，2008.

[19] 史常旭，辛晓燕. 现代妇产科治疗学［M］. 第2版. 北京：人民军医出版社，2007.

[20] 丰有吉，沈铿. 妇产科学［M］. 第2版. 北京：人民卫生出版社，2010.